JN290780

司法精神医学研究
精神鑑定と矯正医療

編 著
林 幸司

共 著
古賀幸博　松野敏行　藤丸靖明

株式会社 新興医学出版社

本書の脱稿は平成13年1月初頭であり，本書に記された治療も鑑定もすべて城野医療刑務所における実践である。あいにく校正中の4月1日に北九州医療刑務所と改称され，表記をいかにすべきかたいへん悩まされた。基本的には現在の名称を使用すべきであり大部分を改めたが，内容によっては旧称を遺したものもある。

目 次

序論－我が国に精神障害犯罪者処遇制度は存在しないのか（林）………… 1

第1部　治療編

Ⅰ．北九州医療刑務所における精神障害受刑者の治療の流れ（林）……… 5
Ⅱ．矯正施設での覚せい剤依存症治療（古賀）……………………………… 13
Ⅲ．性犯罪者の治療－矯正の果たす役割（林，藤丸）……………………… 34
Ⅳ．受刑者にみられる拘禁反応の分類と治療（古賀）……………………… 62
Ⅴ．矯正施設における精神分裂病治療とその展開の可能性（松野，林）… 87
Ⅵ．矯正施設におけるデイケア（藤丸，林）………………………………… 99
Ⅶ．精神障害無期因について（松野）………………………………………117
Ⅷ．ドイツの社会治療施設（古賀，林）……………………………………141

第2部　鑑定編

Ⅰ．計画的大量殺人者の精神病理学的検討（松野）………………………161
Ⅱ．命令性幻聴と犯罪（林，松野）…………………………………………182
Ⅲ．精神障害による免罪符－ハイジャック不起訴後の殺人事例（林）…190
Ⅳ．"鑑定困難者"の詐病2例（古賀）………………………………………212
Ⅴ．てんかんと犯罪－発作およびてんかん性格との関連（林）…………231
Ⅵ．器質性・症状性精神障害から考える責任能力（藤丸，古賀，林）…258

編著者あとがき（林）……………………………………………………………287

序論－我が国に精神障害犯罪者処遇制度は存在しないのか

　　　　　　　　　　　　　　　　　　　　　　　　　　林　　幸　司

　「わが国の刑務所で服役中の受刑者のなかには，多くの精神障害者が含まれている。精神科治療施設に移して専門的な治療を加えるのが望ましいと考えられる事例が少なからずあるが，我が国ではその様な道はほとんど閉ざされている。犯罪者に対し，刑罰に替えて治療を受ける機会を与えることは性犯罪者や薬物乱用者など自らの衝動に悩むものたちにとって極めて有効なことがある。刑事治療処分を有する国では，このような処遇の切り替えが比較的容易で，特性に応じた処遇を提供することができる。我が国では，収容の時点で病院，刑務所のいずれかに決まれば，その後の変更はほとんど不可能である。このため，治療に適する受刑者がいても，刑務所ではその機会を与えられぬまま，刑期を終えると出所させることになる。一方，病院に収容された薬物乱用者などでは，治療意欲がなかったり，問題行動を起こす場合でも，刑務所に移すことなどできず，未治療のまま退院させるようなことがまれならず生じている。刑事治療処分が導入されれば，このような事態もかなり改善されるものと思われる[3]」「わが国には現在，触法精神障害者に対する特別な処遇体制や医療施設は存在しない[1]」

　著者らの属する北九州医療刑務所は，精神障害のある受刑者を収容して治療を施す専門施設である。医師である所長のもとに4名の精神科医，12名の正看護職員および薬剤師，臨床検査技師，放射線技師，栄養師，臨床心理士らによって医療面を支え，精神障害受刑者の治療に当たっている。標準的な精神医

療を確保しながら，さらに薬物依存，性犯罪など特別な問題にも精力的に取り組んでおり，精神病院の機能を併せ持つ刑務所といえる。精神障害者のための定員は150名で，わが国には他3ヶ所（岡崎，東京，大阪）に同じ機能を有する施設あるいは区画があり，併せると460名分の精神病床を有することになる。

冒頭の長い引用は我が国の司法精神医学の代表的見解である。われわれの微力な営為への，法体系の中ではかげろうのような存在である刑務所内精神医療へのエールと受けとめたい。法を犯した精神障害者の処分に関して制度上は確かに刑務所か病院かの二者択一しかない。しかしどちらを選択してもその先には，刑務所で治療はしてもらえるのか，病院で問題行動に対応できるのか，被害者感情に応えられるのか等々，新たな問題が待ちうける。鑑定人，法律家，この分野に関わるすべての人々に共通するジレンマであろう。

本書は第一部を治療編，第二部を鑑定編とした。触法精神障害者の流れとしては倒叙となるが，それこそが本書の狙いである。従来のこの分野は犯罪精神医学＝精神鑑定という枠にとらわれがちであった。しかし，鑑定を受けた者たちがその後どこでどのように治療処遇されるのかが見通せなければ，正しい鑑定もありえないのではなかろうか。矯正医官OBも少なからずいながら，こと治療に関しては糸井[2]を除いて多くの場合，西洋文献を列挙し我が国の後進性を批判して終わりという高踏な立場にとどまったものが多いことは不思議と言わざるを得ない。

著者らは現場の精神科医であり政策提言者ではない。今ある制度の中で行なうべきこと行なえることを日々実践しているに過ぎない。本書は触法精神障害ジレンマへの，著者らの実践を通した一回答である。

文　献

1) 井上俊宏，山上　皓「精神分裂病」〜風祭　元，山上　皓編，臨床精神医学講座19巻「司法精神医学・精神鑑定」p 119-130, 中山書店，東京，1998
2) 糸井孝吉「矯正医学」矯正協会，東京，1992
3) 山上　皓「司法精神医学の概念と歴史」〜風祭　元，山上　皓編，臨床精神医学講座19巻「司法精神医学・精神鑑定」p 3-13, 中山書店，東京，1998

第1部

治 療 編

第一編

總　論

Ⅰ．北九州医療刑務所における精神障害受刑者の治療の流れ

林　　幸　司

1．北九州医療刑務所の法的基盤

　刑務所の運営は明治41年公布の監獄法によって規定されている。診療については40条に「在監者疾病ニ罹リタルトキハ医師ヲシテ治療セシメ必要アルトキハ之ヲ病監ニ収容ス」とあるのみで，実際の運営は種々の通達によっている。

　当所は元小倉陸軍刑務所であったが，終戦後の昭和20年9月30日，司法省が収容者及び施設管理の引継ぎを受けた。軍刑法関係の収容者293名は逐次恩赦により釈放され，同省はこれを精神障害受刑者を収容する特殊刑務所にすることを計画し，昭和21年4月1日を以って北方刑務所として開庁した。当時引継ぎの一般収容者は64名であった。昭和21年4月5日付け司法省刑政甲第928号行刑局長依命通牒「北方刑務所設立に伴う精神低格受刑者の取扱に関する件」に基づいて我が国初の精神障害受刑者専門施設が誕生し，同年8月1日より本格的な収容を開始した。21年に約150，22年に300，23年に200名程度を収容していたものと思われる。

　その後の官制改革で昭和26年4月に北方医療刑務所，27年8月には城野医療刑務所と改称された。以後半世紀近くこの名称で運営されてきたが，施設の老朽化に伴い，平成9年12月2日，小倉南区葉山町の小倉刑務所敷地内に仮移転し，医務管理棟，第一収容棟などの建築を進めながら平成13年4月1日，北九州医療刑務所と改称された。在所や名称は変われども，精神障害受刑者を専門的に収容する施設としての機能に変わりはない。

2．M 級受刑者

　これは専門的医療と処遇が必要な精神障害受刑者のことである。おそらく mental disorder の頭文字であろうが，他の分類が必ずしも同じルールで呼称されていないため公式には定義されていない。彼らが M 級に分類されて移送されて来るのには大きく 2 パターンがある。
　①裁判など早い段階で精神障害が明らかであり，刑の確定とともに拘置所（区）から直接送られる。
　②一般刑務所で受刑中に精神障害の発症あるいは悪化が認められて送られる。
　こうして当所には毎年 50〜60 名の M 級受刑者が移送される。移送するか否かの最終判断は元施設の施設長であるが，医療上の移送であるから医師の診断書は必須である。外部の精神科医に嘱託している施設もあれば，施設の一般身体医が書くところもある。精神科でない医師に精神障害が診断できるのだろうかという疑問に対しては，明確に yes である。強弁かもしれないが医師は全科を習得している。矯正施設に配属された医師は専門領域はむろんのこと，収容者の健康管理医（home doctor）として全科にわたって第一次診察医の役を果たしている。まず自分が診て，自分で対応できる範囲かどうかを判断し，ケースによって専門家に引き継ぐことは医療の基本であろう。教科書通りに見る嘱託精神科医よりも，受刑者の特性を知る施設医の方がよほど頼りになる場合さえある。著者らは管内の矯正医官を集めて精神科診療の研修を行ったり，矯正医官向けの雑誌で精神科特集を組んだり，近隣施設に定期的に往診して一般医師との意見交換をしたりして，矯正施設内の精神医学の普及にも努めている。

3．治療経過の概要

　移送された受刑者はまず診察を受ける。判決文や元施設からの申し送りなど参考資料は比較的多い。既往歴，犯罪歴，元施設での問題行動，移送の理由などをあらかじめ頭に入れて診察を進める。ある程度焦点が絞られているので概ね30分から1時間程度の初診で診断と治療の初期方針が定められる。診察には医療スタッフだけでなく関連部署の制服職員も立ち合う。初診のやりとりを共有することが最大の情報交換，相互理解となるからである。食事を摂り，薬を飲み，よく寝てくれるかどうか，全職員の関心を一身に集めながら一夜が開ける。2日目からは看守や看護職員の行動観察を参考にしながら診察に当たる。当所ではあえて主治医制を取っていない。4人の精神科医が日替わりで診察し，毎日医師間のミーティングが行なわれ，相互に修正が繰り返される。評価が定まって医療部の統一意見を出せるようになるまでは毎日誰かが診察する。4人のライターが机を囲んで原稿を回遊させながらシナリオを仕上げていたひと頃の黒澤映画の手法に似ている。全医師が全受刑者について知っていることで公平性が保たれ，いつでも誰かが対応できる体制が整う。ただし特別な問題に関して期間主治医のような形を取ることはありえる。

　毎日診察されることに治療的雰囲気を感じ取って自然に治ってしまう場合も少なくないが，決して他の施設より甘やかしているわけではない。彼らがいつまでも患者のままでいるわけではなく，作業可能と判定されれば受刑者としての生活の流れが平行するようになる。多くは移送から1，2週間前後で室内の軽作業に取りかかり，順調に進めば工場で集団作業に取り組むことになる。特に優秀な者は陶磁器の制作に取り組んでいる。病状が重くて軽作業にも就けない者は「治療班」として休養のまま治療に専念させられるが，ほとんどはごく短期間の経過措置であり，慢性的にここに滞留する者の数は一桁に満たない。

　懲役義務としての作業の他にも種々の課外活動がある。義務教育にも満たない学力の者には学科指導が施され，各種クラブ活動としては聖書研究会，仏教

研究会など宗教関係のもの,囲碁,将棋,短歌など趣味的なもの,パソコン指導などの技能習得,週末には映画鑑賞などの娯楽行事,芸能人による慰問演芸などなど,人間を更正させるのに役立ちそうだと考えられる限りのことが行われている。受刑者の方が忙しくて診察どころではないという事態も生じるほどに,あの手この手のプログラムが彼らを取り巻いている。

評価が定まり状態が落ち着いた後の診察は経過観察のための定期診察が主となるが,状態急変,本人の申し出,現場の依頼があれば随時行なわれる。さらに一般的な精神医療に加えて当所では後述する薬物依存症治療のためのグループ療法,性犯罪防止カウンセリング,矯正施設内デイケアなどにも特殊問題として取り組んでいる。

収容者の内訳は以下の通りである。

M級収容者内訳 123名 2000年某日(この他に精神障害のない経理夫55名の計178名を収容)

主診断名別		罪種別		刑期別	
精神分裂病圏	22	殺人・傷害致死	49	2年以下	18
気分障害圏	6	放火	9	3年以下	29
薬物性障害	40	性犯罪	8	5年以下	25
反応性障害	19	傷害・暴行	7	7年以下	13
てんかん,器質性	5	強盗・窃盗・詐欺	33	10年以下	9
神経症圏	3	薬物犯罪	14	15年以下	8
精神遅滞	17	住居侵入	2	20年以下	1
人格障害その他	11	銃刀法その他	1	無期	20

4. 軽快還送

治療が奏効して一般受刑者と遜色ない程度に軽快すれば元施設へ送り返すことになり,軽快還送と呼んでいる。社会で言えば退院に当たるが受刑者として

の刑期は残っている。中核的な精神障害者ほど当所の治療的雰囲気に居場所を見つけて還送を断る傾向がある。また精神障害が"治る"ということへの理解が一致しがたく，せっかく医療刑務所へ送った者がまた戻って来ることへの一般施設の戸惑いもある。従って軽快還送は年間数名にとどまっている。

5．出　所

刑期が終了すれば出所となる。病気が治っていないという理由で刑務所に留めることは（本人が希望しても）当然できない。移送と同様に毎年50～60名のM級受刑者が出所を迎える。出所に当たっては全員が矯正施設長の通報義務に基づいて帰住地の知事（実質は精神保健福祉行政機関）に通報される。しかし全員に措置入院が必要なわけではない。そこで出所の1月ほど前に措置入院の要否に関する予備的な診察を行い，通報の様式を2段階に分けている。精神症状がなお顕著で自傷他害のおそれのある場合は，精神保健福祉法に基づく指定医の診察を行なうことを勧める意見書を添付する。全例の2割程度で約10名，措置入院になる率は80～100％である。精神症状がそこまで重篤でない場合は氏名と在所期間と病名程度の簡単な通報にとどめ，社会での治療は自己責任に委ねられることになる。

出所にあたってはこのような医師の仕事のほかにも分類担当者による保護調整があり，どこでどのような形で出所させるのがbetterであるか，家族や保護観察所と連絡協議を重ね，社会でいえばソーシャルワークに当たる業務を行っている。

2000年の年間入所は68名，出所は62名，うち意見書付き通報10名，そのうち措置入院となったものは8名であった。軽快還送は6名が候補に挙がり，診察にて精神状態と意思を確認した上で4名が一般刑務所へ還っていった。

おわりに

読者に退屈を感じさせたとすれば第一は著者の筆下手であるが，社会と何ら

変わらない標準的な精神医療が保障されている，と肯定的にとらえていただけたら幸いである。「服役させることで治療が中断され本人にとって不利益である」という懸念は，戦略的に述べられる場合もあろうが，杞憂に過ぎないことを申し添えたい。

次章からは各論に入るが，人格障害の項がないことに疑問を持たれるかもしれない。彼らは全員が犯罪者であり，多かれ少なかれ人格の偏りを持ち，DSM-IVを援用すればたいていは反社会性人格障害に分類される。反社会性，妄想性，演技性，回避性など複数の基準をこなしている者もいる。彼らを治療しているということは人格障害を治療しているということにもつながるのだろうが，人格の矯正は，もしそれが可能であるとしてもなお第一義的には矯正処遇つまり刑務所本来の仕事であり，著者ら医師の及ぶものではない。著者らは精神障害や問題行動の治療を介して人格の矯正にも期待を託すという姿勢を守っている。医療が先走りして人格改造などという言葉につながればカルトまがいの歪んで危険なものになるだろう。

作田[4]は「竹村は『真に情性の欠如した精神病質，または中核精神病質に対しては精神療法は無力』であると述べたが，それは今日でも真理であると言わざるを得ない」と人格の矯正不能を根本的には認めながら「日本で異常性格者が集中しているのは矯正施設においてであろうが，そこでは集団療法や行動療法も含めて異常性格者に対する積極的な治療はほとんど行われていないと言ってよいのが現状である。異常性格者にとっても社会にとっても大きな不幸であることをここに強調しておきたいと思う」と矯正施設に批判的な意見を述べている。

受刑者は「退屈で何かさせて欲しい」と願い出るほどの十分な観察期間を経て，軽作業から順に生産性の高い作業へと昇進してゆく。作業受刑態度が良好なものにはポイントが加算されて進級し種々の恩恵を受けられるようになる。反則行為に対しては事情聴取を行い文書閲覧禁止などのペナルティーが課せられる。このあたりを森田療法や行動療法に理論づけて記述することは容易である。人間の考えることは似たようなものである。人類発祥とともにある監獄にはそれなりの叡智が終結されている。いっぽう精神医学の歴史はたかだか100年そこらに過ぎない。人格の矯正不能を認めながら矯正施設だけは批判してお

くという作田の指摘は白衣全能感，医療性善説に基づく偏狭な視座であろう。同じように五十嵐[1]も「医療刑務所には常に医療スタッフのほかに保安職員がおり，両職種の間で受刑者の処遇方針について齟齬をきたすこともあり，また最終的には規律優先の処遇となりやすい」と批判的なニュアンスで述べている。医療が主役であれば問題は片づくのだろうか。精神医学の関連団体がしばしば取り上げるこの種のシンポジウム[2,3]や特集[5,6]には，触法精神障害者を積極的に受け入れたいという意欲ではなく，彼らを純医療枠で取り扱うことへの困惑が表明されているのではないだろうか。

　矯正医療の祖である大津はKarpmanの"no punishment, treatment only"という言葉を紹介し矯正医官の奮起を促した。これを「処遇は悪で医療は善」の意に解したらとんでもない誤訳であろうが，作田や五十嵐の思考はそういう誤訳の線上にあるものと思われる。著者が「処遇」の英訳を調べたところtreatmentであった。治療も処遇も元は同じ，人間のマイナス部分を矯め正そうとする専門家の営みのことであり，対立など生じるはずもない。あるとすれば異なる立脚基盤による手法の違いに過ぎない。①矯正施設内での精神医療の保障，②彼らが患者である前に受刑者であることの認識，この2項は既に我々には止揚済みの臨床基盤である。

　本書は触法精神障害ジレンマへの回答として著されているために医療中心の記載となるが，もちろん白衣の人間だけでこういう実践が可能なわけではない。精神障害犯罪者，触法精神障害者という造語からは，両面からケアが必要なという表向きの意味よりも，病院からも刑務所からも見放された人たちという裏の実情が響いてくる。法と医療の陥穽の問題は矯正施設の中にもある。一般施設で手におえない処遇困難者が，何がしかの診断名を付与され，都合よくM級に身分転換されて移送されてくるケースは少なくない。精神障害に非ずとして彼らの受け取りを拒むこともできるし，医療で人格矯正が可能とは考えていないことも既述した。それでもなお，扱いかねる人たちの最終処遇施設の役割を当所が担うことも避けられない使命，と著者らは受けとめている。矯正不能，治療不能であっても取り扱い不能とは限らない。各自が各自の得意技を出しあい，よってたかって取り扱ってゆく姿勢が，彼らに安全保障感を植えつけ，無益な行動化との訣別につながる。そのためには医療と処遇が平行的に時

に渾然一体となって進められなければ効果は上がらないのである。本書には人格障害の治療という章こそ設けていないが，鑑定編を含めた全章にわたって彼らがどのように"治療処遇"されているかの局面が随所に描かれ，読了時には読者の中で別章「人格障害の治療」が編まれていることだろう。

医療刑務所という言葉が監獄法に明記されていないことを以って，日本には触法精神障害者の処遇体系も専門施設も存在しない，という論を立てることはなるほど可能である。しかし精神障害者の治療をしてはいけないと明記されているわけでもない。実務家たちは「在監者疾病ニ罹リタルトキハ医師ヲシテ治療セシメ……」というたった一行の現行法を頼りにその枠内で最大限の努力をしているのであり，当所の成立背景と半世紀に渡る実践もその一例である。

本稿および第1部II，III，VIの概要は，第10回日本精神保健政策研究会シンポジウム「触法精神障害者問題－今後の対応はどうあるべきか（2001,2,3.東京）」にて発表した。

文　献

1) 五十嵐禎人「触法精神障害者の処遇，その現状と課題」～風祭　元, 山上　皓編, 臨床精神医学講座19巻「司法精神医学・精神鑑定」p 406-420, 中山書店, 東京, 1998
2) 日本精神神経学会総会シンポジウム「司法精神鑑定」精神誌 82：187-215, 1980
3) 日本精神神経学会総会シンポジウム「司法精神医学の現代的課題－日本の触法精神障害対策のあり方を巡って」, 精神誌 102：13-50, 2000
4) 作田　明「異常性格」～風祭　元, 山上　皓編, 臨床精神医学講座19巻「司法精神医学・精神鑑定」p 207-217, 中山書店, 東京, 1998
5) 特集「触法精神障害者の対応について」日精協誌 14：5-62, 1995
6) 特集「触法精神障害と措置入院者」日精協誌 17：5-64, 1998

II. 矯正施設での覚せい剤依存症治療

古 賀 幸 博

はじめに

　終戦後まもなくから昭和31年ころまでの第一次覚せい剤乱用時期，それに続いての昭和45年頃から始まった第二次覚せい剤乱用期，そして平成に入っての第三次乱用期というように違法薬物の乱用は果てしないものがある。そして違法薬物が関与して引き起こされた事件は次から次へと増加しているのが現状であり，大きな社会問題となっていることは周知の通りでる。違法薬物による犯罪は，薬ほしさの犯罪と薬理作用による犯罪とに大きく分けられる。しかし直接的な薬理作用の結果によるものでない限り，多くの薬物犯罪は被害者がいないと言われるため，たとえ違法性は認識できていても乱用者は犯罪であると実感できていないのが偽らざる感情である。このことも再犯につながる要因であると言えるだろう。

　薬物乱用者は違法性を認識した上で恣意に使用しており，これには本人の人格傾向が影響している。こうした薬物乱用者の人格傾向は薬物依存症の治療を受ける段階において医療機関に非常な嫌悪を持って迎えられてしまう。多くの治療者は違法薬物を摂取したという理由だけではなくて，患者の人格傾向そのものにも拒否を示している。逮捕歴のない乱用者でもそうであるから，乱用の果てに依存症となり刑務所への入所を繰り返すようになった患者への拒否はなおさらである。したがって実質的には治療機関に辿り着けないという不幸を病気に加えて持つことになってしまっている。

　しかしながらここで刑務所が治療の場所になりえたとするならば大きく違っ

た展開が待っていることになる。つまり逮捕されて刑務所へ入ることで立場が受刑者となり、矯正医療を受け入れやすい環境で処遇され、働きかけられることで治療機会を得るわけである。依存症は底をつかなくては治療は始まらない。残念なことではあるが、入所を繰り返すうちに家族から見放されてしまうことで底をつく機会を持つ者もいるかもしれない。これは逃げ込みにも利用されかねない病院への入退院以上に治療の好機を得る可能性を秘めているだろう。

　ここでのポイントは薬物が違法性を持つということにつきる。違法薬物であるが故に依存の深みにはまる毎に、収監されることによって回復の契機を与えられることになる。この点、合法ゆえにいつまでも否認が続いてしまうアルコールのような嗜癖対象よりも治療導入がしやすいとも言える。

　当所の場合、受刑者として移送されてくる薬物乱用・依存者は次の二つに分類される。一つは精神症状を伴い精神科治療を必要として一般刑務所あるいは拘置所より移送されてくる者（M級受刑者）、もう一つは移送時点では明確な精神症状は伴わず、経理夫という形で精神障害受刑者の身辺の世話などをする目的で移送される者（A級受刑者）であるが、A級受刑者の場合も依存症の状態に陥っている者が多い。

　M級受刑者は精神障害のために処遇が困難となり治療を優先することが必要であると判断された者で、覚せい剤精神病や覚せい剤中毒後遺症の病名で入所してくる。したがって全くの初犯のケースもあるが、多くは覚せい剤取締法違反の累犯になっている。

　A級受刑者は初犯で刑務所は初めてという者の比率が高い。しかし初犯であるにもかかわらず、2年以上の刑期を科せられている者がほとんどである。それは覚せい剤の場合、初犯では執行猶予を受けるが、釈放後に依存症治療に導入される者が少ないため、すぐに再使用してしまい、逮捕されて結局前回と併せて2刑持ちになってしまうからである。初犯で執行猶予になったケースで猶予中に再使用しなかった者は一体どれくらいだろうか。使用を中止して3,4ヶ月頃が薬物に対する欲求が最も高まるといわれており、その間に断薬のための治療環境や断薬の意志が整っていなければ、再使用率が高くなることは当然でる。つまり逮捕拘留され執行猶予の判決を受ける頃が最も薬物への渇望が

高まる時期であるにもかかわらず，何の準備もなく釈放されるということは，皮肉なことに覚せい剤の再使用を促しているようなものであり，制度自体が変わらなければ覚せい剤使用者が社会で回復する機会を奪っていることになっている。

しかし制度が変わらなくても，2刑持ちになることで刑務所で内省でき，十分な治療期間を得られるため，矯正施設を薬物依存症の主たる治療の場として活用すれば，十分な動機づけを伴った治療の契機を依存症者に与えることになるわけである。

1．当所での薬物中毒・依存症に対する治療

（1）個人療法

平成12年8月1日現在のM級受刑者123名の病名別構成比は，拘禁反応と薬物中毒がそれぞれ約30％で最も多く，ついで精神分裂病が約25％を占める。薬物中毒者のなかでは，覚せい剤によるものがその内の80％を占め，診断名は覚せい剤精神病，覚せい剤中毒後遺症となっているが，多くは後者である。それは当所が一般社会における第3次医療機関にあたる役割をしていることから，移送手続きを進めていくうちに多くの覚せい剤中毒者は急性期の状態を終えて，後遺症のみを残した段階に入っているからである。ちなみにその他の薬物については，シンナーが16％，アルコール，ブロン液等によるものが約3％となっている。

これまでは精神症状を伴うM級受刑者だけに薬物・作業療法を主体とした精神科治療を施行してきた。彼らの治療・処遇は，精神障害の程度によって治療班と作業班とに分けられており，遷延化した精神症状を有する覚せい剤精神病患者は主に治療班で処遇される。しかしそれは約6％程度で，多くの覚せい剤患者は後遺症を残しているだけなので入所早期から作業班に導入される。それ

ゆえ、薬物治療主体というよりも生産的作業を主体とした作業班においての治療・教育が治療の中心となってきたわけである。

　遷延化した幻覚妄想などの精神症状を示す患者に対しては向精神薬による薬物療法が主体となる。薬物療法の実際についてはここで詳細は述べないが，精神分裂病の治療に準拠したものと考えてもらえばよい。しかし陽性症状はともかく，覚せい剤中毒後遺症である様々な残遺症状は処遇上の困難を引き起こしているのが現状である。

　一般精神科病院では薬物依存症治療においては患者との治療契約を重視し，患者の治療意欲に基づく治療がなされるため，重度の幻覚妄想状態や興奮状態で病識が欠如し，治療同意が得られないケースを除いては，入院形態を任意入院で行うことが常識的である。したがって急性症状が消褪した後に，患者の薬物使用欲求が高まったり，患者本来の人格傾向が全面に出てきて病棟内でトラブルを引き起こして治療継続が困難となり，治療が中断して再使用に到るケースが見られる。しかし矯正施設では受刑者としての立場で医療を継続しやすい環境が整えられる。精神科的な治療よりも処遇上の問題が重視される被刺激性の亢進した状態は，治療に向かわせる処遇体制により治療が中断されることなく乗り切ることができる。治療契約は前提となるが，その上で患者が示す拒薬や，あるいは懲役刑としての就業を拒否することは，「反則」という処罰を持って対処される場合がある。

　かといってそうした物理的な強制力ばかりを用いて覚せい剤中毒後遺症者の治療を行っているわけではない。幻覚妄想状態に対する薬物療法は精神分裂病の治療に準ずると説明したが，後遺症としての易刺激性，抑うつを呈するかと思えば軽い躁状態を示したりする情動の不安定さ，自己中心的な言動，そして矯正施設ではごく一般的な頭痛を筆頭とした身体的不定愁訴を理由とした薬物（とくに鎮痛剤）の要求などに対しても向精神薬による薬物療法が効果的である。

　処方例としては，carbamazepine 400〜800 mg, propericyazine 30〜150 mg をそれぞれ単剤あるいは併用する方法がある。多くは副作用を見ながら併用してみる。これにより刺激性の亢進した状態は緩和され，言動に落ち着きが見られるようになり，不安定さは影を潜めてくる。それに伴って刑務作業への

取り組みもスムーズとなり，衝動行為の頻発によって良好な対人関係を維持することが困難なため独居処遇を余儀なくされていた者でも工場での作業が可能になった例が多く認められた。この場合，脳波ではてんかん発作を示唆する異常波を認めた者はいなかったが，向精神薬投与前から徐波の出現が多く，器質的には不良である所見を示す者が多かった。

　しかし薬物療法も万能であるはずはなく，覚せい剤後遺症を疑わせる遷延症状が向精神薬によって惹起される可能性にも注意すべきである。逆説的な例を挙げれば，向精神薬による治療中に好酸球性肺炎による胸膜炎を引き起こして内科治療が優先となり投薬を中止したが，経過観察中に残遺症状が消失し，意欲・活動性が向上した例もあった。

　当所では覚せい剤使用による精神障害受刑者（M級）の1日平均収容人員は約40名であり，経理作業に従事している受刑者（A級）で覚せい剤使用歴のある者の1日平均収容人員は約8名である。つまり50名程度の覚せい剤依存症者が処遇されているわけであるが，個人療法によって残遺状態を通過した覚せい剤中毒後遺症者の次なる治療が従来の当所には存在しなかった。本来は落ち着きを取り戻した段階で初めて断薬の意思確認がなされ，それによって薬物依存症そのものへの治療の取り組みが開始されるのである。また，A級受刑者への対応も不十分であったが，時代の要請とともに精神症状を伴わないケースにも適用可能な治療プログラムを用意する必要が生じてきたのである。

（2）従来の覚せい剤乱用防止教育プログラム

　当所での覚せい剤乱用防止教育は昭和59年4月4日の所長達示に始まる。当時は外部講師を招聘して講話中心の教育を行っていた。平成2年8月31日の所長指示より，矯正職員自らが教育スタッフとなり，対象者および実施期間を区分して開始した。対象者は覚せい剤に関与していないA・M級受刑者がA群，同剤に関与したA級受刑者がB群，そして関与したM級受刑者がC群に分類されていた。A群は入出所時期に各1回ずつの計2時間，B，C群についてはグループカウンセリングが可能であるかどうかによって2コースに分けられており，可能である者には全10回，不可能である者には計7回の断薬教

育が実施された。

　つまりA群に関しては一般予防的な啓蒙教育が主体となり，B，C群については個別的予防に基づいた教育が主体で，いずれも覚せい剤教育がプログラムの中心となっている。個別的予防教育の内容は覚せい剤の恐ろしさを認識させるためのVTRや，障害を背負いながらも強く生き抜いた人の記録VTR視聴と，覚せい剤の使用経験および経済的損失に関する体験発表を主体としたもので，相互作用が期待できるセッションはほとんど用意されず，初回の決意表明に始まり最終回も同様の断薬の誓いの儀礼で締めくくられている。この方法においては，1）覚せい剤の魅力を本音で語らせ生半可な決意では断薬できないことを自覚させる，2）損得勘定モデルを用いて収支決算させ使用による不利益を認識させる，3）ハンディキャップを背負って生きている人の実例と自己の生き方を対比させ生き方を考えさせる，といったことを意識した構成を取っている。これらの教育内容は，覚せい剤の背景に現実認識の甘さや怠惰な生き方があり，その改善を目論むものであるといえる。

　このプログラムは平成2年8月の改正から平成9年2月まで実施され10回のクールを終了した。毎回7名の受刑者が対象となったので計70名が受講したことになる。担当職員は分類統括，分類主任，審査担当職員であった。プログラムは既述のように進行したが，初回の誓いの言葉の際に，「覚せい剤を生涯二度と使用しないと約束することはできない。やめる自信がない」と表明した受刑者が見られた。また誓いの言葉では積極的参加を表明しながら，実際にはプログラムへの参加は自発的ではなく，「職員から勧められた」，「仮釈放に影響すると思った」などと利害が働いたことを示す者もいた。実施していくうちに参加者のほとんどが過去に覚せい剤をやめると決意し強い意志で取り組みながら，再三の失敗で断薬が果たせないのではないのかという無力感を抱いていることも明らかになった。

　当所は医療刑務所であるため治療・処遇において自由な雰囲気が醸し出されているため，建前だけの断薬の決意ではなく，本音と思われる反治療的な意見の表明も受け入れられる余地を持っている。しかしながら断薬に対してあきらめばかりが先行し，断薬プログラムそのものに期待を持って臨んでいない状態であるならば，治療効果は高められないであろうと考えられた。そこで治療プ

ログラムそのもののあり方の再検討を迫られたのである。

（3）現在の覚せい剤依存症治療プログラム

a．導入の契機

残念なことに薬物依存症の治療方法に確実で有効なものはない。覚せい剤精神病は薬物療法を主体とした治療で改善するが，そのベースとなる依存症にまで踏み込まないことにはいわゆる「入退院を繰り返す」だけになる。依存症は回復はしても治癒しない病気だといわれている。したがって治療目標は断薬を継続することで依存症から回復していくことにあり，薬物なしでの生活に意義をもてる状態を作り上げることである。

課題を設定し薬害の知識を与えるだけの教育主体のこれまでの断薬プログラムでは，矯正施設という受動的環境のなかで断薬に対する自発性を喚起し，薬物以外も存在するであろう自己の問題に直面し解決していこうとする意欲を高めることは困難である。薬物依存症からの回復は次のように定義づけられている[2]。すなわち，「薬物依存症者自身が薬物の使用によってもたらされた身体的，精神的，社会的な問題に直面し，『底つき体験』により自覚して薬物摂取中心の生活習慣からの脱却を図り，薬物に頼らないでも自己表現ができ人間関係がとりもてるようになるまで人間的な成長を遂げ，薬物のない生活習慣を身につけること」である。ここでの底つき体験は個人差があり，友人からのちょっとした一言や家族との別離あるいは入院体験など様々である。しかしその中でも社会から隔絶された矯正施設での生活というのはどの患者にとっても十分などん底体験になるであろう。つまり受刑というどん底を底つき体験として生かすことができれば，治療の第一歩を踏み出すことができるのではないかと考えたのである。

b．治療プログラムの構成

これまでは意志の力を強調した形の断薬教育がプログラムの主体だったので，担当職員の間でも強い意志を持つことのみで依存症の問題を解決しようという雰囲気が支配していた。そこで依存症は意志の問題だけではなく病気であ

るということを職員が共通の認識とすることを新しい治療プログラムを導入する前提とした。これは必ずしも医療を重視することの多くない矯正教育にとって革新的な出来事であった。

そして集団精神療法を治療の中心に据え，教育的内容よりも相互作用を重視するミーティングを主体としたグループ運営を実施することとした。参加者はすべて希望者のみとし，参加メンバーをM級およびA級受刑者それぞれ4名ずつとして，計8名で治療グループを構成しクール中は固定した。参加者の選定にあたっては面接によって断薬の意志のみならず，教育効果が期待できるだけの知的能力を有することも条件とした。希望した参加者は過去に断薬を決意したことがあるにもかかわらず，意志だけでは果たせなかったケースが多く，受刑によって断薬の端緒についた者ばかりとなった。M級受刑者の中には参加時にも幻覚妄想などの精神症状が残存している者もおり，個人療法は並行して継続された。

実施方法は集団療法が可能な教室で，8名のメンバーの間に3，4名のスタッフを適宜挟んで円形に囲み，週1回60分のセッションを1クール14回で運営した。スタッフの構成は，医師，心理技官，看護士，刑務官で，グループリーダーは職員が担当し，テーマごとの心理教育はそれぞれの専門に応じて分担した。

技法的には，アルコール依存症の集団療法グループを参考にし[3]，治療のメインを心理教育と自助グループ的なミーティングに置いた。内容はテーマに沿いながらもいずれも覚せい剤に焦点を当てたもので，まず基本的な知識を正確にわかりやすく伝達する覚せい剤教育つまり学習会を実施した。そして学習会の翌週には同様のテーマで相互作用を期待したミーティングを行い，クールの終盤にはテーマを決めずに自由に話し合うセッションも用意した。クールが進むにつれ，運営に弾力性を持たせて学習会よりもミーティングを重視するようになった。2回に分けていた学習会テーマをまとめて実施したり，同じ回に学習会に続いてミーティングを実施するなど徐々にその割合を増した。

所内ではクールを追う毎に口コミで断薬会の存在が広まり，A級受刑者の参加希望が増加したが，当所では施設の運営上A級受刑者のみでのグループ構成は難しいために希望に添えず，半数はM級受刑者を参加させざるを得な

かった。メンバー選出では本人の希望を最優先したが，M級受刑者の中にはスタッフ側から導入が望ましいと判断されて投入されるケースもあり，個人面接を並行しながら援助することもあった。しかしこのようなケースはやはり結果的にグループへの適応は悪く，継続維持のためにさらなるサポートを必要とし，結局はドロップアウトすることが多かった。

c．治療グループの内容と経過

　初回ミーティングでは，参加者に集団療法に関する基本的なルールおよび期待される治療効果を伝える。すなわち守秘義務の徹底や話すことの治療的意義についてである。その後，心理テストを実施する。これは治療効果の判定のためであるが，施設内では覚せい剤からの脱却が実行できているかどうかの判断はできないため，治療グループの実施前後で心理テスト上にどのような変化が現れたかで，予後判定に利用しようと考えた。ここでは当初はバウムテスト[8]（樹木画による投影法人格検査であり，樹木の形態や鉛筆の動態の分析および紙面における樹木の配置の持つ空間象徴の解釈の三つの側面から総合的に評価するもの），エゴグラム（自我状態の有様やバランスを理解しやすくするために各状態をダイヤグラムにしたもの）のテストバッテリーを組み，第7クールからはこれらに加えて風景構成法テストも実施することとした。テストを終えた後，教育ビデオを視聴させる。このビデオには覚せい剤による様々な薬害が簡単に説明されており，今後のミーティングのガイドラインとなる。産後のラットに覚せい剤を投与すると母性を失い我が子を食べてしまうという凄惨なシーンも含まれており，これは嫌悪的に働いている。

　次のミーティングではビデオに関する解説を加え，次に覚せい剤による精神症状の出現機序を説明する[5,9]。これは覚せい剤の使用を器に水を注ぎ込む状況に仮定し，「器の大きさは人によって違うが，注がれていく水は徐々に水かさを増していずれはどの器でもあふれ出してしまう。これが精神症状が現れる状態である。注ぐことを中止すれば水はあふれ出なくなるが，一旦満たされた水は減少することはない。数年間使用しなかったから大丈夫だと考えて再使用すれば，さらに注ぎ足すことになりすぐにあふれ出してしまうのである。また注ぐのをやめた後もさらに注意が必要で，器を揺するようなことがあれば簡単に

水はこぼれ出てしまう。これがフラッシュバックである。また器にひびが入り水が漏れ出た状態は症状の慢性化を示す」というもので，これは精神医学用語を並べた解説では困難であったメンバーの薬害に対しての理解を容易にした。

　薬物依存症についてはDSM-IV[1]による薬物乱用・薬物依存の診断基準をわかりやすく提示し，該当する項目に挙手させる。これまでに違法性薬物をやめようと決意しながらも再使用に至った者がほとんどであり，しかも自らの意思でミーティングに参加しているために同意は得られやすい。さらに，依存症という病気によって薬物依存を引き起こしたために意志だけでは覚せい剤からの脱却が困難であると説明する。そして現状では依存症は完治することはないと伝える一方で，治癒はしなくても回復は可能であると付け加えて，治療手段である集団療法への期待と意欲をかき立てる。依存症を否認する一般病院での多くの患者の姿とは異なり，社会的処分を受けているという環境面も作用してか依存症であることを受容し，回復できるかどうか半信半疑ながらも積極的に治療参加してくるようになる。あとは活動的にミーティングを実施していくだけである。

　学習会はテーマに沿って進行し，理解しやすい言葉で丁寧な説明を行なう。身体への影響については肝機能障害からエイズさらに歯科疾患へ言及する。家族に関するテーマでは，家族機能の不全状態が世代間を伝播し影響を及ぼす可能性があり，その結果，生きにくさを感じて薬物依存に移行する場合があること[7]に触れる。実際に父親がアルコール依存症である場合が多く，メンバーの約半数が小児期に虐待を受けており，自己肯定感を伴わず自己評価の著しく低下した者が多いことが明らかになる。しばしば緊張した家族関係の中で非行という形で家族の崩壊を阻止しようとした話も語られることがある。社会に対する影響については，覚せい剤に起因する犯罪を薬ほしさの犯罪と薬理作用に基づく犯罪に分類してそれぞれの危険性を検討する。これにより覚せい剤は被害者のいない犯罪であるといった誤った認識は改められるようになる。社会資源についてはNAやDARCの活動状況を通して自助グループの有効性を繰り返し説明する。この結果，仮釈放後に家族の協力を得てNAにつながった者も現れた。同時に通院の必要性も十分に伝える。精神科への通院は敷居が高く，多くの受刑者は覚せい剤を使用して通院すればすぐに警察に通報され逮捕され

るのではないかと考えている。現状では出所後の通院先の選択が予後を大きく左右するため，保健所や精神保健福祉センターからの情報提供を受けて薬物依存症治療に理解を示す医療機関に足を運ぶべきであることを伝える。

そして，ミーティング毎に「話すこと」そのものが治療であることを繰り返し説明し，取り繕ったような断薬の決意だけでなく，テーマから大きく逸脱さえしなければ何を話しても自由であり，言いっ放し聞きっ放しであって発言内容に肯定も批判も加えられることはないことを保証する。こうすることで初めはその治療的意味を理解できなかったメンバーも，回を重ねるごとに安全保障感を得て活発にミーティングを進めるようになる。

しかし実際のところは雰囲気を整えても，グループの初期は進行がぎこちなく，自由に相互に話してよいことに違和感がある様子で，メンバーが管理者側の態度の変化に戸惑い，受け入れられるまでは時間を要した。したがって長い沈黙に支配されることが多く，全般的にグループワークは不活発になりがちで，リーダーの積極的な介入を必要とした。他のメンバーの話には耳を傾けるものの，自らについて語ることは少なく，覚せい剤による精神症状について話が及ぶと，多くは異常体験を経験しているにもかかわらず否認することも多かった。しかし個々のメンバーの話が展開していく段階では，精神症状の体験も自分だけに限定したものではなく，表明しても恥じる必要のないことがはっきりして，相互の信頼感・連帯感が生じてくるようになる。自分の体験を語ることが他人の役に立つという経験をすることは，低められた自己評価を高めていくことになる。学習会の翌週に同じテーマや関連する内容でミーティングを繰り返す中で，各メンバーに肯定的な評価が相互に与えられ，グループの凝集性が高まり，成長していく過程が確認できるようになる。

治療の要点は可能な限りの言語化である。学習会で覚せい剤に関する知識を得たことよりも，ミーティングで他のメンバーの口から語られた生々しい体験の方が参考になったと感想を述べており，自らもミーティングの場で話すことの方が学習会での経験よりも価値を持ったと語っている。回復することに疑問を持ち，断薬継続に絶望していたメンバーが，言語化することの治療的意義にも気づき，他人の役に立つ経験をすることで自己評価も向上して，徐々に断薬に対して具体的なイメージを持つことが可能になってくる。出所後に地域の

NAに真剣に参加を希望するものもみられるようになり，NAを継続することで後進のために自分の経験を生かしたいと表明する者さえも現れた。

　ここで治療グループを経て，保護観察所との連携がスムーズに進んで自助グループへ引き継がれた症例Sを紹介する。Sは28歳の窃盗，恐喝などで2刑持ちのM級受刑者で診断名は覚せい剤中毒後遺症である。帰住地が関西のK市だが，保護観察所担当観察官が出所後も医療機関や自助グループと連携することが必要であると考えて，従来より家族らに理解を深めさせるための助言をしていた。当所の分類担当者がこの情報を環境調整報告書で確認して面接したところ，Sは治療グループの参加経験から自ら近隣の自助グループに繋がることを希望した。出所後，母親同伴で担当保護観察官と面接して医療機関や自助グループの説明を受けたが，K市内に適当な自助グループがなかったため隣市のダルクを紹介されて通所することになった。このときの観察官の所見では，「医療刑務所での集団精神療法が皆の前で自分の思いを語るという初めての体験となり，思った以上に気持ちの落ち着きにつながっているようで自助グループ参加への非常に高い動機付けになっている」と評価されている。

d．クール前後での心理テストの結果

　平成12年7月までに7クールを経過したが，クールの前後で実施した心理テストの結果からは以下のようなことを確認することができた。

　のべ参加者は21歳から57歳までの56名で，20・30代が多く，平均年齢は33.3歳であった。そのうちM級受刑者は36名で平均年齢は32.9歳，A級受刑者は20名で平均は34.0歳だった。第3クール分は実施できなかったためクール前後でテストを実施し回収できたものは47例で，内訳はM級が29例，A級が18例であった。

　バウムテストは前後での描画の特徴を比較分析して，明確に改善傾向が見られたものを良好に変化した例とし，明らかに悪化傾向が見られたものを悪化例とした。回収された47例のバウムテストを分析すると，24例（51%）にテスト上で良好に変化した所見が得られ，悪化したものは16例（34%）で，不変が6例（13%），他のメンバーの絵を模倣したと思われるために判定不能としたものが1例あった。良好に変化した24例についてさらに詳細を検討すれば，

その内訳は M 級 10 例，A 級 14 例であり，参加者数に対する割合はそれぞれ 34％と 78％であった。つまり M 級受刑者でさえも 30％以上，A 級に至っては 80％近くの者が良好な変化を見せたことになる。ちなみに，悪化した 16 例の内訳は，M 級 12 例，A 級 4 例であり，参加者に対する割合はそれぞれ 41％と 22％であった。2 クール継続して参加したケースは M 級受刑者のみ 4 例あったが，結果はいずれも悪化であった。

　ただしこれらの結果はあくまでも心理テスト上の結果である。投影法テストの特性からテスト時の心理状態を反映させるため，数字通りの改善結果が得られたと即座には考えにくいが，治療プログラムが依存症治療に心理的に良好な影響を与えたと考えることはできるだろう。心理テストの他には感想文を書かせたり，ミーティングで参加した感想を尋ねるなどして効果判定の補助とした。M 級受刑者のなかにはテスト上は良好な変化を示さなくても覚せい剤依存症についての本質を意外に理解しているケースが見られることがあった。しかし客観的スケールを用いた評価をしなかったため，心理テストの判定を含めて主観的な効果判定に終始したことは否めない結果となった。

　実際に改善例，悪化例の描画を提示する。

　1 例目は 2 刑持ちの A 級受刑者の改善例である。左の描画（図 1 a）は，樹冠がなくフレームアウトしているところから衝動性の高さと自己中心性が目立っている。基本的性格は，樹皮模様や輪郭線が複数であるところに示されているようにトラウマの影響により人格構造が不安定で，幹から下の描き方が異様であるところから元来より人格障害者である可能性が高いと言える。枝振りが基部に近いところからは幼児性格が推察され，これは他の症例にも見られることだが，幹が太くて枠を地面に見立てて，基部の広がりは依存性が高く，攻撃性，強迫性も強く，不安になりやすくて常に心のよりどころを求めようとする傾向を表している。

　右の描画（1 b）からは治療の進行に伴って良好に変化している傾向が示唆されている。まだ表面的に安定しているだけの段階だが，樹冠があり，枝先がまとまって，フレーム内にあるところからは逸脱傾向の緩和が認められ，基部が細くなっているところからは依存性減少や自我の安定化傾向などがみられる。もう一押しでさらに改善していくものと思われるが，衝動性は依然として

　　　　　　　a　　　　　　　　　　　　　b
　　　　　　　　　　　図1

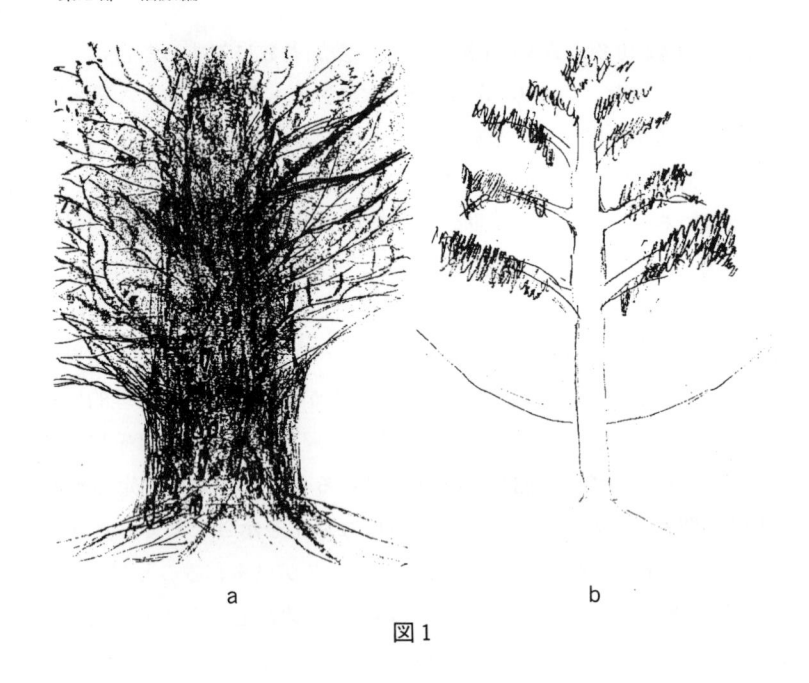

高く，自分の弱点を露呈しやすい傾向がみられる。
　2例目は2刑持ちのM級受刑者の改善例である。導入時には精神症状はほとんど消失していた。左の描画（2a）からは，幹が太く電柱状である点から我が強く自己中心的でわがままな性格傾向であることが示唆されている。フレームアウトして，枝の末端が開放しているところは躁病患者に見られることもある。基本的性格は他人のことをあまり考えず，やりたいことはルールを無視してでもやり遂げるようなところがあり，社会の枠からはみ出しやすく，多くの人から嫌われやすい傾向を持っていると言える。この段階では，即物的で衝動性のコントロールが利かない状態だと思われる。
　右の描画（2b）からは病的な傾向が少し減少し，同時に依存性の低下，即物性の減少がみられ，社会の枠組みやルールなどから逸脱しないような努力が認められる。歯止めの利かない精神エネルギーの高さは減少し，現在は落ち着いているが，まだ基本的な安定感は得られていないため，いつ暴走するかわからない状態である。
　3例目はM級受刑者の悪化例である。このケースは幻聴・被害妄想などの異

```
        a                    b
              図2
```

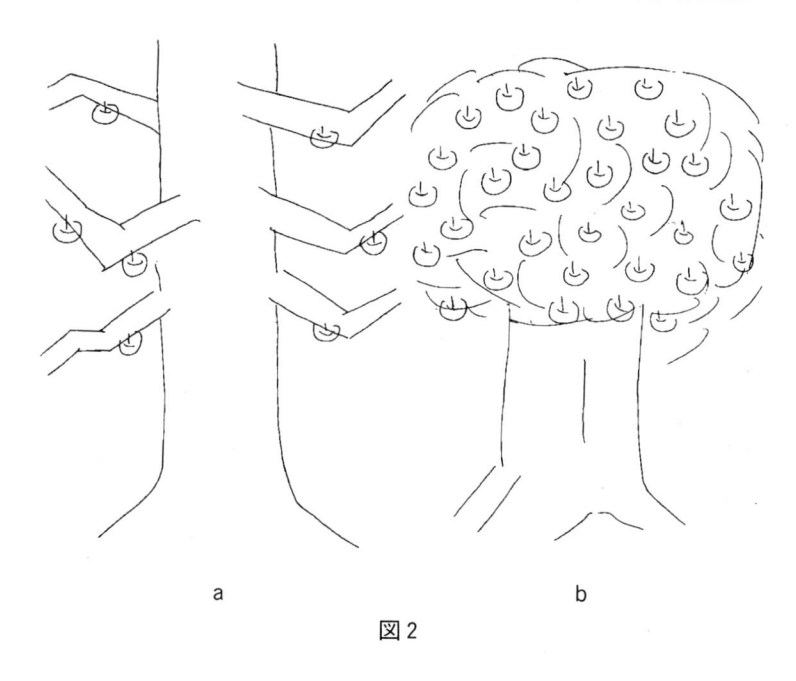

　常体験が活発なままグループに参加していた。左の描画（3a）からは、枝振りに表されているように物事は何でもやりっぱなし、投げやりでだらしなく、注意力散漫な傾向が示唆されている。幹の開放からその原因が脳器質異常である可能性が高い。自律性や意志力が低下していて、目的意識を持って的確な行動をとることが困難な状態にあると考えられる。表面的には威勢が良く積極的だが、洞察力に欠けるため、事後の責任をとることはしないだろうと予測される。理性による統制が不十分であり、無意識の欲求や感情による過度の支配や、時に基部の拡大に示されるように強い依存欲求や理解力の鈍さが見られる。これは臨床的にはアルコール精神病者や覚せい剤精神病者などに認められる傾向である。

　右の描画（3b）では、前回よりもさらに構成が崩れ、自我機能が全く正常に働いていない状態であることが示唆されている。シンメトリーで上部が開放している特徴は精神分裂病患者にも認められる傾向であるが、描画だけでは脳器質異常による機能低下状態との鑑別は困難である。その他の特徴は前回とほぼ同様であり、心理的にさらに悪化している可能性が高く、とくに依存度が上

a　　　　　　　　　　　b

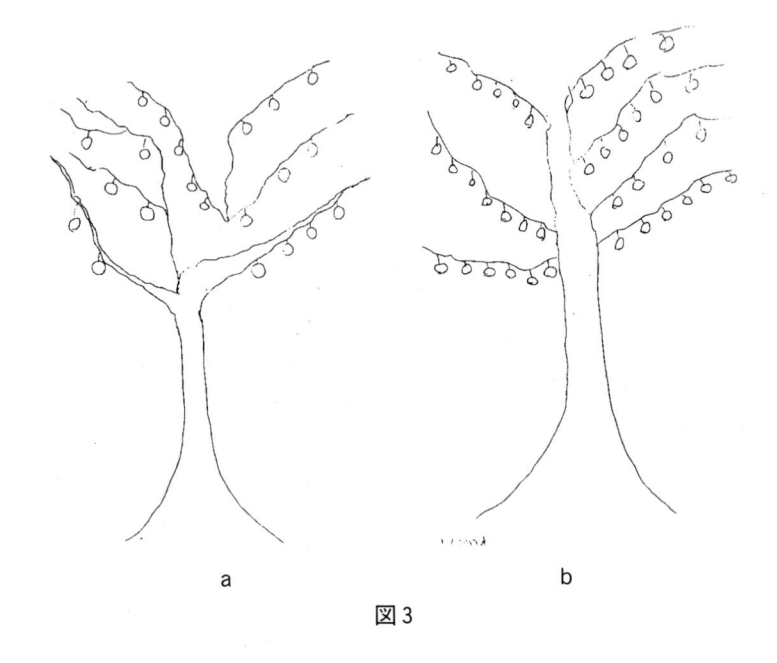

図3

がり，二次元の表現でさらに描画構成力が低下していることから理解力は顕著に落ちていると考えられる。

　4例目は第7クールから実施するようになった風景構成法テストでの改善例を提示する。彼はA級の2刑持ちである。風景構成法[4]は指定された空間において一つの全体の構成を目指す投影法の描画テストで，順番に提示されたアイテムを組み合わせて風景になるように描いていくものである。

　上の描画（4a）からは，平面的で横一列に描いているところから薬物による脳器質面へのダメージがかなり存在していることが示唆されている。殺風景な表現は，精神機能や知的機能，感情機能，認知機能などに低下がみられることを示している。したがって思考パターンに偏りが生じていて，教育的効果は期待できないことが推測される。

　ところが下の描画（4b）からは1回目では予測できなかった良好な変化がみられている。樹木の描き方や作業をしている人などアイテムが充実してきて，人間関係の幅の広がりや内面を見つめる意識の現れ，さらに内省力の向上傾向など，自己の精神構造を再構築しようとする姿が窺われる。とくに田畑で

図4

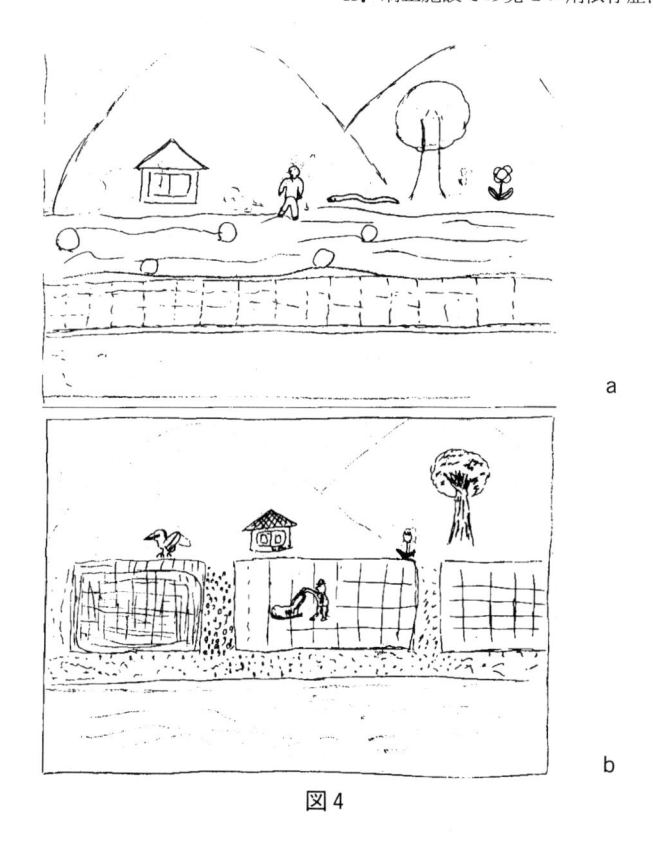

農耕をしている人がそれを示唆している。また怠惰な自分に対しての羞恥心や罪悪感なども高まっていることが示されている。

2. 考　察

　心理テストから，9割以上の参加者の描画に地面の描写がなく，生きていく上での基本的な拠り所となる心理的安定感が欠如している傾向が認められた。これは生育史上，家族との信頼関係に重大な問題を抱えたまま成長したため，

社会や小社会，大集団や小集団の中で自分を見失いやすく，また強い不安があるために容易に逸脱してしまいやすい傾向を有することを示している。この傾向は臨床的に依存症患者の6割以上に認められると言われている。

M級受刑者では，悪化例が41％と良変例の34％を上回る結果となった。これはA級受刑者は覚せい剤依存症のベースとなる人格の偏りのみが多数を占めていて，内面に潜む精神障害は少数にしか確認されなかったのに対して，M級受刑者には依存症に加えて長年の薬物乱用によって重度の脳器質性障害を引き起こしているケースが多く，知的障害は軽度でも人格水準の低下や認知障害がみられることが多いために教育効果が得られにくいことが考えられた。極端な例では精神分裂病との鑑別が困難であった。M級受刑者の中には治療プログラムに関する感想を述べる際には，治療が有効であったと判定できるほどのすばらしい振り返りを見せる者もいた。少なくとも，言語化能力向上という効果が得られたことは，脳器質性障害をもった者にも集団精神療法は無意味ではないと言える結果を示すだろう。また，彼らの約半数が虐待を経験していることから，PTSDの存在も考慮する必要があり，PTSD患者は左脳の海馬などの側頭葉活性が低下しているといわれている[8]ことからも言語療法は効果的であるため，ミーティングの継続は治療的意義があると考えられるだろう。

A級受刑者で悪化した少数例は，テスト所見上精神病としての特徴を備えるケースであり，M級受刑者とほぼ変わらない描画内容を示していた。小沼[2]は，「覚せい剤依存状態は比較的良い転帰を示すが，精神病状態が慢性化した場合には長期にわたって不良な転帰を示すことが多いと思われる」としており，バウムテストで示された脳器質性障害の存在は予後不良を推測させるだろう。80％近くのA級受刑者は良好な変化を見せたが，劇的に変化した例は少数であり，大多数は良好に推移するであろう変化，つまり良好な兆しをみせた程度であった。これは1クール14回の治療プログラムでは治療期間として不十分であり，あくまでも覚せい剤依存症からの脱却のための第一歩に過ぎず，さらなる治療継続が必要であることを予想させる。

プログラムの開始当初は，不快な精神症状を経験しているM級受刑者の方がより共感を持ってミーティングに参加できて，A級受刑者よりも治療効果が高まるであろうと予測していたが，実際には脳器質性障害のために治療効果

は得られにくかった。ミーティングで自己開示が進んでいくにつれて，A級受刑者の中にも幻覚妄想などの不快な精神症状を経験した者が多いことが判明し，「恥ずかしくて誰にも話せなかったが，みんな同じだとわかって安心した」と話すケースが見られた。これらのことからM級受刑者中心にグループを構成するよりもA級受刑者を主体として構成する方が治療効果は上がると考えられる。

3．まとめ

　薬物乱用・依存は，その人の環境と人格と薬物という三つが関係して成立しているため，単純に医療問題と社会的・道義的問題とに分けて考えることは困難である。道義的には覚せい剤使用に対する社会的処罰を矯正施設への収容で受けることになるが，乱用から依存の状態に達している者にとっては，道義的問題もさることながら同時に医療問題として考慮されることも重要であり，矯正施設で適切な治療的処遇を展開することは，本来の矯正の目的に添うものになるだろう。

　そのためには処遇する側が依存症の特徴を正しく把握する必要がある。覚せい剤による精神症状は薬物療法で改善できるが，依存症自体は底つき体験から薬物に対してコントロール不能であることを自覚し，依存症だと認めることを回復のきっかけとする。「覚せい剤はやめられる」と安易に口にしていた者が，「実際には難しい」と感じることが断薬を真剣に考え出す起点となる。そしてグループに参加して回を重ねる毎に，メンバー間の力動を通して多くの者は単に覚せい剤使用の問題だけではなく，家族を含む対人関係障害や感情コントロールの問題にも目を向けざるを得なくなり，そこで初めて周囲に及ぶ様々な影響を考え出す。その結果，依存症そのものや生き方にも関心を向けることが可能になるわけで，そこまで変化するためには最低でも10回以上にわたる十分なミーティング期間を必要とするのである。

　地域社会では，「解毒は医療機関で，断薬継続，回復の援助は自助組織で」

という治療の棲み分けが成立しつつある。矯正施設は両者の特長を兼ね備えており，刑期を有効な治療期間として生かし，積極的に治療への促しに関与することで，社会での治療継続への橋渡しができる。しかし施設側が断薬させようと高望みすることは依存症者とのパワーゲームに組みし，かえって依存性を高めることになるであろう。断薬はあくまでも本人の意思に基づくわけだから，強制することは反治療的であることを念頭に置かなければならない。

したがって，適切な情報を提供して断薬のきっかけづくりをするといった，いささか消極的と思えるような治療目標がもっとも望ましい。依存症者に対しては治療者が欲を出さないこと，期待しすぎないことが治療的であるようだ。メンバーに無理な期待を掛けないことは，グループを担当するスタッフの無力感を軽減することにもつながるだろう。

4．今後について

矯正施設としては覚せい剤依存症者を単に懲役受刑者として処遇するだけではなく，一定期間を薬物依存症の治療や教育に充当する処遇が必要であると思われる。刑務所間の機能分化を生かして，医療刑務所は覚せい剤治療教育のための収容を受け入れ，終了後に還送するというシステムを導入すべき時期に来ている。もっとも一般刑務所においても治療的な介入を必要とする長期間のミーティングの実施は困難でも学習会は実施可能なプログラムであり，既存の覚せい剤教育指導を手直しするだけで導入できるものである。

しかし集団精神療法や自助グループは当然万能の治療法ではない。特にNAはアルコール依存症の自助グループと比較すれば活動基盤が弱体である。それは薬物依存症者は若年者が多く，社会経験に乏しいことなどが理由としてあげられる。そのためグループが社会の縮図として機能することはなく，断薬期間の比較的短い者ばかりで構成されるために，回復していくイメージをつかみにくいという欠点を持つ。また基盤がしっかりしていない自助グループに安易に患者を紹介し導入することは，かえって一般社会より薬物に近づけさせる結果

を引き起こしかねない。とくに若年者や乱用初期の患者の導入には慎重を要するであろう。だからといってこれは NA の存在価値を低めるわけではない。現在の時点では主たる回復の場が自助グループであることに違いはない。

　解毒が精神科病院においてなされ，薬物依存症へのケアが民間の自助グループ主体でなされている現在，矯正施設は橋渡し役として継続的な依存症者の回復に寄与する治療ネットワークを構成する一機関として機能すべきであると考える。そのためには治療プログラムの整備と出所時の対応を含めてのきめの細かいケースマネージメントが必要とされるだろう。S のようなケースが今後増加していくことを期待している。

　本稿の概要は，第 47 回日本矯正医学会総会シンポジウム「覚せい剤依存症の治療・教育的処遇」（2000,10,27.東京）および平成 12 年度医薬安全総合研究推進事業シンポジウム「薬物依存症対策の現状と将来－医療・矯正・司法の連携をめざして」（2001,2,17.東京）にて発表した。

文　献

1) American Psychiatric Association, 高橋三郎・大野　裕・染矢俊幸訳：DSM, 精神疾患の診断・統計マニュアル. 医学書院, 1996
2) 福井　進・小沼杏坪：薬物依存症ハンドブック, 福井　進・小沼杏坪（編）. 金剛出版, 東京, 1996
3) Irvin Yalom, 山口　隆・小谷英文：入院集団精神療法 Inpatient Group Psychotherapy；へるす出版, 1987
4) 皆藤　章：風景構成法　その基礎と実践. 誠信書房, 東京, 1994
5) 小山　司：覚せい剤中毒の症候. 精神科 MOOK　No 3,「覚せい剤・有機溶剤中毒」, pp 36-47, 金原出版, 東京, 1982
6) Regula Koch：バウムテスト事例解釈法. 日本文化科学社, 東京, 1980
7) 斎藤　学：アダルト・チルドレンと家族. 学陽書房, 東京, 1996
8) Shin, LM：Visual imagery and perception in posttraumatic stress disorder. Arch Gen Psychiatry 54：pp 233-241, 1997
9) 高橋雅春・高橋依子：樹木画テスト. 文教書院, 東京, 1986
10) 臺　弘：覚せい剤中毒の再燃現象. 精神科 MOOK No 3,「覚せい剤・有機溶剤中毒」, pp 70-78, 金原出版, 東京, 1982

III. 性犯罪者の治療―矯正の果たす役割

林　幸司, 藤丸靖明

はじめに

性犯罪の被害者支援対策は大きな高まりを見せているいっぽうで, 加害者をほぼ独占している矯正施設の, 特に医療現場の反応はおしなべて鈍いものであった。近年ようやく評価[5,6,22,25,31]から治療[4,23,24,26,30]にまで踏み込んだ研究や提言が内外から出始めたという現状である。著者らの属する医療刑務所は精神障害受刑者の集禁施設であるとともに若干の経理夫も収容し, かつ近隣の司法機関からの鑑定委嘱も受けている。著者らは彼らを対象に精神障害と性犯罪について研究し, 治療の試みを始めている。

1. 対象と方法

著者(林)の鑑定事例158例(簡易鑑定を含む, 女子を除く)中の性犯罪者14名, 以下鑑定群とする。

平成11年某日収容のM級(精神障害)受刑者112名中の性犯罪者16名, 以下M群とする。ここでいう精神障害とは犯罪内容で分類されたわけではなく, 刑確定後の受刑者としての様子, 服役状況から見て精神医療専門施設が適当であろうと判断されて移送された者たちである。もっとも, 受刑者であるから心神喪失者は含まれない。

同日収容のA(N)級（犯罪傾向の進んでいない初犯者）受刑者41名中の性犯罪者5名，以下N群とする。

以上の3群を表にして概括比較した。各群の成立背景が異なるため項目を完全に揃えることは困難であり，それぞれについて得やすく参考になる項目を適宜追加した。

事例検討を加えていくつかの亜群を抽出して精神障害と性犯罪の関係について考察した。さらにM群から4名，N群から1名を選択して精神療法を試み，性犯罪治療に果たす矯正の役割について考察した。

2．結果と考察

(1) 表による概括

鑑定群158例中の14例9％が性犯罪であった。被害年齢は幼児から高齢者までばらつきがあり，男児も含まれた。精神遅滞と強制わいせつ，覚せい剤とセックスに結びつきは見られるが，他に一定の傾向は見当たらなかった。精神障害と性犯罪の関係はさまざまであるが主たる駆動因とみなされたものは1例もなく，結果として全例が完全責任能力と判定されその後の刑事手続きでも追認された。約半数が治療歴を有し，うち3例は犯行時も通院中であり，施設通所を含めると約3分の2は何らかの仕事に就いていた（**表1**）。

この調査時点で収容されていた精神障害受刑者112名中の性犯罪は16例14％であった。半数は殺人ないし致死であり，対象はやはり幼児から50代まで，男児も含むというばらつきがあり，病名は分裂病，薬物，精神遅滞，拘禁反応などであった。鑑定群は犯罪内容から，M群は犯行後の服役状況から，と母集団の作られ方は異なるが，いずれの視点から見ても精神障害犯罪の中の性犯罪は10％前後ということであった（**表2**）。

N群の経理夫は精神障害もなく刑務所の中では模範囚に近いいわゆる正常

表1　鑑定群中の性犯罪14/158＝9％

No	年齢	罪名	被害年齢	主診断	責任能力	治療歴	犯行時	稼動
1	51	強姦致傷	71歳	境界知能	完全	ナシ		無職
2	33	強姦未遂	25歳	単純酩酊	完全	ナシ		定職
3	27	強制わいせつ	45歳	シンナー吸引	完全	有	終了	定職
4	40	わいせつ誘拐,監禁	18歳	神経症	完全	有	通院中	定職
5	38	強制わいせつ略取	幼児	軽度精神遅滞	完全	ナシ		定職
6	46	強制わいせつ致傷	23歳	軽度精神遅滞	完全	有	通院中	無職
7	22	強制わいせつ致傷	13,12,16	境界知能	完全	ナシ		通所
8	50	強制わいせつ致傷	10,9,6	躁鬱病	完全	有	通院中	無職
9	42	強制わいせつ	35歳	単純酩酊	完全	ナシ		定職
10	21	強制わいせつ	10歳男子	精神遅滞	完全	ナシ		通所
11	30	強制わいせつ致傷	22歳	軽度精神遅滞	完全	有	中断	無職
12	21	強制わいせつ	5歳男子	精神遅滞	完全	ナシ		通所
13	30	殺人・死体遺棄	20歳	覚醒剤使用後	完全	有	終了	定職
14	40	強姦	24歳	覚醒剤中毒	完全	有	通院中	無職

表2　M群　精神障害受刑者中の性犯罪16/112＝14%

No	年齢	罪名	対象	刑期	現在時の病名	IQ
A	24	殺人・死体遺棄	小学生	無期	精神分裂病	92
B	24	強姦殺人	高校生	20年	精神分裂病	100以上
C	36	強盗殺人	成人女性	5年	接枝分裂病	74
D	24	強制わいせつ	小学生	2年	有機溶剤中毒後遺症	77
E	44	強制わいせつ	小学生	2年2月	覚醒剤依存症・不適応	不明
F	35	強姦（未遂）致傷	16歳	3年6月	覚醒剤中毒	79
G	25	強姦殺人	25歳	無期	てんかん性精神病	不明
H	29	強制わいせつ・傷害致死	7歳男児	7年	精神遅滞	51
I	29	強制わいせつ致傷	成人女性	2年6月	精神遅滞	50未満
J	21	わいせつ誘拐・殺人	5歳	無期	精神遅滞・拘禁反応	60未満
K	50	強制わいせつ致傷	10・9・6歳	3年	躁うつ病（躁状態）	不明
L	22	強制わいせつ致傷・窃盗	17歳	3年4月	うつ病	76
M	23	強盗・傷害致死・強姦	21歳	無期	拘禁反応	61
N	46	強盗・強姦	52歳	8年	拘禁反応（不適応）	78
O	22	強姦殺人	14歳	15年	拘禁反応	97
P	26	強姦（未遂）致傷	高校生	猶予	精神分裂病	83

表3　N群"正常"受刑者中の性犯罪5/41＝12%

No	年齢	罪名	対象	刑期	稼動	配偶者	IQ
Q	38	強姦（未遂）致傷・暴行	成人女性	2年4月	運転手	離婚後	81
R	46	強姦・住居侵入・窃盗（下着）	23歳	2年10月	運転手	離婚後	81
S	24	強姦未遂・強姦強盗・住居侵入	19歳	4年6月	解体工	有	99
T	50	詐欺・わいせつ誘拐・強姦致傷	15・17・14歳	6年	祈禱師	有	91
U	42	強姦致傷・住居侵入	20歳	2年6月	運転手	有	106

者たちであるが，12%と精神障害者に類似した性犯罪率を示した。被害対象に非現実的なばらつきのあった鑑定群，M群と比べると性交目標に適った若い女性に限られる点は従来の指摘[5]と類似した。全員が仕事を持ち，離婚直後の1例を除いて配偶者もあり，社会人・家庭人の顔を保ちながら狙いを定めた犯行ぶりがうかがえた（**表3**）。

　3群いずれも10%前後という類似した数値からも性犯罪を精神障害だけで論じることの限界は見えてくる。また，警察認知犯罪の中の性犯罪率に比べて囚人中の性犯罪者率が高くなることは外国文献[9]でも指摘されている。認知から収監までの幾多のフィルターを考えれば当然のことかもしれない。

（2）事例検討

　さらに事例を検討しながら精神障害と性犯罪について，いくつかの亜群を抽出して考察した。

a．精神障害発病前後で同種の性犯罪
＜D，24歳，有機溶剤中毒・多剤乱用＞
　小学5年の頃からわいせつ行為で補導されている。高卒後シンナー吸引をはじめ，幻覚症状も体験したが，シンナー吸引をはじめる前と後で性犯罪の内容は同じ。「シンナーを吸って（わいせつ行為）やったこともあるけど，少し抑制が効かなくなるだけ。自分でも情けない。止めるための指導なら何でも受けたい」
＜L，22歳，うつ病＞

15歳から通りすがりの女性の胸を触ったりする行為が続き保護観察処分となったが，その後も同様のわいせつ行為が続き，少年院送致となった。この後に抑うつ症状が著明となり，少年院退院後も，うつ病で通院した。19歳まで通院を続けたが，この間もわいせつ行為は続き，22歳時わいせつ行為で再び逮捕。入所中は，昏迷状態，自殺企図等。しかし，抑うつ症状が残存する今でも「わいせつ行為をやめる自信がない」

＜P，26歳，精神分裂病＞

19歳時，強姦致傷，土手の下を歩いていた女子中学生を捕まえて強引に性交しようとして失敗し，殴って怪我をさせた。少年院1年間入院。

21歳時，半裸で街中を徘徊し分裂病発症。以後入退院を繰り返す。

26歳時，強姦致傷，田圃の畔道を通っていた女子高校生を捕まえて強引に性交しようとして失敗し，殴って怪我をさせた。当初は「襲えと聞こえた」と幻聴による指示を主張し心神耗弱を認定され執行猶予となる。そのまま猶予期間だけ入院。

32歳時，退院し結婚。翌年妻を殺害し実刑判決を受けて服役。

Dはシンナー中毒であるが，はるか以前よりわいせつ行為で補導されている。シンナー中毒となっても基本的には変わらなず，自分ではどうしようも出来ない性衝動を感じている。

Lもうつ病発症前からわいせつ行為があり，発症後も同じである。うつ病の性欲低下に性犯罪抑止効果を期待することは難しいようである。こういう犯罪をなお，うつ病による抑制低下の引き起こしたもの，という言い方をするとすれば，精神科医の二枚舌という批判を免れないだろう。

Pは21歳で明らかな分裂病を発症し以後入退院を繰り返すのであるが，その前にも後にもまったく同様の中高生相手の強姦致傷事件を起こしている。歪んだ性衝動は分裂病を以ってしても解体できない，と言えるであろうか。命令性の幻聴による強姦という主張はそのまま認められたわけではないが公判に影響を与えた。弁護士の指導で執行猶予期間だけ入院し，それが終わるころに女性患者と結婚して退院したが，1年後にまったくささいなことからその妻を殺害した。たいへん象徴的な事例であり，後で治療経過にも触れる。

b．凶悪性犯罪　病名多種

　次は性行為目的あるいはその延長線上で殺害にまで至った凶悪事例である。
＜B，24歳，精神分裂病＞
　素手で強姦するには体力に自信がないのでブロック片を拾い，目をつけていた女性の部屋に行ったが，別の高校生であった。しかし，その女性の頭部をブロックで殴りつけ，さらに首を絞め失神させた後，姦淫し，その後首を絞めて殺した。20年の刑を終えるにあたり「自信がない」と自らも強く希望し措置入院となる。
＜G，25歳，外傷性てんかん＞
　基地や境内での性愛行為を覗いて自慰。これに飽き足らず強姦を決意。準備していたゴムひもで首を絞め失神させた後，姦淫し，その後首を絞めて殺した。
＜H，29歳，精神遅滞（IQ 51）＞
　下校中の7歳男児を略取し性的いたずらを加えるうちに興奮を覚え，雑木林に連れ込んで腹部を殴打，膝蹴り，足踏みなどして死亡させた。
＜O，22歳，犯行時精神障害なし，服役中一過性のガンゼル状態＞
　同居していたいとこの女性（14歳）を姦淫しようと思い，暴行を加え，首を絞め失神させた後，姦淫し，その後首を絞めて殺した。寛解後も「仮釈放はいらない。ここで務めたい」と一般刑務所への還送を拒否している。

　このように病名は多様であり，疾患が性犯罪の態様に影響を及ぼしたとしても性犯罪そのものを駆動したという印象には乏しい。BもOもより自由度の高い環境への変化に不安を隠さず，自己管理に限界を感じている。

c．分裂病の強い関与による凶悪性犯罪

　次は分裂病の強い関与をうかがわせる凶悪事例である。
＜A，24歳，精神分裂病＞
　15歳ころ精神分裂病を発症。その後非行を繰り返し，病院や少年院に入れられたことに対して母親や警察機関を恨んでいた。

某大事件に触発されて「何か世間が騒ぐ大きいことをして、アメリカに行く」ことを決意し、同時に「自分の欲望も満たせるもの」ということを計画して少女を用意したハンマーで殴り殺し、スーツケースに入れて自宅へ運び、死体に自分のペニスを入れたりソーセージを入れたりした後に、山林に埋めた。

犯行から長期を経た現在でも事件に対する反省はなく「完全犯罪がばれたので、そりゃ遺族の人に謝らんといかんと思っている。でもこの判決はおかしい。自分の犯罪のことは裁判で審理しなくて母親と自分の関係だけで判決が出た」と、母親や裁判所への被害的言動が活発であり、医療にも徹底して不従順である。

他の分裂病受刑者の長期予後に比べるといわゆる欠陥荒廃による施設化あるいは無害化の経過を取らず、反権力反医療の偏った方向で今なお意気盛んである。分裂病そのものもさることながら反社会的な異常性、精神病質が根底にあるように思われる。動機に不釣合いな性以外の要素が強いために分裂病の強い関与としたが、所産とまでは言いきれない。

d．精神分裂病による性犯罪の不全型

次は性犯罪には分類されないが（従って表外）、その匂いのする頓挫不全型とでもいうべきものである。

＜25歳，精神分裂病，住居侵入＞

中学時代の同級生女性宅の2階の部屋に深夜2時侵入し、「自分の親は本当の顔ではない。歯を矯正したので人間の顔じゃない」など1時間ほど雑談して帰る。「当然喜ばれると思った。何でこんなことになったのか……」と逮捕に困惑している。

＜34歳，精神分裂病，住居侵入＞

大卒後、職が定まらず当時無職。家族を追放して自閉、夜間外出、道路に灯油を撒く、玄関にパイロンを置く、蒲団に水を撒く、隣人に投石。

5年前の同僚に恋慕、自宅前をうろつく、頻回の電話、植木鉢を割る、2階の女性の部屋の窓に小石を投げる。「ご迷惑をかけていることはわかるが、恋愛感情だからということが最重要点だと思う」と合理化し、「頻度は落とすが恋愛なのでやめるつもりはない」と言う。

2例とも分裂病イコール凶悪犯罪とは限らないことを示す例である。分裂病に規定された精神状態では成人女性を支配するという大それたことを企画して実行する能力は失われてしまい，このようなピント外れの頓挫型を取るのではないかと思われる。

e．"正常者"の性犯罪

最後はN群，刑務所の中では模範囚いわゆる正常者たちの性犯罪である。
＜事例T，50歳，詐欺・わいせつ誘拐・強姦致傷＞
知人の娘(15歳)を観光を口実に呼び出してホテルで睡眠薬入りコーヒーを飲ませて姦淫，さらにその姉(17歳)を祈禱を口実に呼び出し同様の手口で姦淫，姉妹に同様の姦淫を繰り返す。

新聞広告で知った女子中学生宅に生徒指導教員を装って電話し「お宅の娘がホテルで男と抱き合っている様子がビデオ撮影されている。回収に30万円かかるが，10万円で話がついた。お寺での指導にも礼金がいる」などと嘘を言って11万円を騙し取り，かつ礼金を持参した中学生に睡眠薬入りコーヒーを飲ませて姦淫した。
＜事例S，24歳，強姦強盗等＞
高2でナンパした24歳女性と初交，高3頃から下着窃取。20歳時，下着窃盗にて起訴猶予。大学中退，21歳で結婚。

妻が流産後，性交渉拒否的に。レイプもののAVで自慰していたが空想を実現したくなり，女子大生専用アパートを狙う。ベランダから侵入する，発見した住所録を利用する，レイプ現場を写真に撮ったと偽電話し同一人を再姦淫する，カッターナイフで脅す，標的宅を下見して鍵を入手する，等の手口で連続4件の強姦。

このように"正常"者は狙いを定めて手の込んだ手法で確実に性を搾取する。精神障害者の場当たり的でどこか間抜けな犯行よりもはるかに恐い印象を受ける。Sは後に治療経過に触れる。

分裂病やうつ病の発病でさえも性犯罪の習癖に変化を与えない事例があるように，多くは発症前後で基本的に同じパターンを取っている。凶悪性犯罪も原疾患は多種で直接の関係は見出し難い。むしろ性犯罪以前で頓挫してしまったような奇妙な住居侵入に，いかにも分裂病的な異常を見ることがある。精神障害のないいわゆる正常者の方がよほど悪質で搾取的である。

結局精神障害と性犯罪は独立した別次元の異常であり，同一個人内でもそれぞれの異常が相互に干渉することなく盛衰を呈しているように思われた。性の発達固着と精神障害の好発時期を比べれば，性障害のほうがより早くより根深いものであることもうなづける。

精神医学から見た性犯罪はこれまで主に性嗜好異常を分類解釈し精神障害との因果論を考察[5,6,22,23]してきた。凶悪性犯罪の精神鑑定が四分五裂する問題[22,24,25]も，精神障害と性異常の混同があるように思われる。治療を視野に入れ正常群にも範囲を広げた本研究により著者らは性犯罪を独立した異常性と位置づけることができた。

(3) 治　療

これまでの考察を踏まえれば，性犯罪治療は一般的な精神科診療とは基盤の異なるものとなることが予想される。

まず矯正施設の中での彼らの取り扱われ方であるが，精神障害はM級として大きく分類され，精神医療の受けられる専門施設へ収容されて特別に処遇される。しかし治療の主目的は服役している現在の健康維持にあり，精神分裂病，覚醒剤中毒などの疾患の治療は受けるが，過去の性犯罪をあらためてとりあげられることはほとんどない。精神障害のない性犯罪者は特別に分類されることすらなく精神科治療に回されることもない。執行率は高めになるがそれでも普通に務めればたいていは仮釈放になる。結局いずれにしても過去の性犯罪を特別に取り上げて処遇される機会はほとんどないままに我々の前を素通りして出所するということである。性犯罪の再犯率が高く，被害者に生涯に渡る心の傷を与えることを考えると，収容中のケアについてもっと取り組みが為されるべきではないかと思われる。

III. 性犯罪者の治療－矯正の果たす役割

　たとえばイギリス内務相は1991年，性犯罪者の系統的治療政策[10]を発表し，治療優先と判定された性犯罪者は限られた刑務所に集禁されて治療プログラムを受けることとなった。治療対象の選択は主観的なものを取り除くために前科，被害者数，刑期などのスコアで算術的に判定される。治療はrelapse preventionの考えを基盤としたCore Program, Extended program, Booster programよりなり，基本となるCore Programに70〜80時間をかけ，事例に応じて適宜追加される。このような治療的取り組みは，性犯罪は人格に固着した問題であり収容隔離するだけでは意味がない，という人権批判にも応えるものとなろう。

　性犯罪者治療先進国の文献[2,9,10,12,14,17,18,20,21,27,28,32]を概観すればその治療は概ね以下のようにまとめられる。

　① 精神療法：グループセッションから個別面接まで，指導的雑談から古典的分析まで，と技法は幅広く自由であるが，最もふさわしいのは薬物嗜癖の治療にルーツのあるrelapse prevention(認知行動療法の一種で定訳はないが"逆戻り防止"という意味)であり，ほとんどの治療処遇プログラムがこれを基本的戦略に据えている。

　② 生活技能訓練：職業訓練，家事指導など矯正教育と重なる要素が多い。

　③ 行動修正：性的刺激と自慰を媒介にした一種の行動療法。conditioned aversion＝逸脱した性的刺激映像を見せて電気ショックを与える，satiation＝逸脱イメージを声に出しながら自慰をさせ射精後も続行させて飽きさせる，fading＝逸脱した性的刺激映像を見せて興奮が絶頂に達する寸前に容認される刺激に切りかえて逸脱刺激を抹消する，shaping＝あらかじめ脱水状態にしておいて容認される性刺激に陰茎が反応したら報酬として水を飲ませる，など。

　④ 薬物療法：性的リビドーを減退させる抗アンドロゲン作用のあるmedroxyprogesterone acetate, cyproterone acetateの内服あるいはデポ剤の筋注。英米では実践されているが倫理的法的問題についてはなお議論[12,21,28]がある。

　道徳律を重んじる(それ自体は意味がある)日本の矯正施設で③を行うこと

は空想的である。④の薬剤は日本でも婦人科で使われている薬であり入手は簡単であるが，性犯罪者の治療に使用するには議論と可能性の双方が残されているというのが現状である。結局③④はすぐにはできそうにない，②は矯正教育の基本原理と重なる部分が多くその意味では既に行われている，となると我々に残されたものはやはり①精神療法ということになる。

以下はわれわれの考えた大まかな治療スケジュールである。英米ではグループセッションが主流であるが，日本では受刑者同士の警戒感は想像以上のものであり，性犯罪者は特別な隠語を以って差別的に扱われる傾向がある。集団で互いの性犯罪を披露しあう光景は馴染まないものであり，著者らは今のところ個人精神療法を試行している。

表4　性犯罪者の精神療法スケジュール

① 問題の根深さの説明，直面化による治療面接の承諾。
② 心理テスト　ロールシャッハ，TAT，バウム，家族画，P-Fスタディ，SCTなど
③ ②の続き
④ テスト結果をフィードバック　認知・感情と行動の関係を理解
⑤ 生育歴の聞き取り
⑥ 犯行直前までの性的関心，性嗜好異常，性行為内容の確認
⑦ 犯行内容の詳しい聞き取り
⑧ 被害者への共感の涵養　手記　テープ　ロールレタリング等。
⑨ 危険因子の整理，回避の具体策，感想

①で性犯罪の問題の根深さを説明し，話したくないような都合の悪い内容にも踏み込んだ治療面接になるであろうことの承諾を取る。性犯罪のような生々しい話題について出来れば話したくない，ということは治療者にとっても同じことであり，互いの覚悟を確認しあう大事な作業となる。

②③④⑤は基本的には一般臨床と同じであるが，性犯罪に焦点が向けられつつ⑥⑦へと進行する。

⑧では被害者への共感の涵養のために文献[13,16]を読ませるが，活字よりも迫真性のあるものを探していた著者らは幸い被害者支援の関係者から肉声テープ提供の申し出を受けることができた。今後の活用を検討中である。さ

らにロールレタリングを援用して被害者やその配偶者の立場での感想文を書かせ，被害者の苦しみや悲しみの深さを知らしめる。

⑨これまでの面接で浮かび上がった危険因子を整理させ，危険場面を避ける具体的方法を考えさせる，いわゆるrelapse preventionの考え方である。

以上はあくまでもスケジュール理念であり，実践はもっと弾力的でかまわない。主治医あるいはそれに近い立場で日ごろから良好な関係にあり人物像や病歴も既知の場合は，①から⑥⑦に進み⑨にゆっくり時間をかけるというような省略による濃密化も可であろう。

以下に実際の面接過程を記す。

a．N群事例Sの面接治療経過

言語化能力の高い"正常者"であるため自身の言葉による以下のような明細化が可能であった。

〜成績は優秀で生徒会長もこなすリーダー的存在だった。難病を抱える兄が本人の活躍を喜んでくれるのが全て，兄の頑張りが自分の励みだった。高校進学前に兄が病状悪化のため施設に入所することになり，自分が面倒見ると言ったものの現実に不可能なこともわかっていた。腹が立つ，何かが違う，だが怒りを誰にも向けられず腹の中で押し殺した。喜ぶ人がいなくては勉強してもしょうがない，ワル仲間への接近，喫煙，飲酒，ナンパ，下着泥棒と性的にも乱脈になる。大学進学を前に兄が死亡，悲しみも沸かないぐらいに受け入れられなかった。とりあえず進学した私大も面白くも何ともなくナンパと車に熱中するばかりで中退した。営業販売に就職して成績は良く，結婚もできた。しかし妻が流産して性行為が減るに従い，たまたま見たレイプものビデオに耽溺しはじめ，自慰の主題はもっぱら強姦シーンとなった。仕事をさぼって車中で強姦の空想をしながら女子大付近をうろうろするうちに，侵入可能な部屋を発見してついに空想を実現した。その後は偽電話で誘き出し同じ女性を再度姦淫，似た造りの隣部屋を狙う，好みの女子高生に狙いを定めて下見して鍵を入手する，など悪質化し，首を絞める，髪をつかんで引きずり倒すなど中身も暴力的支配を強めていった。

これまでは事件を単純に欲求不満で片づけていたが，治療面接を契機にい

ろいろと考えるようになった。互いの支えであった難病の兄の死を整理できず、感情をため込み外にさらけ出すことを恐れるようになったこと。いっぽう身勝手で他人の感情や気持ちを勝手に判断して思いこんでしまう性格的な問題もあったこと。目前の課題は器用にこなせるが、目標がないためすぐに楽な方法で逃げ出してしまう。ナンパと感情のない性交渉を繰り返すことで性への意識が軽いものになってしまい、いつでもやれると思って女性を見下していたが、やれない状況では我慢できなくなる。現実のセックスと自慰のファンタジーが別物になってしまい、ビデオで触発されたレイプシーンばかりが空想される。仕事をさぼってぽっかり空いた時間に、はじめのうちは本を読んだり買物に行ったり昼寝をしたりして過ごしたが、しだいに時間を持て余し車中で空想にひたり妄想を膨らませるうちに、実行するしかない気分になった。妻への罪悪感はあったが被害者への罪悪感はすぐに薄れてしまい、次の犯行計画に没頭し空想の中で何度もリハーサルをする。犯行を重ねるごとに渇きは増し、巧妙で残虐になっている自覚はあったが、自分では制御できなくなっていた。捕まらなければどこまでエスカレートしたかと考えると恐い気持ちになる。〜

　犯行の経緯を詳細化しながらその行為に伴う自分の感情に気づかせるうちに、環境的な要因にも整理が可能となった。危険因子を具体的に提示させ、その回避方法を話し合う。仕事には一生懸命取り組み無駄に過ごす時間を作らない、妻とは傷を隠しあうのではなく納得の行くまで話し合う、自分の心に蓋をする原因となった兄の死をきちんと見つめ、止まっていた心の成長を遂げなければいけない、などと文章化させることで危険回避の定着を狙った。出所後の具体的な回避の方法が見えてきたことで本人は安堵の表情を示し、そのことが行為の深刻さをさらに自覚して受け止める成長につながったものと思われる。

b．M群事例P（分裂病）の治療経過

　精神障害者は言語化能力は低いものの、診察慣れしている点でむしろざっくばらんに指示的に進行するようである。以下は面接経過の抜粋，（　）は治療者，「　」はPによる問答である。

III. 性犯罪者の治療－矯正の果たす役割

（治療面接導入）「もう忘れました。この話しは担当さんにも伝わるんですか。ここでは自慰もしてません」

不安を示し明らかな嘘でごまかそうとするが，治療の必要性を説くうちに話し出す。

（発病前後で同種の強姦）「２回目は幻聴入ったからと言ったけど実際は同じこと。若い女の子の裸が見たくてたまらなかった。風俗では虚しいし金が続かない」

（予行）「幼い頃からスカートめくりしていた。事件前にも人通りの無いところで何回かやった。二人連れなら一人になるまで待つ」

（事件）「まだ未熟，大人とこどもの違いがわかった。やっぱり大人が良い。でも裸が見られて勃起はした。パンツ脱がしたらこらーっと声がした。女の子は助けてーと言っていた。声がしてとにかく逃げないかんと本能で思った」

（事件後）「寝つきは悪かったが裸を思い出して自慰はした」

（補償）「父が百万ぐらい払ったと聞いている。手紙は弁護士から止められた。神経さわるようなことするなって」

（現在）「反省の時間に祈りをあげている。時々夢に見る。相手も時々思い出すんでしょうね。未熟な性が好きな人もいるんでしょうね。僕は女の子の泣き叫ぶ声を聞いてかわいそうだと思った。働くおじさんの代表として守ってやらなくちゃいけないと思った」

事件の明細化はしぶしぶながらも反省の弁は割と軽快である。

（きっかけ）「話し相手の女の子がいなかった。中高生のヌード写真見て本物が見たくなった。雑誌や友人の簡単にできるっていう話を信じこんだ。童貞で気のあせりがあった。内側から突き上げてくる衝動があった。当時妻がいればそういうことは思わなかった」

まとめればこういうことになるが実際はのらりくらりと脱線がちで，男性の普遍的な性的好奇心に持ちこんで主題を逸らそうとする。倫理的線引きではなく議論の余地のない強姦について話し合う場であることをその度に確認させる。

「被害者はもう忘れてるんじゃないでしょうか？」

「新しい法律できるんでしょ。未成年とのセックスを罰する。そうでなきゃいけないと思う。自分のしたこととは違うけど」

要因を整理して行くさなかにも被害の最小化や話題のはぐらかしに出る。動機は衝動的でもそれだけで性犯罪は成り立たないこと，被害は生涯に渡って遺るものであることなど説明し，対処などを次回の宿題とする。

（対処）「母の泣き顔を思い出すこと。ここのつらい生活を思い出すこと。苦しいけど自分のためになっている。病院暮らしは楽過ぎて駄目になる。昼前まで寝てすごして一日ごろごろしてその日が終わる。レクや作業もきついといえば出なくていいし」

心もとないものの分裂病者としては精一杯の言語化であろう。刑務所と病院の対比が出たことに関連して次の問。

（強姦2件目は執行猶予となった）「刑務所いかんですんだ」

（服役すべきだった？）「いや，入院して反省できたからこそ退院も結婚もできた」

しっかり損得はつけている。しかしPはその大事な妻を殺してしまった。

（妻殺しと強姦との類似点は）「？？？」

全く思いつかない様子でありこれも宿題となる。次回，文章と問答を併せて，「無抵抗な人への暴力の小さな喜び。無断外出，無断の買物を咎められて腹が立ち，殴ったが無反応だった。悪かった，やめて，という反応が欲しかった。刃物で脅し，暴力でいうことを聞かそうとした。でも自分はこうなるようになっていた。小さいことでカーッとなって我を忘れる。ここで気がついた」と自ら包括した。女性への暴力的支配というキーワードに誘導的ながらも近づいたことに関連して次の発問。

（強姦時も失敗して殴っている？）「いや，殴っていない」と白を切る。

（まだ話したいことは）「いやもう勘弁してください」

この種の面接はもうご免という彼であるが，洞察を見せたかと思うと容易に被害の最小化に立ち戻る姿勢は，日をおいての再治療の必要性を感じさせるものであった。

c．M群事例 K＝8（躁うつ病）の治療経過

略歴：実父は本人1歳時に死亡，義父はギャンブル好きで母のパートで生計をたてていた。高校中退後，工員，美容師見習などを経て18歳ころから保険・貯金の営業員となる。23歳時に結婚，29歳時に浮気で一時離婚するも復縁した。35歳時にアルコール依存症で4ヶ月入院，さらに42歳〜49歳にかけて躁うつ病で入退院を繰り返し，本件直前に退職していた。

本件　50歳になった正月のある日，営業で訪問したことのある知人宅を訪れたところ，幼女3人のみであったことからわいせつ行為に及んだもの。著者が実施した簡易鑑定で完全責任能力と評価され，これが判決でも踏襲されて懲役3年の刑を受けた。受刑者となり，精神障害の既往からM級に分類されて当所へ移送され，再び著者らの患者となった。初診時に「悪いことをしたから懲役3年はしかたないが，躁状態の犯行と認められなかったのは納得できない」と不満を顕わにした。

治療面接の経過：

①　導入，再聴取，明細化：躁うつ病の診療からは切り離して性犯罪治療面接の導入を提示すると，「断酒は自信あるが，性犯罪を再犯しない自信があるかと聞かれるとわからない，治療面接は受けたい」と取り組みに意欲を示した。しかし「躁状態では気持ち良くなって服薬しなくなる。営業の仕事には躁状態が必要。それが性欲に向かう」と疾病に転嫁する姿勢は変わらず，ここが治療の標的となる見通しを感じさせた。

2回目から性の話題を中心に病歴を取り直した。若いころから給料の大半をつぎ込む赤線狂いであった，結婚しても遊びはやまず妻との性は暴力的であり，営業先でも女性を口説いて多数の女性と交遊し，営業トップで10倍の給料をもらっても性につぎ込んでしまっていた，という性的乱脈ぶりが明らかになった。35歳時にアルコール依存症で入院し，これをきっかけに7年間は断酒したが，営業車の中で不倫するというような行為は続いていた。42歳時から躁うつ病で入退院を繰り返すようになると，近所の人妻を性交目的で軒並み家庭訪問し，成功しなければ下着泥棒に転じ，うさばらしに妻とセックスする。公衆の場で女性がトイレに入った後を追う，カラオケボックスで女の子の部屋に侵入する，知り合いのスナックのママ宅にガラスを

割って侵入する，など警察沙汰になるほど逸脱ぶりに拍車がかかった。49歳時，躁状態で議員になろうとして辞職した。

このような性の病歴聴取の流れを経たうえで本件を再聴取すると，正月に親類と一緒に裏ビデオを見て興奮し，コタツの中で妻の性器にいたずらして嫌がられて外出した，狙った女性が不在で，次に行ったところが幼女3人だけだったのでチャンスと思った，代わる代わるいたずらし，三女に泣かれたところでやめた，口止めに千円ずつポケットに押し込んだ，などその経緯を驚くほど明細化して話した。鑑定でも裁判でも一貫して病気を盾に「外に出てから何をしたか一切覚えていない」と主張していたことは忘れてしまったかのようである。ここで躁状態との訣別を促したが，やはり「躁状態でもないとこんなことはしない」「躁状態の女性は処女をくれると本に書いてあった」などと疾病逃避に執着した。

②治療者の描いたシナリオ：躁状態が異質な人格を発現するのか，あるいは，躁状態が本質を脱抑制するのか，と問いかける。躁状態の性犯罪であるとするのは歪んだ認知であり，責任逃れに過ぎないことに気づかせる。以下のように図式化して損益を比較させ，躁状態に逃げるのはたやすいが，それでは自己統制の展望は開けない，躁状態と無関係とすれば責任は負うが自己統制可能な展望が開ける，として後者に誘導する戦略であった。

	躁状態の犯罪である	躁状態とは無関係
メリット	責任逃れ	自己統制可能
デメリット	自己統制不能	自己責任
展望	展望なし	展望が開ける

しかし疾病への責任転嫁が強く軌道修正を余儀なくされた。

③反復質問による認知修正：性欲対象の共通項を探る形で以下のように同種の質問を繰り返して洞察を促した。（ ）が治療者，「 」が被治療者である。

（性欲の対象に共通点がないか？）「うーん……」

（飲酒しなければ気が弱い，だめと分かればそれ以上の行動は取らない？）

「その通りです。酒さえ飲まなければ」

　（飲酒，躁状態の有無に関わらず同じ事をしていないか？）「いいえ，同じではないと思います」

　（妻への暴力的支配，浮気，抵抗不能な幼女，思う通りになる女性ばかりを対象にしていないか？）「その通りです」

　（躁状態での犯行でもいつもと同じ？）「……はい」

　（逆らわない女性，やめたきっかけは三女が泣いたから，これは酒も飲まず躁状態でもない時と同じ手口？）「そうです」

　（性犯罪は躁とは無関係？）「そうです，でも躁状態で性欲が高まるのは本当です」

　（性欲が高まることと性犯罪の実行とは別問題では，躁状態の中でもやったことは同質ではないか？）「その通りです」

　（躁状態の中で君の本質が出たのでは？）「……今までは躁のせいにしていましたが，では僕はどうすればいいでしょうか」

　救いを求めるまなざしに表われた不安こそが，この問題に真摯に取り組む構えの芽生えであると評価する。

　④ 突き放し，総括：すがりつくようなまなざしをいったん突き放しさらに自覚を促す。

　（自分で考えてみてください）「酒さえやめれば，薬さえ飲めばいいと考えていました」

　（あなたは7年間の断酒を誇示しているがその間もその後も性的逸脱がある。また躁状態もいつかはやってくる）「そうです，いったいどうしたら……」

　（被害者のことを考えたことは？）「……」

　せいぜい賠償金の話題しか思いつけない貧困な自己に気づかせ，性犯罪被害者のPTSDについて説明し，（あなたが父親だったら？）と役割転換させる。「絶対許しません」という共感性を自己の痛みと再犯防止の糧にするように，あなたの性欲対象は物言わぬ相手に集中されている，強者には弱いが弱者には強い，ことを再確認させ，許容される性欲処理について話し合い，断酒，通院服薬も大切なことだと支持する。これらが再犯防止の力になることを確認し合った。

病気に逃げ込む退路を立たれてうちひしがれた様子も見せたが，面接を終えて舎房へ連れ戻されるおりには看護士に「今日は診察に来て良かったです」と語ったという。

d．M群事例D（有機溶剤乱用）の治療経過

既述のように「止めるための指導なら何でも受けたい」と意欲を示していた者であり導入は容易であった。

第1回：生育歴，非行歴などを再聴取する。「万引きのリーダーだった。自分が通った後は棚に何もなくなると言われたぐらい。罪悪感は全くない，欲しいから盗む。シンナーも常習した。中学ではいじめられっ子だったが，高校では恐喝する側にまわった。体が小さくて卑劣な手を使っていた。わいせつ事件を起こすようになってからは仕事にも就かず万引きしながらの車中生活だった」など述べる。バウム，風景構成法などをテストする。

第2回：「工場の同囚の目がきつい，時間が長くていったい何の診察受けてるのかと疑われる，この面接をやめたい」と早くも不安と抵抗を示す。（本当につらいのは誰？　君はこうして治療まで受けているのに被害者はどうだろう？）と説示して継続する。「小4でエロ本の万引き，袋いっぱいになるまで下着泥棒していた，小5の頃には幼稚園児にわいせつ行為，18歳では小学女児を脱がして写真撮って自慰するというパターンが定着し，フェラチオ強要に発展していった」など性非行歴を詳細に聴取する。

（シンナーとの関係は？）「吸って気分が上がったときに」

（吸わないとやらない？）「いえ，やっていた」この事例では疾病逃避はほとんどない。

第3回：被害者のことなどを話し合う。「行為の時，捕まるのは怖いが被害者のことは考えない。被害者の後遺症など考えたこともなかった。自分より傷ついているのは本で知った。成人なら強姦になるけど，子どもならすぐ忘れると思った。子どもは抵抗できない，弱い人間だから。自分は体が小さく，でかい人間にはかなわない。力で押さえつけようとする」背景認識，回避策，役割転換などのレポートを宿題にする。

第4回：レポートには「弱者は私にとってストレス解消であった。弱い者こ

そ助けが必要なのに崖から突き落とすような行動をしていた。私が弱い者と知っていながら私を暴力で押さえつけてきた周囲の奴等と同じ行動と考え方をしていた。結局自分に自信がないということ」「他人の人生を狂わせることは許されることではない。被害者が一生背負わなければならない事を私も生涯同じくらいいやそれ以上に背負わなければならない」などＡ４用紙４枚に隙間なくびっしりと書き込んできた。この治療を通じて「はじめて事の重大さを感じた」という感想である。

（再犯しない自信は？）「ない」正直でありこのこと自体は評価する。

（再犯しそうな時は？）「被害者に置き換えて自分の子どもと考えれば，自分の前に人のことを考えれば……」

（性欲は？）「風俗とか，ＡＶとか。でもどこか満足できない点が，支配下に置きたくなる，強い人間と弱い人間の関係で」

（対処は？）「弱い人間に対する思いやりを持つ」

（今までなかった？）「あったが，支配下に置くことの方が大きかった。でも思いやりの部分を大きくしたい」

第５回：バウム，風景構成法など再テスト。ささいな変化を拾い出して好転と評価し，真摯な取り組みをねぎらい激励して総括する。いじめの連鎖の中で性犯罪を捉えなおし自分を位置づける機会となったようである。

e．鑑定群事例11（その後当所に入所，精神遅滞）の治療経過

路上で若い女性に抱きついて胸に触ったという事犯である。

（事件を説明して）「やめてといわれて恐くなってやめた。それだけ」

（原因は？）「ビデオの見すぎ」

（再犯しない自信は？）「ある」

冒頭から最小化と合理化が顕著である。知能指数50台の精神遅滞ではやはり精神療法は無理かと治療者側も不安になった。原因が単に性欲ならそれがなくならない限り再犯しない自信など得られようはずがない。この辺りで質問を繰り返し矛盾・無策を指摘して次回の宿題とした。

次回，面接の冒頭で自ら「夜中と朝をはきちがえていた。３時ごろまで深夜テレビを見て，自慰して，昼間おきてコンビニをうろうろ。早寝早起きして仕

事でもしていたら良かった」と内容はともかくも分析する姿勢を見せた。本件についても「職安で求人資料を眺めたが良い仕事が見つからずいらいらしていた。外に出たらちょうど若い女がいた」と心情を交えた説明をはじめ，やりとりが可能となった。

　（本件以外にもわいせつ行為？）「両親の喧嘩のとばっちりで家庭がごちゃごちゃした時に下着泥棒した。怒るとかっとなる。ガラス瓶を公民館の壁にぶつけたり」

　（そこに女性がいたら？）「やったかもしれん」

　いらいら，怒りが前兆となることの認識に近づけた。いらいらした自分は危ないと知っておくことはとても大事なこと，そんな時は手っ取り早く自慰した方が良いかもしれない，あるいは風俗にかけこむか，そのためにも就労して稼いでいなければ，その前になるべくいらいらしないですむように通院して服薬することも役に立つだろう，裁判での恥ずかしかった思い，ここでの服役のつらさを思い出してみるのも良い……などかなり指示的とはなるが回避の工夫をざっくばらんに話し合う。最後に（妹が被害者だったら？）と問うと「殺してやる」という即答である。暴力的解決を全面支持はしないが，そこまでの強い非難を自分に置き換えて考えてみるようにと説くと，はっと突かれたような表情をして見せた。

　回避策の中で性風俗を持ち出すことに異論はあろうが，著者らは甚大な被害を最小限に食い止めることに目標に置いている。

3．考　　察

　性犯罪は治療者自身にとってもいつもの主題とは異なり，できれば避けて通りたい，居心地の良くない話題である。したがって治療の最大の課題はこれに取り組むことである。困難を感じるかもしれないが，初診が最大のチャンスと考える。通常の病歴聴取と同時に，性犯罪についても概要を聞き取り，患者としてかつ性障害者として取り扱うという枠組みを相互認識しておくこと，これ

が後の治療面接導入に役立つ。

　実際の面接場面では，「ポルノ雑誌を見たらやりたくなった」「男なら当たり前のことでしょう」というぐあいに性欲の一元化でもって問題をごまかそうとしたり，「先生はそういうビデオは見ないんですか」と治療者の性意識に訴えて抱き込もうとしたりする。被害を最小化しようとする試み，成育史上のエピソードの強調，トラウマや虐待，アダルトチルドレンなどの流行語を先取りして被害者を装う企み，などにもしばしば遭遇する。このような揺さぶりに動じないように治療者自身の性意識をあらかじめ定めて置く必要がある[26]。非現実的な禁欲主義を押しつけることも，レイプ神話を容認して最小化に巻き込まれることも好ましくない。性犯罪は被害者に生涯にわたる心の傷を遺す根深い問題行為であることを常に再確認させる必要がある。また治療者がある特定の犯罪原因論に魅せられている場合，理解と同情を混同しないように自分にも注意深くなければならない。レイプを政治や思想の高みから考える[7]ことも治療現場にはそぐわないだろう。

　言語化能力に限界のある精神障害者は，ある意味では指導されることに慣れている。したがってより端的に，議論の余地のない犯罪性に焦点を当て続けることが有用である。言語化能力の高い者の場合は，性衝動を犯罪に変換する空想の力に焦点を当てて，これを貪食して拮抗する健康な性，健全な社会生活の力について話し合うことが可能となるであろう。

　犯罪内容を整理しながら指示的にときには誘導的に質問を繰り返すうちに，性犯罪に陥りやすいその人固有の高危険状態を同定させ，問題行動に傾きがちな決定の仕方を分析し，危険状態をいかに回避・処理するかの戦略を発展させ，自己管理能力を高める，これがrelapse preventionの理念である。

　いずれにしても精神療法の一般原則であるところの，よく聞いて，受けとめて，支えるという互いに心地よいやり方はここでは通用しない。歪んだ性衝動に圧力をかけて不安を引き起こす[3]ことが重要である。たとえばSやDはこういうカウンセリングを受けていることでの受刑者内での評価の変化に，Kはより率直に「いったい僕はどうしたら」と，それぞれの不安を表明している。不安を喚起しその救いを治療に求める気にさせる。質問を繰り返し，性的欲求不満だけで理解の留まっていた犯罪者から「性と暴力の結合」「女性の暴力的

支配」という洞察を引き出す。そのためにはいつもの聴聞僧的治療者とは違う側面が必要となる。修辞的に言えば，治療者は性の暴力的支配者を非暴力的に支配するのである。以上の実践を通して著者らは以下のような治療面接の一般的心得を提示した。

◎性犯罪者治療面接の心得
　①最大の困難はこれに取り組むこと。初診で一言触れるだけでも後に有効である。
　②性欲一元化によるごまかし・はぐらかし・抱き込み・被害の最小化などは頻発する。被害者の声を知り，治療者自身の性意識を定めておくことが面接を安定させる。
　③言語化能力に応じて主題は柔軟に。議論の余地のない犯罪性に焦点を当て続ける〜性を犯罪へ変換する空想の力とさらに再変換する健全な社会生活の力，など。
　④傾聴・受容・支持→圧力をかけ不安を喚起し「セックスと暴力の完全な結合」「女性の暴力的支配」などの洞察を引き出す。
　⑤質問を繰り返しながら高危険状態の同定とその回避・処理策を考える共同作業。
　⑥犯罪原因論へのとらわれは治療者自身の直面化回避である。

　さらにいま一度精神障害"性"犯罪者の治療実践をまとめる。精神分裂病事例では，治療面接を経てはじめて強姦と妻殺しが同根の問題として彼に認識された。躁うつ病事例では，4回5時間をかけてようやく躁状態の犯行という責任逃れから訣別し自己統制への意識が芽生えた。有機溶剤乱用事例では，いじめの連鎖の中での性犯罪の捉え直しができた。精神遅滞でも治療面接は可能であり，シンプルなだけに前兆の認識はむしろストレートであった。1ケース1テーマとでも言うべき歩みではあるが，精神障害"性"犯罪者に関してはさらに以下のような心得を提示したい。

精神障害"性"犯罪者の治療面接の心得

①「被」治療歴は有用。患者は治療されるプロであり導入は意外に容易。

②疾患と性犯罪の絡みは導入を含め貴重な話題となりうる。

③真実よりも次の二つの前提が優先される。　1．性衝動だけで性犯罪は起こらない。　2．前兆が存在し，その認識が回避を可能とする。

④性を中心に病歴を取り直すことだけでも患者には目新しい。導入部での抵抗や不安には「本当につらいのは誰？」と問い返す。

⑤非現実的な禁欲姿勢の押しつけでもなく，合理化に迎合するでもない中立な態度。傾聴と聞き流しの使い分けが有用。

⑥最小化，合理化，根拠の無い自信には矛盾を突いて不安を喚起する。例：(原因は？)「性欲」(再犯は？)「絶対しない」既に矛盾している！

⑦誤認箇所を設定し認知修正の課題とする。疾病転嫁が顕著な場合，強力に修正し自己統制可能な問題に捉え直させる。

⑧いつも失敗したとは限らない。成功例をプラスイメージに。

⑨被害者について考えさせる。共感性を自己の痛みと糧に。

⑩現実的な回避策，性欲処理法を話し合う。行儀良さは不要。

おわりに

性犯罪治療は未だ一般化されていないために，今のところは明らかに我々治療者側に肩の力が入っている。被治療者側がむしろリラックスして言いたい放題のことを並べ立て，そこから偶発的に治療の端緒が生じる事が多い。案ずるよりもともかく治療のテーブルにつけば，テーマは患者が投じてくれるのである。最小化，合理化，否認，疾病転嫁……そうしたあらゆる事態を治療テーマに変換させて主導権を保ち続けるには，治療理念や技法に関する知識，被害者感情の理解[13,16]が有用となるだろう。

かくいう筆者らも技法的には未熟である。言い訳に過ぎないが，懲役作業に忙しい受刑者を"今すぐ治療の必要な病気ではない"性犯罪面接に数回数時間引き出すことだけでも実はたいへんな作業なのであり，性犯罪治療を目的に収容されて治療漬けにされる諸外国[10,15]とは比べようもない。従って諸文献で説かれているような理論には及びもつかず，一事例に一つのテーマをこなすのが

精一杯という実情である。一ローカル施設の試みではなく全国的な取り組みになれば，論議することすらタブーであるホルモン療法を含めて，治療環境も変わりうるのではないかと考えられる。

　海外では認知行動療法，行動療法を基盤とした種々のプログラムがひととおり実践されて，予後の比較検討[8,11,14,19,29]の段階に来ている。倫理的議論のつきまとうホルモン療法[12,21,28]も，より問題性を緩和した変法[1]が検討されている。Grossmanら[8]のレビューでは，検証の困難性を考慮してもなお抗アンドロゲン剤療法と認知行動療法には再犯率にして無治療群27％から治療群19％への減少効果が示唆されるとし，施設内治療は外来治療に比べて低い結果のようではあるが，科学的知見と予測の限界から見れば社会プロジェクトへの委託にもさらなる研究が求められるとしている。Hagenら[11]によれば性犯罪治療プログラムSSOPを終了した50名を2年間追跡したところ性犯罪の再犯は5名10％に抑えられたものの，犯罪総数としては29名58％もの再犯をみたという。性衝動を抑制したら他の犯罪に転化したと解することもでき，人格の矯正が必要か，という矯正総論にrelapse（逆戻り）している感もあるが，これは治療実践を経た後に始めて議論できるものであり，日本の研究者が悲観を先取りする必要はない。矯正不能，治療不能であっても取り扱い不能ということはない。医療，心理，教育，処遇それぞれの立場のものがそれぞれのスキルを持ちよって彼らをケアすることで日本独自の性犯罪治療が展開される可能性も残されているのである。

　著者らのこれまでの実践は薬物を処方したわけでもなく心理テストも必須とは考えていない。資格の有無や専門性を問わず，熱意ある矯正職員すべてに実施可能なものである。取り組みが大掛かりになるほど専門家任せではすぐに手一杯となる。性犯罪治療先進国でも実際のプログラムは刑務官，保護監察官，教官など広範囲のlay therapist（素人治療者）によって進められている[10]。そもそも認知行動療法とは，無意識という検証困難な主題を避けて，取り扱いやすい認知の歪みの修正を指向する簡易な精神療法なのである。性犯罪治療を病院に求めるか刑務所に求めるかという議論[9]についても，建前的な治療論を別にして最大のネックは警備力である。lay　therapistとしてあるいはsecurity staffとして豊富なマンパワーを後ろ盾に出来る矯正医療に期待される役割は

大きいものと考える。本稿は，わが国ではほとんど手つかずの領域である性犯罪治療の分野にひとりでも多くの実務家が参画されることを望む呼びかけである。

　本稿は矯正医学第49巻1号（2000），同2-4号（2001）に掲載された論文を再編集したものである。本稿の一部は，第36回日本犯罪学会総会シンポジウム「性犯罪をめぐる犯罪学的諸問題」（99,11,13.東京）にて発表した。

文　献

1) Briken P, Berner W, Noldus J et al : Teeatment of paraphilia and sexually aggressive impulsive bahavior with the LHRH-agonist leuprolide acetate. Nervenarzt 71 : 380-85, 2000
2) Crolley J, Roys D, Thyer BA et al : Evaluating outpatient bahavior Therapy of sex offenders. Behavior Modification 22 : 485-501, 1998
3) 藤岡淳子：性犯罪少年鑑別マニュアル 宇都宮少年鑑別所 1999
4) 藤岡淳子：性暴力の性質並びにその評価と処遇について　犯罪と非行 **124** : 146-168, 2000
5) 福島　章：性犯罪者の精神医学 犯罪心理学研究II 219-236 金剛出版 東京 1984
6) 福島　章：異常性愛 犯罪心理学研究II 203-218 金剛出版 東京 1984
7) Griffin, S : Rape, the politics of consciousness Harper & Row New York 1986 邦訳「性の神話を超えて」幾島幸子訳 講談社 東京 1995
8) Grossman LS, Martin B and Fichtner CG : Are sex offenders treatable? a research overview Psychiatric Services **50** : 349-361, 1999
9) Grubin D : Disordered and offensive sexual behaviour. in "Forensic psychiatry. clinical, legal & ethical issues" edited by Gunn, J & Taylor, P.J. : 522-566, Butterworth & Heinemann, Oxford, 1993
10) Grubin D : A national program for the assessment and treatment of sex offenders in the English prison system. Criminal justice and behavior **21** : 55-71, 1994
11) Hagen MP, King RP and Patros RL : The efficacy of a serious sex offenders treatment program for adolescent rapists. Int J Offender Therapy & Comp. Criminology **38** : 141-150, 1994
12) Hsu I, DuChane J and Veatch RM : Recommendation of treatment that would

allow parole. Am J Health-Syst Pharm **52**：829-34, 1995
13) 板谷利加子：御直披 角川書店 東京 1998
14) Janis FB：Serious juvenile sex offenders, treatment and long-term follow-up. Psychiat. Annals **22**：326-332, 1992
15) 古賀幸博, 林　幸司, 松田盛雄：ドイツの社会治療施設. 刑政 **111**：35-47, 2000
16) 小西聖子：犯罪被害者の心の傷 白水社 東京 1996
17) Laws DR：Relapse prevention with sex offenders. Guilford, New York, 1989
18) Marshall WL：Assessment, treatment, and theorizing about sex offenders. Development during the past twenty years and future directions. Criminal justice and behavior **23**：162-199, 1996
19) Marx BP, Miranda R Jr and Meyerson LA：Cognitive-behavioral treatment for rapists, can we do better?. Clin Psycho Rev **19**：875-94, 1999
20) McGuire TJ：Correctional institution based on sex offender treatment, a lapse behavior study. Behav Sci & Law **18**：57-71, 2000
21) Miller RD：Forced administration of sex-drive reducing medications to sex offenders, treatment or punishment?. Psychology Public Policy & Law **4**：175-199, 1998
22) 小田　晋：異常性愛の精神医学 ふたばらいふ新書 双葉社 東京 1998
23) 小田　晋：性倒錯 臨床精神医学講座第19巻司法精神医学・精神鑑定収録 中山書店 東京 1998
24) 小田　晋：性障害と犯罪・非行－その時代病理と社会精神病理 第46回日本矯正医学会総会特別講演 東京 1999
25) 小田　晋：凶悪「性」犯罪をめぐる精神鑑定について 第36回日本犯罪学会総会特別講演 東京 1999
26) 小野寺宗善：性非行少年の処遇プログラムの作成について 矯正研修所紀要13号 86-98, 1998
27) Pallone NJ：Legislatively-mandated treatment of sex offenders, unsettled issues. J Offender Rehabilitation **20**：159-205, 1993
28) Stone TH, Winslade WJ and Klugman CM：Sex offenders, sentencing laws and pharmaceutical treatment, a prescription for faillure. Behav Sci & Law **18**：83-110, 2000
29) Swaffer T, Hollin C, Beech A et al.：An exploration of child sexual abusers' sexual fantasies before and after treatment. Sexual Abuse J Res & Treatment **12**：61-68, 2000

30) 田中廣司, 中村 修, 川端壮康：性犯罪防止教育におけるグループワークについて 矯正実務研究論文集 1-3, 1999
31) 角田 亮, 藤岡淳子：構造化面接による成人性犯罪者アセスメントの試み 犯罪心理学研究 36：44-45, 1998
32) Wood RM, Grossman LS and Fichner CG：Psychological assessment, treatment, and outcome with sex offenders. Behav Sci & Law 18：23-41, 2000

（この他にも我々の研究活動に賛同いただいた方々から数々の未公刊資料や海外文献の私家訳をご提供いただきました。この場を借りて深謝いたします。事例Sのカウンセリングに当り臨床心理士の立場からご助言をいただいた当所の松田盛雄統括矯正処遇官（現沖縄刑務所）に感謝いたします）

IV. 受刑者にみられる拘禁反応の分類と治療

古 賀 幸 博

はじめに

　刑務所は抑圧と自由の制限などストレスに満ちた施設であるため、そこで拘束され刑を執行されることは当然のことながら苦痛だといえる。本人の希望に反して未経験の構造の中で拘束を強いられることになれば様々な反応が生じてくることは十分に予想できるし、それ相応の反応を示すことが自然であって、状況をすべて受け入れて平然としていられる者の方がむしろ正常過ぎるともいえるだろう。当所ではそのような拘禁状況において引き起こされた精神・身体反応のために一般刑務所で処遇困難となった受刑者を治療・処遇している。ここではその対応について症例を交えて紹介する。

1. 刑務所という拘禁状況

　一般的な刑務所は、1）時間・空間、行動内容にわたる厳しい自由制限、2）集団生活を前提としたプライバシーの著しい侵害を特徴としている。被収容者はその中で主に懲役刑受刑者として確定された刑期を過ごすわけであるが、男性受刑者の場合は年齢、刑期や犯罪傾向などによって分類され、それぞれに応じた施設で処遇されることになる。どこでも施設での生活は基本的に大差はないが、その特徴は極端な自由と個性の剥奪にある。被収容者は集団化されて没

個性化されるなかで，一日中のほとんどの行動において私的な活動を禁止される。また同時に生活空間そのものを指定され，行動内容は所内規則や指示により限定されてしまい，受動的な立場をとらざるを得なくなる。そこからの逸脱は反則行為とみなされ，処罰の対象となる。外部との交通も面会や通信のみに制限される。多くの被収容者は睡眠と食事だけを楽しみとするようになり，出所日だけを心待ちにしながらパターン化した生活を繰り返すことになる。

　福島[4]によれば，刑務所での人間関係は大きく分けて，① 職員と被収容者，② 被収容者同士，といった二つに分類される。そこでは施設が提示する体制側の価値観と，被収容者の反社会的な反体制側の価値観が対立している。これは選択肢が二つしかない明確な対立構造であり，しかも状況に応じて対立する二つの価値を同時に甘受する必要に迫られる場合もあって，その中で処遇されることは困難なことといえるだろう。

　加えて最近は体制側の価値観にも多様性が生じてきたため，処遇する職員側にも混乱がみられるようになってきた。これまで矯正処遇において価値の多様性が生じるなどの事態が起きるとは誰も考えなかったであろうが，現実的には人権擁護や疾病に対する早期発見・治療の考え方が浸透していくにしたがって価値観に変化が生まれた。医療スタッフが充実している大型矯正施設では入所時検診でのスクリーニングは当然のこととなっている。被収容者の中には，懲役刑を「人間ドックに入る」とたとえる者さえいるほどだが，入所時検診は多くの早期の疾患を発見する良い機会であるものの，発見後の治療などの処置に対する医療費が年々増加し，経費を圧迫するといった問題も出てきている。

　新しい価値観の浸透は施設ごとのばらつきがあり，施設の考えを反映する管理者の中には，先進的な処遇を目指す指導者もいれば，従来の考え方で無事故だけを目指す処遇を実践する者もいるわけである。しかし，積極的に医療措置を利用した処遇の推進に伴い，疾病の早期発見に留まらず，従来は注目されなかった被収容者の訴えを過剰に拾い上げる事態が生じたり，社会では医療に見向きもしないであろう多くの被収容者に病気という「食事と睡眠」以外の関心事をクローズアップさせる現象も生じさせた。

　処遇方針そのものが包括的処遇から個別処遇へ方向転換することによって，従来は不穏状態を呈した被収容者は処遇職員によって威圧的に対処されること

が常であったものが，正当な手続きを踏めば，それが真実かどうかは別にしても「病気であること」を訴える権利が保証され，治療的処遇を享受できる可能性がでてきた。そうなれば反社会性の高い被収容者の場合，これを逃す手はないわけで，そうした情報は次々に反体制側に伝播し，口達者な者ほど「病気を訴えなければ損」といった行動に出させてしまう結果を生んだ。元来処遇する側からすれば威圧的に対応できていたことも，管理者の方針の転換で足並みがそろわぬ内に「治療すべき疾患」として取り扱う必要が出てきたことになり，このことは積極的な医療への押しつけの形か，あるいは施設運営方針への不満の形で表現されることになってしまい，その結果，処遇技術を低下させてしまう可能性もはらんでいる。

多くの矯正施設の長が2年程度で変わっていく現状では，トップの考え方の違いで，被収容者はおろか場合によっては一般職員までもが容易に混乱してしまう可能性がある。これは後述する拘禁反応の症状発現にも大きく影響しており，擁護的な処遇は症状の軽症化につながり，監獄爆発のような激しい興奮を示す者の減少をもたらしたといえようが，いっぽうでは症状の身体化・多様化にさまざまに影響していることが考えられる。

2．刑務所での拘禁反応の特徴と分類

拘置所では自由の制限だけではなく裁判を争うといったストレスも加わるため拘禁反応を引き起こしやすい状況にあるといえるだろう。とくに初犯者には不安・焦燥・抑うつなどの精神症状や，不眠・食欲不振・全身倦怠感などの身体症状が出現しやすい。重罪犯では，罪の意識や後悔から抑うつ的になったり，現実逃避として体系的な無罪妄想を構築する場合もある。その他，累犯者に多く認められるが，裁判の遅延や病院移送を目的として，異物嚥下などの自傷・自殺企図や頻回で執拗な身体的不定愁訴を繰り返すことがある。この場合，診察しても他覚所見を伴わないことが多い。幻覚妄想などを訴えて精神病の真似をすることもあるが，拘禁中は様々な条件が複雑に絡み合うため，病像が客

観的に理解しにくい状況を呈することが多く，これは拘禁着色と呼ばれる。

いっぽう刑務所においては，有罪判決を受けて刑期が確定したということで被告人から受刑者へと役割が転換し立場が明確にされる。同時に拘置所以上に自由が制限されるようになり，懲役刑であれば強制労働が課せられるようになる。ただし所内での成績が良好であれば進級したり，仮釈放制度が適用されたりもする。早期に出所できるという特典を求めて，一般的に犯罪傾向の低い者は人一倍の努力を自らに課すことが多いが，累犯者になれば刑務作業をいかに手抜きするかに心血を注いでいるとしか思われないケースも出てくる。このように後は個人個人の考え方ひとつで受刑生活が変わってくるわけである。

ここで処遇担当者との関係が悪くなり，こじれてしまうと容易に処遇困難者に転落する。処遇困難に陥る者の類型として奥村[13]は次の三つに分類している。1）器物損壊，自傷，暴行などの衝動的な破壊行動が前景に立つタイプ。2）精神または身体症状を執拗に訴えて，医療に逃げ込むタイプ。これには施設ごとの拘禁環境が大きく影響を及ぼす。3）いわゆる訴訟狂。訴訟のテーマが病気に関することであれば医療がかかわることはあるが，妄想型分裂病を除いて精神医学的に治療的関与の余地はほとんどない。しかし身体疾患に関することでは医療との関係は密接であり，詐病の訴えから精神科的関わりが生じることもある。これらの三つの類型において，一般刑務所の医務課で対処しきれない場合に，確定診断を含めて専門的な治療を求めて医療刑務所に移送されることになる。当所の場合は，従来より近隣の矯正施設への往診システムを確立させており，移送前から治療に関わっているケースもあり，精神科的専門治療の必要性の判定の段階から関与するため，移入後の処置へスムーズに導入できている場合が多い。

拘禁状況下での心理傾向は様々であるが，一般的に「正常」と見なせる心身反応から，拘禁反応と診断できる「異常」と呼べる反応へ移行していくことが考えられる。既述のように近年の処遇環境は矯正理念の改善の元で十分に人権に配慮されたものへ変化しているため，受刑中の拘禁反応は全般的に軽症化している。しかし体制側の価値観の多様化に伴って，当所へ移送される拘禁反応の患者は神経症あるいは詐病圏内の者が増加している傾向にあり，とくに当所の往診圏外の施設からの患者においてそれは顕著である。彼らは真の精神病者

とは異なり、その多くが自ら異常を訴えて診察を希望している。結果的にこれらの患者の多くは施設内で処遇困難者となってしまうが、これは本来医療の対象とならなかった者が医療重視の処遇方針のもとで疾病逃避の契機をつかみ、一気に症状をこじらせてしまった結果といえるだろう。

拘禁反応に関してはすでに諸家により優れた分類[3,4,7]がなされているが、ここでは後述する当所での治療パターンをもとに分類してみることとする。

(1) 分　類

a. 人格障害を基盤とする詐病者および処遇困難者

反社会性人格障害が基底にあっても、詐病であるのか拘禁ヒステリーであるのかの鑑別は困難である。詐病色の濃い状態から意識主体の統制を失った病態までの連続的な帯域においてヒステリー反応は見られるため、明確な境界線を引くことは難しい。また両者は相互に移行するため、Birnbaum[2]は意図的な病気の装いが次第に自立化して病的状態に至るという機制を強調し、心因性詐病精神病という概念を提唱した。逆に病的状態から詐病に移行するケースもあるので、詐病と拘禁ヒステリーを厳密に分類せず、両者を目的反応として統括する見方もある。反社会性人格障害が存在すれば目的反応は詐病的色彩を強く帯びることになり、累犯者で過去にも同様の状態を繰り返していれば詐病が強く疑われる。

妄想性人格障害が基底に存在し、集団処遇の中で不適応を引き起こし処遇困難を来すケースがある。この場合、服役後しばらく経過した後に症状が出現し、多くは被害念慮を伴い興奮し、処遇困難となって移送される結果となる。

b. 原始反応および反応性もうろう状態

人格の介入なしに現れる突然の興奮状態・昏迷状態であり、監獄爆発とも呼ばれ、突然の憤怒から錯乱状態、暴行、泣き叫び、けいれん様発作を引き起こす。昏迷状態では緘黙、拒否拒絶、時には大小便の失禁も見られる。

反応性もうろう状態でよく知られているものはガンザー症候群で、的はずれ応答・意識障害・感覚障害・妄覚・その後の健忘などを合併する。児戯的で簡

単な計算もできなくなり，夢幻様状態を呈することがあったり，ヒステリー性失立，失歩を生じることもある。DSM-IV では的はずれ応答を中核症状とする特定不能の解離性障害とされる。しかし常に詐病-虚偽性障害-解離性障害という帯域で検討されるべき病態であり，意図的であるかどうかで鑑別される。

c. 反応性幻覚妄想状態

心因性妄想の形で，被害・迫害妄想，好訴妄想，さらには赦免妄想が見られる。とくに被毒妄想が実際の被害的な出来事から発展して出現してくることが多い。幻覚妄想が前景に出てくるケースでは精神分裂病との鑑別が問題になるが，妄想内容が合目的的で願望充足的であったり，心理的に了解可能であれば反応性のものであることが強く疑われる。しかし幻覚妄想の内容が合目的的でなかったり，拘禁着色も加わることを考慮すれば，精神分裂病との鑑別は困難となる。

d. 気分変調を含む神経症・心身症圏内

頭痛や腰痛，あるいは不眠・不安・抑うつ・不機嫌などの様々な不定愁訴や神経症様の症状は頻繁に認められる。これらの多くは人格傾向を背景にして，施設処遇の厳しさの度合いを調節バルブにして受刑者からの訴えという形で表出する。これらの心気傾向は攻撃傾向や好訴傾向に結びつきやすい。どの程度の訴えまでを治療対象にするかは個々のケースで異なってくるが，同室者から入手した情報によって被収容者が治療内容を指定して要求してくることもあり，処遇上の管理統制とのバランス取りが必要になる。抑うつは一般的に認められる症状であるが，軽躁状態もしばしば認められる。うつ状態を呈して自殺念慮や自殺企図を見せる者もいる。不機嫌状態は突発的な衝動行為に至ることがあり，この場合は脳波に異常を認めることも多い。

身体的訴えとともに消化器症状は出現しやすく，高血圧症も含めて拘禁の影響が心身症として強く出ていると考えられる。

3. 治　療

(1) 治療の方法

　患者は精神科治療を必要として拘置所から直接移送される場合と，一般刑務所に移送された後に新たな疾患が発見されて刑期の途中で移送される場合がある。拘禁反応患者の場合は，ほとんどが受刑中に反応を引き起こして移送されてくる。

　当所で治療対象となりうるものは本来は狭義の精神障害のみである。拘禁反応の病名で移送されてくる者は，ほとんどが幻覚妄想状態や精神運動興奮あるいは昏迷状態などのような明確な精神症状が活発であり，会話が成立しないほどの状態で受刑生活に支障を来しているか，拒食や拒否・拒絶，異物嚥下，自傷・自殺企図，暴行，器物破損などによって処遇困難に陥っている場合である。村田[11]は既決囚の拘禁反応の特徴として反応性妄想状態が6割を占め，ついで不機嫌状態が多かったと報告している。単に神経症という病名で送られてくる者はほとんどいないが，神経症圏内の病名で当所へ移送されてくる患者は，執拗な訴えのために刑務作業への取り組みが難しかったり，集団処遇に適応せず常時個別処遇を必要として処遇困難者となっているケースが多い。当所では明確な精神症状を持つ患者のみを拘禁反応であると診断しているため，分類のd．については躁うつ病圏内の患者を除けば拘禁反応と診断していない。したがって本来の治療対象にはならないが，既述のように近年の処遇方針の変化に伴うためか，実際には入所してくる例をしばしば見かける。当然こうしたケースは早期に還送することになっている。薬物依存性の高い神経症者については，頭痛などの不定愁訴がらみの消炎鎮痛剤の処方には制限を加えることが多く，患者との面接で病状の説明をした上で処方に関する条件を設定している。

　このような状況下で，当所では拘禁反応の治療を病状に応じた次の三つの組み合わせで実施している。

［1］処遇部門を主体とする治療
［2］医療と処遇部門の連携による治療
［3］医療部門主体の治療

　上記の拘禁反応分類と治療パターンの組み合わせは，a．b．に関しては，詐病の例には［1］で対応し，人格障害者や解離性・転換性障害患者については［2］で対処している。そしてc．の患者については［3］の薬物療法を中心とした精神科治療で対応しており，いずれのケースの場合もこれに分類技官（心理職）による不定期の面接が加味されている。

(2) 症　　例

[1] **処遇部門を主体とする治療**
【症例1】けいれん発作を訴える詐病者R　　罪名：恐喝・傷害
　R　入所時22歳　詐病およびヒステリー圏内　反社会性人格障害
　生育歴：家庭環境は複雑・不安定で，十分な指導やしつけもなく教育的な向上心に欠けていた。実父，異母兄，異父兄，実母の兄などが暴力団関係者である。
　家族の影響もあって小学生時から校内暴力や失火などの問題行動を起こしていた。そのため児童相談所の指導を受けたり，児童自立支援施設へ入所などしたが効果はなかった。別居中の実父が呼び寄せたが，一方的な体罰や折檻を加えたため嫌がって飛び出し，年長の暴走族仲間との関係を深め，14歳頃からシンナー吸引にも手を出して初等少年院へ送致された。
　少年院を仮退院しても生活状況に変わりはなく，実父の一方的で暴力的な指導に対抗しようと暴力団へ入った。しかし取り巻く状況は変わらず，異母兄が組長となっている暴力団へ加入させられた。そこで実父の護衛をさせられたことに嫌気がさして，実母が実父との関係を断ち切り新たに再婚したことで異母兄の妻と養子縁組し，単身徒食中に傷害・窃盗・恐喝などの事件を引き起こした。
　性格的には，年齢相応の自覚がなく，無気力で消極的。些細な事柄にも敏感で自制的に振る舞えない。しかも自己中心的で，自分の思い通りに事が運ばな

いとすぐに不快感を募らせ安易に攻撃的な行動へ及んでしまう傾向がある。

入所までの経過：幼少時から喘息発作を起こしていた様子で，小学4，5年生の頃から過換気症候群の発作が出現した。そのためK大学病院精神科への入院歴がある。

F刑務所分類センター入所後も，連日過呼吸に始まって暴れ出すといった激しい興奮発作を頻発させた。そのため，「ヒステリーの疑い（過換気症候群）」の病名で移送されることになった。

治療経過：入所時には，「喘息発作は2ヶ月前頃まで出現していたが，それ以後はない。喘息が起きれば焦って過呼吸になり，意識を失ってよくわからない。あちこち転んで暴れているらしい」，「過呼吸はイライラして考えすぎると起こる。最近は引受人のことを考えるとイライラする。父が嫌で叔父に代えた」と話した。慇懃無礼で，丁寧な言葉遣いながら，治療や処遇の駆け引きなどは巧みでひねくれており，ヤクザ特有の対応ぶりであった。シンナー，覚せい剤は否定。精神症状を認めないことから人格障害と診断し，thioridazine 150 mg 毎食後, chlorpromazine 50 mg・diazepam 5 mg・biperiden 1 mg 就寝前を処方したが，その日の内に拒薬したため投薬を中止した。

入所時より4人の精神科医が交互に診察したが，特記すべき症状はなく，発作も出現しなかったため，反社会性の高さを考慮して医療刑務所での処遇は適当ではないと判断した。その後は，目のかゆみ，鼻のむずむず，両膝と腰の痛み，耳の痛みなど不定愁訴が続いたが，他覚所見はないため全面的に処遇部門での判断に処置を委ね，就業させ続けることで経過観察した。

1ヶ月後の診察では，「過呼吸発作も喘息も1回も起こっていない。自信がついたので大丈夫です。一般刑務所でまた頑張りたい。安定剤なしで何の影響もない」などと言いつつも，「左膝のしびれがあり，感覚がない。しかし周りはびりびりする。F刑で注射されて2ヶ月……」と関係づけている。移送前後での激変ぶりをみれば意図的であることは明確で状態は安定しているため，入所以来3ヶ月弱で元刑務所へ軽快還送となった。

しかし還送後に移送されたS刑務所で再びヒステリー発作を頻発させているとの報告があったため，当所での経過を伝え，詐病の可能性を示唆した。

考察：身体疾患に逃避して疾病利得を求める詐病者はベースに人格障害があ

り，それが処遇の困難さを引き起こす。とくに身体疾患の既往があるものは症状悪化時の状態をまねて再現することができるため，興奮などの精神症状を伴えば，一般刑務所での処遇対象者とは見なされなくなってしまう。しかし詐病であることを診断した上で放置（経過観察とも言う）するなどの処置をとれば，病気の振りをすることは無意味となり，処遇部門で厳格に対処して問題行動を起こす毎に反則行為として取り上げられることで異常言動は減少するものである。

　医療刑務所では詐病が通用しないことを理解している詐病者は，移入後すぐから症状を表現することをやめる。ひとつは症状を偽るごとにそれに見合うだけの服薬を課せられることに負担を感じるためであるが，そうした詐病者は精神症状を訴えなくなる代わりに，純粋に身体症状に限定した形での詐病を見せるようになる。多くは不定愁訴という形でしか表現されないが，その状態になればもはや当所の治療対象とはならないため早期の還送処置が適当となる。

　年少者で反社会性人格障害がベースにある詐病者は，施設での処遇歴が豊富であるため，成人施設でも少年施設と同じ要領で厳しい処遇を回避できると考えている。福島[4]の症例のようにプライドを損ねて拘禁反応を引き起こすこともあるが，十分に反社会性が進んだ詐病者は実際はしたたかである。そうした詐病者に精神障害者の診断を下すことは医療的擁護処遇の優待券を与えるようなものであり，今後累犯者として服役を繰り返す際の大きな禍根となるだろう。詐病者の診断，処遇ともに「最初が肝心」なのである。

［2］医療と処遇部門の連携による治療

【症例2】褥創をつくったK　罪名：殺人（母親殺し）

　K　入所時35歳　拘禁反応，妄想性・回避性人格障害

　生育歴：関西のK市で同胞3人（2男1女）の長男として出生。当時父親は八百屋で働いていたが，酒乱で粗暴だったため，本人が5歳頃から何度も精神科へ入退院していた。生活は貧困で，転居を繰り返し，小学生時代はいじめられていた。

　中学1年時に父親が死亡した直後から母親に男性の出入りが始まり，同じ頃から母や弟への暴行が見られるようになった。そのため児童相談所で一時保護

され，精神科を受診して教護院に入った。教護院で中学卒業し，大工見習いを住み込みで始めたが，徒食しては虞犯を起こしたため保護観察処分となった。その後は就職しても短期間で続かず，家に戻っては母や弟妹に暴行することが多かった。このころから母親はたびたび姿を隠すようになっている。以後は窃盗を繰り返し，鑑別所から中等少年院で処遇され，退院してからも仕事は続かず徒食していた。成人後も窃盗のため服役し，N少年刑務所を仮釈放されてからは日雇い土木作業などで生活していた。

本人は同居を希望したが，暴力を恐れた母親はそれを拒んで逃げ続けていた。話し合いの結果，一旦は戻ると言った母親が実行に移さないため，また逃げようとしていると思いこんでボールペンで母親の大腿部を突き刺し，電気コードで首を絞めて殺害した。

性格的には，不信感や被害感が強く，情緒はきわめて未熟で，そのまま行動化して相手を支配しようとする。期待を抱いた相手には幼児的な甘えを求め依存しようとする。偏執性の強い，偏倚の大きい人格である。不安定な母子関係，父親の暴力などによって見捨てられ不安や不信感の強い未熟で偏った人格が形成され，母親への依存に関わる葛藤から家出して窃盗や家庭内暴力を繰り返し，暴力をおそれる母親が逃げようとしたことから殺害に及んだものと思われる。

入所までの経過：O刑務所へ入所後，1年間は無事故で経過したが，徐々に反則行為が目立つようになり，年に2回ほど懲罰を受けるようになってからは保安上の処置で独居拘禁が継続され累進処遇の対象外とされた。入所2年6ヶ月後に再び工場出役となったが，3日後には大声を出し静穏を侵害したという理由で懲罰となった。以後は再び保安上独居処遇となり，精神分裂病と診断され，適宜保護房を利用しつつ独居にて経過観察され，3年を経過した後に当所移入となった。

移送時の診断書では，「中学生頃より精神分裂病が発症していたと推定される。周囲の者が自分に悪口を言っているとの被害関係妄想がみられ，衝動的な興奮もみられたので6ヶ月前より持続性抗精神病薬の筋注にて治療を行っている。幻聴，作為体験などの異常体験が今なお存在し，対人関係も取りにくい状態である」とされている。身体的には1ヶ月前より臀部・足部に褥創を認めて

おり，筋硬直などの向精神薬による副作用が著明である。

治療経過：入所時面接では，「O刑務所では相性の悪い人が入ってきておかしくなった。作業中の同僚に対して腹が立って大声を出した。理由は自分が無口で黙っていたら，気に障ったまわりがイライラして嫌がらせをしてきたから。自分にもイライラや不眠が起きて何かぼそぼそとしゃべっているような声が入ったことはあった。体が自由に動かないときに誰かの仕業のような感じはした。社会ではなかった。注射を打たれて薬を飲まされてから調子が悪くなった。頭が痛くて体がだるくなった。薬が効きすぎてぐったとなって寝返りもできず，ずっと同じ姿勢で寝ていたので床ずれができた」と状況を説明する。

振戦はないが小刻みで歩行し，上肢の歯車様硬直が認められる状態である。被害的な言動はなく，幻聴も訴えない。社会での病歴はなく，母親殺しという重大事犯ながら鑑定にもなっていない。疲れ切った表情，無口で口べたで人嫌いの様子であるが，会話のメリハリはあり，論旨にずれや隙間はない。幻聴，作為体験も真正のものではなく，拘禁状況の経過で起こった出来事のようである。臀部正中部に直径7cmの褥創があり，微熱が続いて軽度炎症反応が見られた。

向精神薬は haloperidol 2.25 mg・biperiden 3 mg を毎食後，nitrazepam 10 mg を就寝前に処方したが，2日後には haloperidol は中止となった。褥創に対しては ofloxacin 600 mg を処方し，U-Pasta による処置を継続した。

入所1週後には，気分不良や嚥下・構語障害を訴え，状態は改善していないと言うが，他覚的には口調はしっかりし発語も明瞭となってきている。自己評価は低い。O刑務所でのことは，「今考えると自分の思い過ごしだったと思う。大声を出したのは悪かった。ここでは今のところそういう気分にはない。ぼそぼそとした声は，夜間夢うつつの頃にあって昼間にはなかった」と無表情に小声で話すが，応答内容はしっかりしている。

2週後には，全身の動きがよくなったと肯定的な評価もできるようになり，歩行状態も改善してきた。褥創がかなり深いため治療班にて経過観察し，3ヶ月間デイケアで治療処遇することとなった。

1ヶ月後には，さらに全身状態は改善し，作業意欲もみられるようになった。被害的な訴えはなく睡眠状態も良好であるが，褥創のため就業は依然とし

3ヶ月後には，起立，歩行，構語は正常となり，褥創も直径2cm程度の浅い創を残すのみとなり，処置は継続するものの実質的に治癒した。嫌がらせ云々の精神症状もなく，口調もはっきりしているため，作業可であると判定し房内作業を開始した。投薬は，biperiden　3mgは中止され，nitrazepam　10mgのみ継続したが，さらに1ヶ月で本人の希望により中止した。この段階でデイケアでの手厚い看護や医療上の処置は終了し，処遇部門が管理の主体となった。

　7ヶ月後には工場への出役を勧められたが，以前のいじめられの体験から拒否している。診察では，「向こうで話していた精神症状はみんな嘘。独居にしてもらおうと思ってそういう話をした。しかし誹謗中傷されると腹が立つ。ここはおかしい奴ばかりなので皆と一緒にやりたくない」と言いながらも，「雑居に行ったら気を遣わなくてはいけないところもあるので何となく嫌だと思う。工場はまだ気持ちの整理がついていないので……。ここに移る前に家の権利金30万円を取られたり，言葉のやりとりでおかしいと思うことがあって腹が立つことがある。自分のことをわからずに怒る奴が多かった……。ただ単に工場に出たくない」という。

　言葉を取り繕って自信のなさを周囲のせいに置き換えるが，内容は乏しくただ被害的なだけである。人格の偏倚が著明で集団的処遇は困難であると予想されるため，定期面接と同時に処遇部門との連携をはかって，徐々に集団処遇へ適応することが可能となるように治療を継続することとした。

　8ヶ月後の面接では，「ちょっと考え過ぎかなと思うところもある。不正配食されていないか，落ちたものを入れられていないかとか。Kには少ないやつを配れ，とはっきり経理夫は言っている。一生懸命に房内作業はしていると思う。(雑居や工場へ)出たら出たでおもしろいこともあるだろうし，嫌なこともあるだろうが，今のところは出ることは考えられない。行事でつまらん演歌歌手の歌を聴かされるのも虐待だ。野球でも打つだけならいいけど守るのはちょっと。わがままとは思うけど」などと，相変わらずの内向，ひねくれを見せている。集団生活に不適応をもたらすだけの対人関係障害が目立ってきている。

10ヶ月後には,「社会復帰するに当たって金がない。アパート借りるにも金がない。保護会に行くのだろうかと先のことを考えて心配になる。陰口をきいて腹が立つことがある。ここではほとんど陰口はないと思うが……。よく話したらわかるんだろうが……。本当はしゃべるんだが同じ価値観の人じゃないと下手に心を開いて話をすると馬鹿にされるんじゃないかと思う。馬鹿と思われないように表向きは作業を真面目にやっている」などと,出所はまだ遠い先の話であるが,それを話すことでごく現実的な対人関係上の問題に言及しようとしており,本音が出てきている。

12ヶ月後には,「早くO刑務所の工場に戻してもらいたい。僕の前向きの姿勢だったらどこの工場でもできる。ここの工場に降りる暇はない。O刑務所に戻って仮釈放を受けたい」という。工場へ出役して無事故で6ヶ月経過すれば還送の候補になることを説明すると,「ちょっと考えさせてください」とためらいを見せる。前向きの姿勢は評価できるが,協調性を欠くために工場に出役すればトラブルが起きるだろう。おそらく本人もそのことを感じているらしく,還送を希望する割には工場出役を躊躇する。

15ヶ月後には,「前は考えすぎていたがこちらに来てちょっと変わったと思う。今もこだわりはあるけど考えすぎていない。O刑務所に帰ってびしばしやりたい。ここは手ぬるい」などと処遇上の不満を漏らす。「工場へは先生がどうしても行けといわれれば行きますが,ちゃんと面倒をみてもらえないと困ります」などと依存的で周囲に責任を負わせる姿勢で不安を示している。

この時期に分類技官による面接を受け,以下のように話している。

「自分のことは強情な性格だと思っています。たとえばカレー屋であれば一種類のカレーだけにこだわる店です。小さいときに酒飲みの父親を亡くし,母や弟,妹を楽にしてあげようといつも思っていたのに,中学校の頃教護院に入れられ,そこの先生からバットを膝の裏に挟まされて座らされ,その挙げ句にバットで繰り返し殴られたため,人を信じることができなくなっていた。教護院から帰ると,信頼していた母が見知らぬ男と手をつないで男女の関係となっており,そうした母の姿を見て許せなくなり殺した」と話している。

この面接で被収容者の病状や画一的な処遇が難しいことなどの説明を受けて,「話したいことがまだあるのでまた面接を希望したい。気持ちの整理がつ

き次第，工場出役をお願いしたい」と面接の定期的な継続を希望している。

17ヶ月後に，膠着状態から処遇部門の判断で工場へ出役することになった。デイケア以来はじめて集団での処遇を受けることになったが，5日後に他被収容者に殴られて上下の口唇部打撲・挫傷を受傷した。そのため再び独居房内作業へ戻ることになった。

18ヶ月後の診察では相変わらず屁理屈や理屈にもならない言い分を持ち出してごねている。ひねくれや皮肉が多く，周囲から浮いてしまっている。

21ヶ月後には淡々と現在の状態を話すようになり，O刑務所への還送のみを希望しているが，先の話だからといって強く要求することはない。

22ヶ月後には，「O刑務所で嫌みや小言の一つや二つ言われないと生きている実感がわかない。これはもののたとえ。ここではほめられていても怒られていても声が前に出ていないからはっきりしなくて物足りない。みそ15 ccと水15 ccは違う。重さが違うところをはっきりさせて欲しい」，「アルバイトをしていたときに商店主からティッシュを投げつけられた。その時は自分のことがわからず腹が立ったが，今になって思えばぬいぐるみを着たままお好み焼きを食べていたのがまずかったと思った。自分のスタイルがあるから，ぬいぐるみも仕事のつもりがなくやっていたから」と話している。

独特の価値観やスタイルは変わらないが，言動には余裕がみられてきている。この時，バウムテストを実施したところ描画は幾分人格の偏りを認めるものの異常性は認められなかった。少年院での17歳時のバウムテストでは強迫性や人格の偏りが著しく示されており，別人の描画のようであった。

24ヶ月後には，処遇部門の判断で2舎1階房内作業より7工場出役。その後，処遇動静表によれば，「いろいろのことを考えていると頭痛がして眠れない」，「食器孔の窓が工場から戻ると上がっている。昨日も。誰かが入ってきて盗聴器を仕掛けているんじゃないか」などと記録されている。診察では，「若干余裕が出てきたと思うが，まだ弱い者の立場に立ってものが考えられない。同じ立場のもの同士で成長があるのかどうなのか」，「弱い奴にあわせるのも腹が立つ。そんなことで工場に降りても……」，「自分はパラノイア的だから気にしすぎて考えが偏ってしまっていると思う」という。他罰的ではあるが，自らの状態をある程度は客観視できるようになってきている。

28ヶ月後には，工場では話しかける者もいなく，一人マイペースで作業をしている。診察では，「いつまでもここで遊んでおかなくてはいけないと考えるともうだめかなあと腹が立ってくる」，「早朝に起きて本を読むのが楽しみで，推理小説なら1日1冊は読める。あまり頭に入らないが，不要なことが頭に残ってしまうと屁理屈になってしまう。内容よりも描写が楽しみ。地球の誕生とかの本も読む」，「他の収容者とは当たり障りのない話をしている。O刑務所の時は母親を殺したことばかりを深く考えすぎていて周りから話しかけられることが嫌で孤立していた。今のところはそういうことはない」，「ここでは罰を受けている気がしない。罰を受けないと社会復帰に近づかない気がする。中途半端で居心地が悪い」などと余裕を見せながらよく話すようになった。

　33ヶ月後には，出所後のことで，「以前勤めていたところの社長に小さなパン屋を紹介してもらってそこで勤めたい」と話す。「白黒だけでものを考えていたが，間も考えるようにしなければならない」といいつつも，「こんな生ぬるいところじゃどうしようもない」とひねくれは変わらない。

　独特のスタンスは変わらず，被害的で，著しく偏ってはいるが会話は持続するようになり，建設的で本音も出せるようになった。工場での就業も6ヶ月以上継続している。

　考察：父親の暴力による支配や教護院での虐待と思われる行為などが重なり，Kは深く傷つき迫害感情を持たざるを得なくなった。発達の早期に甘えを傷つけられたがゆえに，心の奥底で甘えたいという願望を持ちながらも甘えられず，無意識の罪悪感が意識的に外界に迫害者を作り出し，被害関係妄想を呈するに至ったと言える。加えて周囲に目標となるべき人もいなかったことから，物事に柔軟に対応することができずにひねくれて強がることだけで生きてきた感が強い。本来は周囲を思いやる感情はあるが，その表現方法が独特なので受け入れられにくく，偏った考えだけで生き抜いてきたと考えられる。

　O刑務所ではKの反抗的な態度を鋭く指摘する面接ばかりを続けて力でねじ伏せようとした。処遇側のマイナス評価が本人を極端に追い込んでしまい，結果的に働きかけにも応じない態度を助長してしまった。加えて向精神薬の副作用によって寝たきりの状態となり，関係は修復不能の状態にまで至ったと考えられる。

入所後は身体ケアを中心とした医学的管理を十分に行い，時間をかけて対人関係の修復を図った。それには医療部だけではなく処遇部においても，甘えを受容する態度での支持的な関わりが継続的に行われた。本人の自信のなさもあって工場へ出役し集団処遇を受けるまでには時間を要し，1回目の挑戦では焦りもあって失敗に終わったが，面接を通じて徐々に自らを客観的に評価できるようになった。2回目は処遇部の指導もあって周囲と適度な距離をとることで工場での作業に適応している。被害的言動は見られ，独特のひねくれも不変であるが，被害念慮を聞き流したり時に適切な解釈を与える定期的な面接を続けることで十分に支持できている。

[3] 医療部門主体の治療

【症例3】幻聴に支配され指を嚙み切ったN　罪名：銃砲刀剣類所持等取締法違反・道路交通法違反・業務上過失傷害

N　入所時53歳　拘禁反応　幻覚妄想状態

生育歴：私生児として出生し，同胞はいない。母方の祖父母に甘やかされて養育された。在学中はいたずら坊主で怠学も多く，よく教師から注意を受けていた。

中学卒業後に大工見習いを始め，24〜27歳では6人くらいの従業員を使い自営した。しかし暴力団に加入し，34歳頃一旦は離脱し建築業に戻ったものの，道交法違反のため服役することになった。37歳時に仮出所後内妻の元に帰住して入籍し，5，6人の従業員を雇って建築業を始めた。しかし不渡り手形を受領して仕事ができなくなり，39歳時に誘われて再び暴力団に加入した。

ヤクザとしては犯罪傾向は高くない。性格的には，一見温和で従順であるが，自己顕示性，自己中心性は強く，支配的で物事を自分の思い通りに運ぼうとする。気分を損ねるようなことがあると攻撃的言動に出る傾向がある。全身に刺青を入れている。

入所までの経過：無免許かつ酒気帯び運転での交通事故と拳銃所持のため服役。入所時には，「違反をせずに無事故で一日も早く出所したいと考えているが，F刑務所が噂以上で無事故で出所できるかどうか不安に思う」と話している。

入所後すぐに耳鳴，難聴が出現したため騒音の少ない工場で処遇され，2年間無事故で経過し表彰された。入所後1年2ヶ月頃から不眠と耳鳴が悪化し，イライラするようになった。1年9ヶ月後に被収容者への暴行のため懲罰30日となった。懲罰執行中に子どもの声の幻聴や作為体験などの精神症状が著明となり指を嚙み切る自傷行為が発現し，当所へ移送されることになった。

治療経過：入所時面接では，「子ども，母親，元妻の声で，＜指を嚙み切って逃げりー＞と聞こえてきて嚙んだ。以前から耳鳴はあったが，人の声になったのは10月になってから。覚せい剤は10年以上前に4〜5回使用したが，体に合わないのでやめた。幻聴は今回が初めて。最近特にひどくなり，1日中呼びかけてくるようになった。今はそうでもない。夜は眠っているし，死にたくなるような気分ではない。もう二度と同じようなことはしないので大丈夫。薬が増えて体が動かなくなったので減らして欲しい」と冷静に応答する。

疎通は良好であり，見当識障害はなく，意識の混濁や思考の混乱も認められない。幻聴は残存しているものの改善傾向にあり，希死念慮は訴えていない。幻聴に支配された言動についても非現実的であったと振り返り，精神症状は急性期を越えたものと考えられる。副作用のため減薬を希望している。

向精神薬は，chlorpromazine 150 mg・haloperidol 18 mg・biperiden 3 mg，排尿困難のため distigmine bromide 15 mg を毎食後，Vegetamin A 2錠・nitrazepam 5 mg を就寝前に処方した。

3日後には，経過が良好で精神症状は幻聴がほとんど消失しているため本人の希望に応じて軽快還送についての説明をした。

ところが入所5日後の夜間に不眠となり，一晩中独言が観察された。診察では，「家族のトラブルがあって考え事をしていたため独言をしていた。幻聴ではない」というものの，診察中も息子の声に対して応答している有様である。しかし表情は穏やかで切迫感は感じられない。

7日後の診察では，「現実にしゃべってきているから応じているだけ。お袋は自殺しているし息子も殺されている。今日は葬式代を送ってもらうように頼んだ。今回は事情が違う。新聞にも載っている。子どもが指を嚙み切って7，8針縫ったと聞こえた」と訴えている。病識は欠如しており，幻聴については特別な能力だと話す。表情は硬く現実の会話に集中できない状態である。

haloperidol（5 mg）2 A筋注に加え，haloperidol decanoate（100 mg）2 Aも筋注施行した。

　この日の分類技官による面接では，幻聴が活発であり，確信に満ちた妄想が出現するなど思考が混乱し症状の悪化が認められる状態である。面接の途中で3回，「すみません，電波が入りました」と壁に向かって会話している。内容は電話で建築関係の打ち合わせをするようなものである。しかし面接者との応対は至って冷静で反応もスムーズである。

　指を噛んだ自傷行為については，「工場に降りて班長まで上がった。班の中に自分を妬んで引きずり降ろすために同衆をけしかけ，自分に向かって『飛べ』（喧嘩を売る）ば300万円を払うと画策している者がいて，そのことが耳に入り確認しようとして喧嘩になった。関係がないのに止めようとして巻き込まれた者が数名いて，その中の仮釈放間近な2人が申請取り消しになった。懲罰房の中で，待っている家族もいるはずなのに悪いことをしたなどと考えているうちに頭が混乱し，幻聴がひどくなって気がついたら指を噛んでいた。やったことはだいたい覚えている。今考えれば，痛みよりも悪いことをしたとの思いが強い。二度と同じことはしない」と説明する。面接中も幻聴は続いている様子で，「昨日，妻が口論から甥を刺した。甥が病院で死んだので妻も腹を刺して自殺した。妻が死んだので空腹で子どもたちは指をかじっている。葬式を出すために領置金から11万円を送った。前妻との子ども二人が警察に逮捕されて家族がバラバラになった。昨日の新聞を見ればわかる」と同じ内容を繰り返す。明日が前妻の面会予定日であることを伝えても，「自殺する前に書いた手紙だ。新聞を見せてくれればわかること」と強情に言い張る。

　12日後の診察でも，病識を欠き，幻聴が残存して現実の会話に集中できない状態を呈している。不眠時薬として Vegetamin A 1錠・nitrazepam 5 mg を処方した。

　3週後には，いくらか落ち着きを取り戻し，診察では幻聴は減じて耳鳴のみを訴えるようになった。

　5週後の診察で飲酒歴を確認すれば，「中学生の頃に初飲し，20歳過ぎから毎日日本酒1升程度を飲酒していた。酔えば人柄が変わり，暴れることもあって，それによって事件を引き起こしたこともある」という。

ベースにアルコールの影響も大きい様子である。減薬を希望したため，haloperidol decanoate（100 mg）2 A は使用せず，chlorpromazine 75 mg・haloperidol 27 mg・biperiden 3 mg を毎食後，Vegetamin A 2 錠・nitrazepam 5 mg を就寝前に減量して処方した。

14 週後の診察では，肩こりなどの身体的訴えを向精神薬の副作用に関連づけている。耳鳴は継続しているが，幻聴は否定している。表情は弛緩しているが，薬の注文はしっかりしている。chlorpromazine 75 mg・haloperidol 18 mg・biperiden 3 mg を毎食後，Vegetamin A 2 錠・nitrazepam 5 mg を就寝前に減量した。

15 週後には房内作業より工場での紙細工作業へ転業となった。

16 週後の診察では，腰痛，体のだるさなどの身体症状のため向精神薬の減薬をさらに希望している。耳鳴はあるものの幻聴の訴えはない。chlorpromazine 75 mg・haloperidol 9 mg・biperiden 3 mg を毎食後，Vegetamin A 2 錠・nitrazepam 5 mg を就寝前に減量した。

その後は両側の聴力低下，肩痛，手のこわばりなどの身体的訴えが続き，向精神薬との関連性を強調するためさらに減薬していった。一旦は就寝前薬を中止したが，出所後の服薬継続が不安になって不眠を訴え，細かい注文をしないことを条件に就前薬を戻した。

12ヶ月後の診察では，残遺症状を全く認めていない。表情は明るく，聞き分けもよく，反則をすることもなく落ち着いており，自然な応対ができている。就前薬の Vegetamin A 2 錠・nitrazepam 5 mg のみとなる。

14ヶ月後の出所前診察では，「元刑に帰りたい。声は聞こえない。移送されて1ヶ月くらいで聞こえなくなったからちょうど1年になる。出所したら仕事をして生活するが，難聴があるのでどこまでやれるのかわからない。自信がないので服薬は続けたい」といい，16ヶ月後に満期出所を迎えた。

考察：幻聴と真顔で対話するなどわざとらしく大げさな面もあり，意図的な行為の疑いも拭えないが，訴えは確信的で病識を欠いていた。結果的に前妻の面会があったことで幻覚であると認識し，不安が軽減することで病識を持つことができるようになった。大量のアルコール摂取歴があることから器質的な問題も存在することが考えられ，入所時より不安を感じていた前刑務所での処遇

の過程で，取調・懲罰といったさらなる高ストレス状況が重なって拘禁反応を引き起こしたといえる。作為体験から自傷行為におよんだが，右手小指を嚙み切った行為の背景には，懲罰に至ったことに対して本人なりにけじめをつけようとする意図があったことが思われる。

移送後は治療環境が調整され，揺れ戻しはあったものの急速に回復して医学的管理のみで寛解し，医師の判断で工場出役時期などを指示した。

4．当所での治療の特徴

当所での精神科治療の最大の特徴は，対象者のほとんどが基底に異常性格（人格障害）を持っているため，精神病状態から回復してもその後も異常性格に対する精神療法的配慮を必要とするということである。提示した全症例とも人格の偏りがみられるが，症例2のように精神症状が軽快したものの，基底にある人格障害を確認すれば，「これなら処遇困難者として移送されるに至っても不思議はない」といった感想を持たざるを得ないケースが多々見かけられる。また場合によっては拘禁反応による神経症症状であるのか，異常性格による情動の不安定さであるのかの判別ができないこともある。彼らは些細なことで興奮し口論したり，拒食や衝動行為に走ったりする。身体的不定愁訴を並べては作業拒否を企てたり，治療に対しては職員に絡み拒薬したりする。

こうした人格障害者は病識を持たず自らが悩むという感覚も伴わないので，進んで治療に向かうということはないが，その異常性格が拘禁反応を引き起こす原因となっている場合が多い。たとえば刑務所職員が処遇困難者に対して多大なエネルギーを消費して苦慮し，最後には積極的な対応を維持することに疲弊してしまい，彼らへの働きかけが不十分になってしまうことがある。そうなれば彼らは不平不満を感じだし，職員の対応のちぐはぐさに疑心暗鬼になってさらに問題行動を引き起こすという悪循環に陥ってしまい，症状を出現させるのである。

社会においては人格障害者が引き起こす不適応に十分な対処をすることは困

難であるが，矯正施設においては被収容者の健康管理義務という観点から，かなりの程度積極的に治療的関与を図ることが可能である。たとえば薬物依存症者の受診の際に，バイタルサインに異常がなければ投薬の希望があっても制限を加えることがある。しかしそうした治療上の配慮は受刑者にはいくら説明しても通じず，治療的意義は正しく理解されない場合が多い。こうした緻密なケースマネージメントにも関わらず，刑務所では十分な治療がなされていないとか，少しも治療を受けられないと訴える受刑者の多くは詐病圏内に該当すると考えてもよいだろう。

　糸井[8]が，「法令に教えてならぬと規定してあること以外で，受刑者が知りたいということは教えるように。精神病者はその思考や感情の異常のために，精神薄弱者はその知的理解が乏しいために，異常性格者はその性格の偏りのために，それぞれ正しい情報さえも間違って受け取ることが多いのだから，彼らには正しい情報をできるだけ頻繁に伝えれば，問題行動は必ず減少する」と示したように，治療の主体は情報の流れを円滑にして問題行動を引き起こすに至る悪循環を絶つということである。まず移送元の施設から提供された情報は不確実であり，患者自身から語られたものではないことが多いため，入所時やその後の行動観察期間内の頻回の診察で十分に再確認する必要がある。たとえば元施設からの引き継ぎには体感幻覚があると記されていたが，よく尋ねてみれば刺青を除去した後の皮膚の状態が悪くてむずむずを訴えていただけ，というケースがあった。幻聴や妄想にしても単なる思い違いや錯聴であったり，思い違いであると自覚できていても職員に聞いてもらえなかったということもある。

　そして日頃の診察場面で明確な説明を心がけ，誤解の余地のないように平易な表現で繰り返すということが重要である。曖昧な表現は不信を招くし，可能性の問題に関しては含みを残さないことが，伝達可能な情報量に限りのある矯正施設においては必要なことである。その上で被収容者への情報伝達が個々の職員によって微妙に異なることのないようにする。情報のずれはそれに敏感に反応して些細な違いを指摘してくる人格障害者を混乱させることになってしまい反治療的である。

　次に，医療と処遇のバランスをとることが必要になる。当然双方の管理者は

情報を十分に共有しておかなければならない。既述のように拘禁反応の治療においては詐病の可能性も含めて考えなければならないから医療面のみを重視しての治療では不十分である。とくに症例1のような明らかな詐病者の場合は処遇面を重視した治療方針をとることが必要である。しかし幻覚妄想は嘘であったと告白する患者の場合，詐病を明らかにしたからといってそれが真実であると即断してはいけない。実際には幻覚妄想以外の何らかの精神症状を有している可能性もあるし，服薬が嫌で嘘の申告をする場合もある。多くの詐病者にとって偽りの症状に見合うだけの量の服薬は耐え難いものである。医療刑務所移送という目的を果たすまではつらい服薬に耐えられても，移送あるいは移送の決定と同時に申告される精神症状は少なくなり，当所での入所時診察ではもはやほとんど症状を訴えないというようなケースがある。これはしばしば覚せい剤受刑者に見られる。しかし移入までに時間を要したという事情を差し引いても，精神症状がすべて消失したということになるとかなり疑わしい。したがってそうしたケースにも再燃を予防する目的で処方し，同時に入所早々から作業班に導入している。

　拘禁反応の治療における精神療法は，福島[4]が，1）対決的態度，2）中立的態度，3）受容的態度の三つの方向付けを行っているが，拘禁反応の治療中に表面化してくる人格障害に対しての治療では，要求の一部は許容しても迎合せずに対決的態度を明確にすることが頻回になるだろう。少数の受刑者は尊大な構えを示すこともあるが，多くの受刑者は自己評価が低下しており，褒められた経験をほとんど持っていない。性格上の欠点を指摘してその矯正ばかりを強要する面接は多くの者にとっては不愉快であろうし，その中で自己の性格を変化させていこうと考えるものはいないであろうから，場合によっては受容的，支持的な態度で接することも重要であろう。

　こうした拘禁反応の治療は処遇・看護職員との連携の上に成り立っている。医師が医療的立場を失うことは論外であるが，矯正施設においてすべての面でリーダーシップをとる必要はない。主治医制をとっていない当所の治療システムは4人の精神科医のそれぞれの治療観が十分に反映するが，主体性が確保されつつもピアレビューが働いている。医師の治療観に適合した患者を選択する看護職の判断は長年の経験に基づいたものがあり，その配分の巧妙さも治療に

効果的に影響していると考えられる。

　拘禁反応の治療では拘禁状態を解除して一般病院で治療することは不適当であり，目的反応としての側面も抑制できるから施設内治療を重視して拘禁状態のまま加療されるべきであると考えられる。一般の精神科病院のように入院に該当しない状態にまで改善したからといって外来治療で対応するというわけにはいかない。老人の治療・処遇ではデイケアという形式を取って極めて養護的に対応することもあるが，精神病者や人格障害者に関してそうした対応は稀であるし，開放的に処遇することは矯正施設では非現実的である。そのため，精神症状が改善し十分に稼働できる状態になった被収容者もさらに相当期間当所で処遇されることになる。

　当所では治療終了後の一般刑務所への還送の内規として，「おおよそ6ヶ月以上工場出役し，かつ雑居室で6ヶ月以上無事故無違反で過ごすこと」というものがあったが，現在は全てケースごとの総合判断としている。ひとつには狭義の精神障害者にとって厳しい基準であったためであるが，精神科病院での早期の退院，社会復帰のためのリハビリが社会で一般化したことと同様に，矯正施設においても受刑者の利益を考慮して早期に一般刑務所へ還送し，仮に再発した場合は再受送するといったテンポの良い対応が望ましいと考えられるためである。とくに拘禁反応のケースでは受送時にすでに軽快して正常化し本来の姿に戻っている者も多い。症状軽快後の人格障害者を，精神病が主体の被収容者を多数抱えている環境の中で長期間共存させて処遇することは困難なため，このような場合は早期還送を行っている。

おわりに

　別章「北九州医療刑務所における精神障害受刑者の治療の流れ」にも示されているように，当所では治療上の処遇部門との十分な連携が保たれている。それは看護スタッフに加えて処遇・分類部門担当者が同席した入所時の診察から始まる。複数の関係者が診察に立ち会うことで情報を共有し，今後の治療・処遇に生かすことになる。経過中に処遇部門から得られた情報は治療にフィードバックされ，あらゆる情報をリアルタイムに交換してそれぞれの担当部署からの情報の整合性が確認される。それによって精神症状の変化に即座に対応する

ことが可能になり，場合によっては精神障害が実際に存在するのかどうかの鑑別にも役立つことがある．こうした治療処遇システムが拘禁反応の治療に十分に生かされているのである．

文　献

1) American Psychiatric Association, 高橋三郎・大野　裕・染矢俊幸：DSM-IV, 精神疾患の診断・統計マニュアル．医学書院, 1996
2) Birnbaum, K.：Kriminalpsychopathlogie end psychobiologishe Verbrecherkunde, Springer, Berlin, 1931
3) 朴　光則, 山上　皓：拘禁反応, 臨床精神医学講座, 風祭元ほか（編）, 第19巻「司法精神医学・精神鑑定」, pp 361-369, 中山書店, 東京, 1998
4) 福島　章：拘禁反応, 現代精神医学大系, 懸田克躬ほか（編）, 第6巻B「神経症と心因反応」, pp 115-141, 中山書店, 東京, 1976
5) グルーレ, H.W., 中田　修：犯罪心理, みすず書房, 東京, 1956
6) 樋口幸吉：拘禁環境の精神病理．矯正医学 9 (特), pp 50, 1962
7) 保崎秀夫：拘禁反応と鑑別診断．精神医学レビュー, 山上　皓ほか（編）, No 19「精神鑑定」, pp 80-82, ライフサイエンス, 東京, 1996
8) 糸井孝吉, 岩掘武司：わが国の矯正施設における精神衛生的配慮．精神科MOOK No 17,「法と精神医療」, pp 175-184, 金原出版, 東京, 1987
9) 逸見武光：処遇技術．「犯罪非行の臨床」, 樋口・橋本（編）, 医学書院, 東京, 1964
10) 逸見武光：治療．「異常性格」, 新井尚賢（編）, 医学書院, 東京, 1966
11) 村田　浩：既決時の拘禁反応の特徴について．矯正医学 37 (2)：28-39, 1988
12) 中野幹三：妄想性人格障害の心理療法．「人格障害の精神療法」, 福島　章・町沢静夫（編）, pp 160-178, 金剛出版, 東京, 1999
13) 奥村雄介：触法症例の施設治療．臨床精神医学 29 (3), pp 277-283, 2000

V. 矯正施設における精神分裂病治療とその展開の可能性

松野敏行, 林　幸司

はじめに

　北九州医療刑務所は懲役刑を判決された受刑者のなかで, 精神障害によって一般刑務所では処遇の困難な者を集中的に収容し, 懲役刑執行下に治療を行っている施設である。筆者の一人は, 当所に勤める以前, 精神障害者を専門に収監する刑務所の存在を初めて聞いたとき, 不思議に思った。なぜなら, 精神障害の疑いのある者が事件を起こした場合, 精神鑑定によって責任無能力/心神喪失とされれば, 精神病院に強制入院となる。一方, 責任能力が認められれば, 刑務所へ送られるというのが, 日本でのおおまかな触法精神障害者の処遇の流れと考えていたからだった。つまり, 罪を犯した分裂病者は, 刑務所ではなく精神病院に措置入院となり, 一方刑務所にいるのは, 治療が不要な寛解したような分裂病者ばかりだろうと思っていた。しかし, 現実はそう単純ではなかった。本稿では具体的に当所に収容されている精神障害者, そのなかでもとくに分裂病者の治療にしぼって述べ, さらに関連する諸問題についても触れてみたい。

1. 医療刑務所における分裂病治療

　医療刑務所に収容され, 治療を受けている分裂病者は, 大きく次の三つに分

類される。

① 犯行後発症者
　犯行時には特段の精神障害はなかった，もしくは気づかれなかったものの，受刑中に分裂病を発病した者。
② 完全責任能力分裂病者
　犯行時，すでに分裂病に罹患していたものの，分裂病と犯罪に直接の関係はなく，裁判において刑事責任能力ありと判断され，懲役刑を言い渡され刑務所に送られてきた者。
③ 限定責任能力分裂病者
　犯行時，分裂病に罹患しており，犯罪自体も分裂病の強い影響下に行われたものの，責任能力が完全に失われていたわけではなく，裁判で一部限定責任能力が認定され，刑が軽減されたうえで刑務所へ送られてきた者。

　以上はあくまで筆者の便宜的分類だが，これに基づいて論をすすめたい。
　拘禁下での懲役は受刑者にとってストレス状況であり，潜在的に精神的脆弱性を持つ者は容易に精神障害を引き起こす。そもそも心理的負荷は刑務所の必要条件であり，刑務所内では，心身症や神経症的不定愁訴から抑うつ状態，さらには激しい自傷行為を伴う精神運動興奮，ヒステリー性もうろう状態など，多彩な精神症状がみられる。これらの多くは拘禁に伴う心因反応であり，いわゆる拘禁反応として有名である。
　このような単純で可逆的な拘禁反応の一方で，精神分裂病を発症する者も多い。1960年代，結核での隔離治療を契機に発症した分裂病者が多かったが，刑務所においても拘禁を契機に発症する分裂病者がいる。上記のような拘禁反応と当初は思われた症例が分裂病に移行する事例もしばしばみられる。これらの拘禁後に発症する分裂病については，すでに中谷[4]ら多くの研究がある。
　また，Wilmanns[5]が指摘するように，犯行時分裂病の症状は明確に顕在化していなかったものの，経時的にみると，犯行そのものが分裂病発症に先行する衝動的な行動であると考えられるような症例もある。犯行時ははっきりとした異常はなかったものの，服役しているうちに分裂病症状が明らかになってく

る場合である。

　このような拘禁中に発症する分裂病者の場合は，懲役刑が始まった時点では特段の異常に気づかれず，一般の刑務所に送られ健康人とともに処遇される。しかし一般刑務所において発症すると，患者の精神症状から周囲が混乱し，分裂病という認識の遅れから，対応が不適切となり，病状が悪化することもみられる。一般刑務所は暴力団員など反社会的な健康人の扱いには熟練しているが，精神障害者の扱いには当惑しがちである。一方，医療刑務所の職員は精神障害者の扱いには習熟している。しばしば，総合病院の一般病棟では管理が困難となる分裂病者が，精神科の病棟では，何の軋轢もなくすんなり適応してしまうのと，全く同じ様相である。

　医療刑務所での治療について述べると，基本的には一般の精神病院と比較し，とりたてて新奇なものはなく，普通の精神科治療と変わるところはない。急性期には懲役作業は免除とし，向精神薬の投与による治療を中心とする。基本は薬物治療であり，さらに精神療法，環境調整である。

　医療刑務所と一般精神病院との違いで言えば，監視を伴う拘禁状況である点，原則として懲役作業が課されている点が最大の違いだろうか。ただ，懲役作業といっても，その実際は，作業療法として一般病院でなされていることと同じであり，具体的には袋貼りなどの軽作業である。また薬物療法にかんしては，意外に一般病院より投薬量は少ない。保安施設が整い，マンパワーも期待できる分，予防的な鎮静が必要なく，投薬量は少なめですむ。

　ところで刑務所は，空間的ばかりでなく対人関係上や心理的にも極めて閉塞的な生活空間であり，受刑者は濃密な人間関係に晒される。雑居房と呼ばれる大部屋であれば，終日４人から６人での共同生活である。昼間は工場に出役し，多くの他の受刑者との共同作業となる。また独居房において一人で暮らす者でも，常に監視の刑務官がつく。一般刑務所において刑務官は監視の役割が本来的だが，当所のような治療施設においては，監視係というより，むしろ日々の生活の介助や相談役という役割も担うことになる。受刑者のなかには担当刑務官のことを「おやじさん」と呼び慣わす者のいるのが象徴的である。このような分裂病者をとりまく「おやじさん」達が分裂病者の治療についての理解をもっているか否かで，分裂病者である受刑者の生活はおのずと全く異なっ

てくる。

　拘禁反応に限らずいずれの精神障害の治療においても，この環境調整がしばしば治療の大きな要素となる。医療刑務所では，看護士や刑務官，精神科医という職員が連携することにおいて，刑務所という枠として可能な範囲で，必要性に応じて支持的な対応がなされている。そして拘禁施設下では，一般病院に比べて，このような周囲の人間の対応をはじめとする環境調整が非常に効果的な印象がある。閉塞され限定されている環境では，職員のほんのささいな言葉や行動が受刑者に大きな影響を及ぼす。配慮された職員の日々の対応と，薬物療法が医療刑務所における治療の両輪といえようか。

　急性期を過ぎ，病状がある程度おちついてくると，受刑者は懲役作業に従事する。各々の能力に応じて，簡単な紙ちぎりのような作業から，袋貼り，さらには窯業などの作業である。そして日々の生活における刑務所のルールはきわめて明快かつ公平である。作業に意欲的に取り組んだ者には，面会回数が増える，賞与金が増える，テレビを見るなどの特典が与えられ，怠業したり，喧嘩をしたりした者には懲罰が科される。新聞雑誌等の閲読禁止，軽屏禁（正坐したうえで内省を求めるものであり，必ずしも苛酷なものでもない。）などである。このようなルールに則った賞罰は行動療法の雛型といえよう。あるいは，観察期間，房内作業，工場出役と段階を踏む作業は，森田療法になぞって説明することもできるだろう。

　さらに受刑者は，日々の生活を規則正しく厳格に過ごすことが求められるが，このような刑務所の生活環境は，分裂病者の治療において必ずしもマイナスのものではないだろう。井上[1]は分裂病者の犯罪を幻覚妄想に支配されて犯行に及んだ「症状悪化型」と衝動抑止能力の低下や爆発性の亢進などが要因である「人格変化型」に分類し，とくに「人格変化型」の分裂病者の場合には，一般的な治療や生活指導訓練に加えて，社会性を高めるような訓練や心理教育の重要性を指摘している。実際，このような「人格変化型」の分裂病者に必要とされる，社会性を高めるような教育・訓練は，医療刑務所のような矯正施設のほうが，工場での集団作業などを通して，より適切な治療・矯正が可能であろう。

2．医療刑務所における分裂病治療の問題点

　一方，現在の医療刑務所において精神障害者を治療してゆくなかで，問題点も数多く存在する。まず第一に，具体的な治療環境の問題である。刑務所は本来，反省を促す場所でなければならず，収容者にとって快適な場所であっては困る。反省を期待しつつ治療を行う場として，行動制限は好ましい影響を与えず，しばしば治療の障害となりがちである。精神障害者の矯正治療においては，現状のような画一的な拘禁下での行動制限を原則とした処遇ばかりでなく，施設全体としての保安は確保した上で，施設内ではある程度自由度の高い処遇を行えるような治療的部門を設けてもよいのではないだろうか。その上で，症状の改善や受刑者の病理に応じて，さまざまな段階の懲役作業を課すような工夫も可能であろう。

　また逆に，重症の分裂病者のなかには，精神科医なら容易に理解できることであるが，他人との接触を嫌がり，終日臥床して閉居し続け，懲罰としての拘禁がほとんど意味をなさない者もいる。一般の刑務所では規律違反に対する懲罰として，上述したような軽屏禁を課して反省を促すが，このような者に対しては懲罰とならない。このように，分裂病者の治療的処遇には，健康人の矯正とは全く異なるアプローチが必要となるが，医療刑務所内においても，あくまで賞罰は健康人の基準に準じて行われており，現在それが十分適切になされているとは精神科医の視点からは言い難い。

　さらに医療刑務所であっても，基本的には監獄法の下に受刑者の処遇は行われており，治療的なアプローチと法的な刑務所規則が齟齬をきたすことがある。一例をあげれば，精神病院では患者が気持ちを静めたいと保護室の使用を自ら希望することがあり，実際に有効な手段である。しかし一般刑務所では健康な受刑者がみずから保護房を望むことなどありえず，自ら希望して保護房の利用を許可する規定はない。むしろ，受刑者の人権を守るために保護房の使用には法的手続き上厳しい条件が課されている。治療的に保護房を使おうとして

もそのような事態を想定しておらず，逆に法律の縛りによってそれは困難である。

　以上のようなすべての問題にかかわっているが，現在の医療刑務所は精神障害の治療施設でありながら，あくまで基本的には健康人や身体疾患を対象とした法令や規則に基づき運営されており，精神障害の治療を念頭においた制度はほとんどない。わずかに「精神障害被収容者の取り扱いについて（通達）」において，「精神障害被収容者の特質を十分理解した上で，慎重な対応を心掛けるとともに，随時専門医の診察を受けさせ，取り扱いについての助言を求めること」とある限りである。現行法に許される範囲内でなんとか工夫をしながら，現場の職員の職人芸的な対応に負っているのが現実である。また，そのような状況下での治療の成否は，職員個人の資質に大きく左右されがちである。

　医療刑務所の今後の課題として，精神障害は単純な身体疾患とは異なり，そもそも服役する原因となった犯罪行為や拘禁状況と分かち難く密接に関係しているという特異性を認識し，身体疾患とは異なる対応が可能なように，精神科的需要に応じた治療的システムをきちんと作り上げて行く必要があるだろう。

　さらに課題として，これはしばしば指摘されているが，収監者の刑期が終わればたとえ治療が不十分でも，治療が中断してしまう問題である。病状が悪く自傷他害のおそれがある者の場合には，各都道府県への通報によって，釈放後すぐに措置入院となり治療は保証される。しかし，病状は自傷他害のおそれがあるほど必ずしも悪いとは限らず，措置通報が必要というほどではないが，病識はなく治療意志のない者もいる。彼らは出所後服薬が中断され病状が悪化し，つまらぬ喧嘩や常習窃盗で再入所してくる。

　このような場合，現在の制度では健常者に準じて，保護観察所を通じて間接的にしか社会資源との連携ができない。具体的な対応としては，個々の事例に応じて，受け入れ先からの問い合わせに対して回答するというのが精一杯である。精神障害者の釈放後の病状悪化や再犯に対する対策は，医療と保健と福祉のはざまにおかれ，アフターケアともいうべき有機的な連関はなく，是非改善が必要な点だろう。

3. 症例呈示

次に触法分裂病者の具体的な症例を3例提示して、さらに検討を続けたい。

a. 症例 A

高校を卒業後、工員、自衛隊などの職を転々としたが、いずれも長続きしなかった。25歳頃発病し、精神病院に入院して治療を受け、退院後は通院しながら自宅で暮らしていたが、病的体験は慢性化し、完全には消失していなかった。「一人で何をブツブツ言っているんだ、お前なんか人間として最低だ、死んだほうがましだ」と、父親から面罵され、かねてから家族に暴力を振るいがちだった父親に嫌悪感をもっていたこともあり、父親を包丁で刺し殺した。心神耗弱/限定責任能力で懲役4年の判決を受け、当初は、一般の初犯を扱う刑務所で受刑していたが、同房者を理由なく唐突に殴りつけ、医療刑務所に移送されてきた。

「ざまあみやがれ」「もっと苦しめてやれ」などの幻聴が続き、霊が自分の腰の骨をとったり、首を取ったりする。霊界からの嫌がらせがあるのだという。事件についての考えを問うと、「父親が霊界を駆使して自分に嫌がらせをした。父親が自分を犯したから殺した。本当は無罪のはず。本当は自分が正しい。だけど、父親を殺したのはまあ事実だから、刑務所に入るのは仕方がない。精神病院に入院するなんて考えられない。そんな必要は絶対ない」という。

抗精神病薬の投薬によって、日常生活は落ち着いて送っており、問わない限り、奇妙な言動や妄想は表にみせない。しかし内界では根強い被害迫害妄想、幻覚が残っており、ほぼ二重見当識が成立している。

b. 症例 B

元来はおとなしく内向的な少年だった。成績は不良で、なんとか高校を卒業したものの、定職に就かず自宅で一人シンナーを吸引しては、それをたしなめ

る家族に暴力をふるうような生活だった。精神病院に入退院を繰り返していたが，22歳時に強制わいせつ事件を起こし措置入院となった。しかし，精神病院からの外泊中，行きずりの警官を殺害した。拳銃を奪ってさらに別の警察官を狙おうと計画していたという。裁判では分裂病と鑑定され，心神耗弱/限定責任能力とされた。

　他者との意思の疎通が困難なほど思考障害がひどく，一般刑務所ではとうてい適応できず，医療刑務所に収容された。当所においては残遺的な多幸性と浅薄さ，思考障害が目立ったが，表面的には従順に懲役作業に従事している。事件に関する反省や悔悟の念はほとんどみられず，「強いものをやっつけたかったから」という，とりとめなのない動機や犯行の様子を悪びれた様子もなく語り，底知れない酷薄さが漂う。

c．症例 C

　民間精神病院で，20年近く入院を続けている40歳代の女性の分裂病者。病状はほぼ寛解し，院外への買い物や外出は一人で不自由なくしていたが，決して自宅へ外泊をしようとはしなかった。入院以来一度も自宅に戻ったことがなかった。患者は自分の妹を幻覚妄想状態下で「悪魔がすりかわっている」と殺害し，心神喪失/責任能力なしとされ，措置入院となっていた。措置症状はとうの昔に消失し，筆者が担当した当時は全く温和な女性で，病状も10年以上安定していた。両親も彼女の受け入れに理解を示していたが，当の本人が，自分は妹を殺したから，その罰として一生この病院で暮らす，家には絶対に帰らないと主張して譲らなかった。彼女はそれが妹に対する償いと信じていて，結局，筆者には彼女のその考えを変えることはできなかった。

4．治療的視点からの矯正医療施設における治療について

　分裂病など内因性精神病の影響による触法行為は処罰するべきではなく，治療の対象とするべきであるという原則に筆者も基本的に賛成だが，その治療の

場と治療の方法が現在の日本では十分とは思えない。現在，多くの場合，触法精神障害者の治療は一般の精神病院に任され，さまざまな問題が生じている。症例Bに見られるような，暴力的患者の治療のむずかしさという医療的な問題をはじめとして，暴力的患者を開放的に一般患者と共に治療する困難さや，そのほかにも，精神病院に入院後は司法の関与が全くなく，治療が必ずしも十分には行われないにもかかわらず，主治医の判断のみで身柄が自由になることなどが指摘されている[2]。

　ところで，触法行為を犯した精神障害者にとって，素朴に，精神病院で治療を受けることが善で，刑務所をはじめとする矯正施設で治療をうけることが悪なのだろうか。刑事政策や人権上の立場からは触法分裂病者の処遇について熱心に議論されているが，患者自身の体験や内省という治療的な視点からの議論は少ない。

　これについては，「精神科医は精神障害犯罪者が刑罰を受けないようにさえすれば，それは患者と家族の幸せになるはずだと考えるのは，短絡的で思慮が浅い」という糸井[3]の指摘がすでにある。刑務所に行くということは，社会的制裁，矯正という意味以外にも，本人や身内の者にとって，罪を償い禊ぎをするという重要な側面があると自らの臨床経験から糸井は述べている。上記の症例Cの女性もまさに精神病院で治療をうけたものの，禊ぎの機会を失ってしまい，病状の改善後も自身で入院を続けている例だろう。

　また，症例Aのように，内心不満を感じつつも，刑にはそれなりに納得している分裂病者の場合，精神病院での強制治療はもってのほかと考えている。筆者の経験した触法分裂病者のなかで，自ら精神病院での治療を納得していたものはほとんどいない。刑務所より精神病院での治療を喜んで受け入れていたのは，ごく一部の「分裂病という診断を受けた既往のある人格障害者や覚せい剤精神病者」などである。具体的には本書第2部III．で触れているが，彼らは，精神病院の自由度の高さや，すぐに退院が可能なこと，ひいては離院すらも容易であることを熟知しているような狡猾な人々だった。

　責任能力なしとされ病院に送られた分裂病者は，病識が全くない。病識があれば，当然責任能力を問われているはずである。そして，病識のない彼らは精神病院に送られたことには到底納得していない。「刑務所ならともかく，なん

で自分が精神病院で治療をうけなくてはいけないのですか」という患者の言葉に表れている，触法分裂病者の治療導入の困難さを，臨床医なら一度は経験しているはずである。

　矯正医療施設であっても，病識がない分裂病者の治療をすることにはかわりはないが，まだしも，一般の精神病院に比べれば治療の同意は取り付けやすい。なぜなら，病識には乏しくとも，彼らは犯罪の事実そのものは記憶していることが多いし，警察などでの再三の取り調べを通して，犯行の概要は理解している。責任能力なしと判断されるような事例でも多くの場合，彼らは犯行の事実は十分に認識しており，罪は罪として償いの必要性を認めている。また，裁判という公的な判断にはやはりそれなりの重みがあり，不承不承でも従わねばならないという姿勢がみられる。さらに，たとえ判決に不満があっても，その不満を題材として治療の糸口を開いてゆくこともできる。

　真に治療的な触法精神障害者の処遇を考えるなら，たとえ心神喪失の犯行であっても，個々の事例に応じて，精神病院で一般の患者とともに治療をするという処遇以外にも，矯正施設内の専門的施設で，罪を償いつつ精神医学的治療をうけさせるという選択肢も準備するべきではないだろうか。病気によって犯罪をひきおこしてしまうのは無論不幸なことだが，現行の制度は彼らから自身の体験の整理をし贖罪する機会を奪ってしまっているとは言えないだろうか。

5．触法精神障害者の処遇についての問題点

　触法分裂病者といっても，上述したように，具体的な犯行の内容，生活状況，犯罪傾向や精神病理は実に幅がひろく，とても一概に扱えるものではない。その一例として，＜限定責任能力分裂病者＞の問題について触れてみたい。現在の制度下の矯正施設で治療にかかわる臨床医の立場からみると，この＜限定責任能力分裂病者＞という事例は，非常に不可思議に感じられる。具体例をあげれば，犯行における病気の影響を明確に認定しながら，健康人なら10年の懲役刑のところを，短くして3年間の服役を命じる等というケースである。

犯行における精神障害の影響を認め，一方で刑事責任能力は残されていたという判断はそれなりに十分理解できるが，しかし，そのような精神障害という要素の評価を，単純な量刑の軽減という結論に還元して決着してしまっている点に著者は疑問を感じる。

　精神障害の影響というのは，一般の犯罪における情状酌量のように量刑を短縮すれば済むという問題だろうか。精神鑑定など長い審理の果てに下される，完全責任能力か限定責任能力の判断かは，結局のところ，刑期の長短にしか反映されていない。治療に携わる精神科医からすれば，同じ分裂病者でも，心神耗弱/限定責任能力で懲役3年の殺人者と，ホームレスのような生活をしていた分裂病者が食物を万引きして完全責任能力が認められた懲役3年では，治療上のアプローチは異なってくる。自ずと再犯対策も全く異なる。診断，病状，家族の状況，経済状況，治療歴の有無，治療意欲の有無，反社会的集団に所属しているか，覚せい剤・シンナーなどの使用歴，触法行為を繰り返しているのか，反社会的人格の偏りの有無など，評価するべき点は実に多項目にわたる。

　現行法においては，すべてを量刑という数字に帰す以外に方策がないのかもしれないが，被告人の精神障害という質的な問題を，量的な次元にすり替えて処遇していると著者には感じられてならない。司法は単に量刑を判断するばかりでなく，一般病院での治療を命ずる場合，社会での保護観察処分，専門的矯正医療施設での治療処分など，事例に応じて柔軟に，より踏み込んだ矯正治療についての質的な司法判断をする必要があるのではないだろうか。判決書で言及された裁判官の意見はその後の処遇においても最大限尊重される。司法にはその判断が困難であるというなら，精神鑑定医は，治療的な見通しや治療方針についての助言を惜しまないだろう。精神科医にとっては，患者にどのような環境で，どのような治療が望ましいかの助言のほうが，犯行時の責任能力の判断より，むしろよほど容易である。

　具体的には，精神障害者の触法行為と判断された場合には，触法精神障害者に精通した医師の意見を参考にしつつ，裁判所が上記のような選択肢──一般病院での治療を命ずる場合，社会での保護観察処分，専門的矯正医療施設での治療処分，一般刑務所における懲役刑など──から，身柄の処遇を決定するのが望ましいと思われる。そしてさらに重要な点は，その後の治療の状況に

ついても司法と医師が連携しつつフォローすることである。定期的な治療状況，治療の効果や病状の改善を医師が裁判所または検察官に報告し，司法当局が病状に応じた施設間の身柄の移動をはじめとして，最終的な社会復帰まで責任を負う。このようなシステムは諸外国では決して珍しいものではない。このようなシステムを採用すれば，現在の触法精神障害者の処遇をめぐって指摘されている様々な問題点も概ね解決されるだろう。

おわりに

　触法精神障害者の処遇は議論の過程にあり，いまだに具体的な展開はみられない。しかし現実には，すでに分裂病者をはじめとする精神障害者は矯正施設内に増えつつある。現在の医療刑務所はソフト的にもハード面でも問題がないとも言えず，その現状は決して十分とは言えない。なおさまざまな工夫や改善が必要ではあるが，矯正施設の一つとして，精神障害者を治療しつつ矯正するような触法精神障害専門の治療施設を，当所を発展させるような形で設置するのはさほど困難ではないだろう。少なくともゼロからの出発ではなく，臨床現場の必要性に要請され，その基礎はすでに形作られ，機能しているのである。

文　献

1) 井上俊宏：触法精神障害者の再犯についての多角的研究 触法精神障害者946例の11年間に亘る追跡調査の分析. 犯罪誌, **62**：161-184, 1996
2) 井上俊宏, 山上　皓：精神障害と犯罪 精神分裂病. 119-130, 臨床精神医学講座19「司法精神医学・精神鑑定」, 中山書店, 東京, 1998
3) 糸井孝吉：犯罪精神医学 私の経験. 南小倉病院年報, **9**：201-216, 1988
4) 中谷陽二：前分裂病者による殺人について. 精神神経誌, 82, 353-377, 1980
5) Wilmanns, K.：Uber Morde im Prodromalstadium der Schizophrenie. Z. Neur., **170**：583-594, 1940

VI. 矯正施設におけるデイケア

藤丸靖明, 林　幸司

はじめに

　2000年某日, 当所の地元地方紙に以下のような記事が掲載された。

　『……法務省矯正局によると, 受刑者の高齢化が進み始めたのは1980年代半ばから。全国の刑務所にその年に新たに入所する受刑者のうち50歳以上の割合は85年に初めて10％を超え, 98年には25.2％に達した。85年以前は2％以下だった60歳以上の割合も急速に伸び, 98年は過去最高の7.3％ (1,677人) となった。老人性痴呆症になったり, 迅速な運動が困難となるパーキンソン病になったりするケースが出始めたため, 法務省は95年から実態を調査。両症状とも全国で毎年10人前後が確認され, 医療刑務所に移監している。法務省福岡矯正局によると, 九州では北九州市の城野医療刑務所に現在, 60代と70代の老人性痴呆症の男性二人が入所。介護の専門知識がない刑務官が医師の指導を受けながら食事の世話をしている。……』

　この記事は, 高齢受刑者に対するケアの不足を指摘したものであるが, 当所に対する誤解も含まれていると思われる。そこで, 当所における高齢受刑者の処遇の一形態であるデイケアについて症例をあげその内容を紹介し, 若干の考察を加えた。

1．デイケアの成り立ち

　刑務所では受刑者の高齢化が進み，67施設からのアンケート調査によれば60歳以上の有病率は約63％と非常に高値[1]で，また，7施設での長谷川式簡易知能評価スケール改訂版で検査の結果13.3％に痴呆が認められた[2]と報告されている。

　当所においても，平成5年の調査においてM級総受刑者数に対する60歳以上と65歳以上の割合はそれぞれ12.6％，3.6％だったのに対し平成11年ではそれぞれ16.4％，10.9％と高齢化が進んでいる。さらに精神科治療が必要な受刑者が集まっているという特殊性，つまり，出所の見込みが立ちにくい無期受刑者がまだ高齢化候補として控えているという事情からこの数字は長期的に見て上がっていくと思われる。

　また，その処遇においてのアンケート調査[3]によれば，刑務官の処遇力の余力で吸収してきた老人問題をもはや無視することができなくなるなど，各施設とも悩みを持っており，それぞれの努力と工夫でなんとか対処している現状であることが明らかにされている。

　当所でも，現実に長期受刑中に脳梗塞を発症し，介護が必要とする者なども出てきた。このため，当所では現在，デイケア区域を作り，それら受刑者たちの処遇を行っている。それはある一人の受刑者（A）を処遇するために必要となったため始まったものである。ここではその症例を通して，デイケアの設置を紹介する。

　＜A，強盗殺人，精神分裂病・脳血管性痴呆＞
　経歴：高等小学校を卒業後，15歳で満州開拓義勇軍に志願した。復員後，叔母のもとで1年間農業を手伝った後，19歳の時製鉄所に煉瓦工として勤務。しかし，その会社の寮で知り合った共犯者と遊興に溺れるようになった。その後，強盗する目的で，食料品商店に行き，そこで酒食した後，鎧通しを突き付

> 平成7年7月　医療部長・処遇部長指示
>
> 　　医療上，個別指導を実施することについて
>
> 　Aは現在，歩行訓練を看護士の付き添いで行っているが，痴呆症状が認められ，現在よりもより多くの機能訓練を図らないと機能が低下する恐れが濃厚であるため，下記のとおり実施することとした。
>
> 　治療室を使用し，30分程度歩行訓練を行い，その後，遊戯，読書，将棋等を30分程度行う。

図1

けて金を出せと脅迫し，出ししぶった店主の長男を刺殺し，手提げ金庫を奪い，さらに店主を刺して別の金庫を奪った。判決は無期懲役。

　未決拘留中から喫煙，発火用具を包蔵，暴行など反則行為，粗暴行為を繰り返し，服役後もこの傾向は続いた。38歳頃から，情願や職員に対する告訴が目立ち，被害迫害妄想が激しくなった。40歳時にこれらの妄想から職員暴行を起こし，その後も被害迫害妄想が続き，47歳時に当所に移送された。

　入所時，「自分には妄想も幻覚もない。前の刑務所にいた時は，二人の医者が会いにきた。彼らは関東軍の憲兵で父を殺した犯人である。これにはCIAが絡んでいる。」等妄想を語った。その後もCIA関連の被害迫害妄想や思考伝播を思わせる妄想が増悪軽快を繰り返しながら続いた。その一方，工場での作業をはじめ日常生活は問題なく送っていた。

　64歳時，脳梗塞を生じ右不全片麻痺，歩行障害，構音障害，両便失禁となり，治療班に編入となった。舎房の中や廊下で看護士付き添いの歩行訓練，紙ちぎりなどの作業訓練が実施され継続されたが，舎房という制約もあり，右下肢の動きも悪くなりADLの低下も進み物忘れ等の痴呆症状の出現も認めたため，9ヶ月後に個別指導という形態を新たに導入した（図1）。

　個別指導が開始されてから，毎日30分間治療室にて歩行訓練，読書，将棋等を行った。また，定期的に外医より応援をお願いし，リハビリ訓練も行った。本人はリハビリに積極的に参加することもあればときに拒否的になることもあったが，何とか訓練は続けていた。その後，右下肢可動性の悪化の進行は

> 平成9年12月　医療部長・処遇部長指示
>
> 　　介助を要する高齢者および痴呆症等の個別指導要領
>
> 　高齢者特有の精神的・身体的機能の低下が著しい者等に対し，リハビリ，情緒安定，夜間の入眠をスムースに行うことを主たる目的で処遇する。
>
> 　指導場所　デイケアルーム
>
> 　指導内容
> 　　・運動機能の低下を防ぐために，適度な運動を行うこと
> 　　・音楽療法や遊戯を取り入れることにより，心身の調和を図らせる
> 　　・VTR鑑賞で思考力を刺激し，情緒の安定を図る
> 　　・入浴は自立を促すように，必要に応じて介助する

図2

目立たなくなるなど効果的ではあったが，昼間の舎房での長時間の生活においては，徘徊，転倒，失禁が多く，入浴介助も必要な状態が続き，さらに時間の経過とともに感情失禁も著明になるなど問題点は残った。個別的処遇導入の3年後，ADLの向上，転倒の防止，痴呆症状進行の緩和，リハビリの更なる充実を目的として，また，他受刑者の中にもリハビリを必要とする者も出てきたため，デイケアルームを新たに設置し，Aも導入と同時にデイケア班に編入となった（図2）。

デイケア班に編入後は，他受刑者と将棋を指したり，作業訓練を熱心に継続し，歩行訓練も欠かさずに行った。現在，新長谷川式スケールは15点であり，見当識は比較的保たれているが，時の経過とともに，脈絡なく涙ぐんだりする情動失禁の増悪，運動能力の低下が，緩徐に進行している。

なお，現在行われているデイケアのメニューは（図3a）のとおりであり，その結果を3ヶ月ごとに評価することにしている（図3b）。

図3a　日課表

8：00	状態観察
8：40	デイケア室に移動・バイタルチェック
9：00	運動・歩行訓練・散歩
10：00	診察・作業療法
11：00	排尿排便誘導・作業療法
12：00	昼食・休憩
13：00	投薬・排尿排便誘導・運動・歩行訓練・散歩
14：00	VTR鑑賞
15：00	排尿排便誘導・作業療法
16：00	夕食・投薬
16：30	還房

2．デイケア参加者の紹介

当所でのデイケアを受けた一覧で，主に三つのグループに分けられる（図4）。

（1）痴呆介護型：痴呆症状で当所においても処遇困難になり介護が必要となったもので，A，B，Cが該当する。

（2）身体的リハビリ型：身体的なリハビリ目的でデイケアを利用したもので，D，Eが該当する。

（3）その他：F，Gは精神科リハビリテーションとして活用したもの。Hは参加拒否である。

以下各々の症例を提示する。

（1）痴呆介護型

＜B，窃盗，老年期痴呆＞
経歴：42歳時で妻が病死してからは生活が乱れていき，46歳時に窃盗で捕

104　第1部　治療編

デイケア対象者	○○○	生年月日	昭和×年×月×日	No
病　　名	精神遅滞	罪名・刑期	殺人	
デイケア開始	平成×年×月×日	デイケア開始時の体重 55.0kg	脈拍 78	血圧 122/78　出所日
導入動機	胸椎後縦靱帯骨化症の診断でリハビリが必要			
3ヶ月間の状態	平成×年×月から　×月まで	月末の体重 57.0kg	脈拍 72	血圧 138/92
排尿・排便・入浴	尿失禁頻発見られ医師の指示にて×月×日留置カテーテル実施する。手の届く範囲は自力で洗体できる。しかし、移動時は介護が必要。			
食事・水分補給	食欲は良好で問題なし。			
状態の変化等	行　動：右下肢伸展時右膝の痛みを訴える。歩行訓練を実施する。しかし、運動レベルの低下が認められる。車椅子を使用しての歩行訓練は足が交差して擦る面が見られる。 心　情：医師から手術についての説明を聞くが、同意については決心がつかない様子。その後同意する。			
前期との比較 3ヶ月間の状態	平成×年×月から　×月まで	月末の体重 60.6kg	脈拍 84	血圧 114/62
排尿・排便・入浴	1月8日胸椎黄色靱帯骨化症手術、留置カテーテル留置中。1月15日抜去。尿器での排泄は尿量30cc、ポータブルトイレにて排尿多量あり。介助にて入浴する。入浴時浴槽内に便失禁をする。			
食事・水分補給	食欲は良好で問題なし。			
状態の変化等	行　動：下肢・股関節の拘縮と緊張が著名なためリハビリ士による機能回復訓練をうけた。腹筋運動・プッシュアップ訓練の追加を行った。 心　情：リハビリ訓練による疼痛は我慢している。顔色良好で笑顔も見られ心情は安定している。			
前期との比較 3ヶ月間の状態	平成×年×月から　×月まで	月末の体重 59.0kg	脈拍 72	血圧 140/80
排尿・排便・入浴	機能訓練による効果認められ、腹圧をかけての排泄が見られるようになったが筋肉直腸硬が残っている。便意の自覚はあるが、排泄できない場合がある。残尿測定や、日に2回の導尿が開始となる。入浴は介助が必要であるが、手の届く範囲は自分でできる。			
食事・水分補給	食欲は良好で問題なし。			
状態の変化等	行　動：両下肢の拘縮は目立つが、車椅子は自力で操作出来る。 心　情：自力歩行に対する意欲は同われる。			
前期との比較	残尿測定では100〜350ccあり、心情的には安定しているが、歩行には不安はある様子。			

図3b　デイケア評価表

	年齢	犯罪	懲役	服役期間(当所入所期間)	病名	デイケア参加期間
A	68	強盗殺人	無期	約45年(24年)	精神分裂病脳血管性痴呆	約3年（現在）
B	68	窃盗	3年	2年6月(2年4月)	老年期痴呆	約2年
C	80	強盗強姦致傷	無期	約40年(1年6月)	老年期痴呆	約1年6ヶ月（死亡）
D	51	殺人	4年6月	3年(3年)	精神遅滞	約3年（現在）
E	45	殺人	4年6月	4年6月(3年6月)	精神分裂病	約1年（必要に応じて利用）
F	68	放火	3年	2年6月(2年6月)	妄想性障害	約2年
G	35	窃盗	2年	2月	精神遅滞拘禁反応	1ヶ月
H	71	強盗殺人等	無期	約40年(35年)	精神分裂病	合計3回（拒否的）

図4　ゲイケア参加名簿

まり，執行猶予となっている。その後は生活保護を受給して生計を立てていた。しかし，66歳時，67歳時と窃盗を続けた。いずれも執行猶予となったが68歳時にも再び窃盗で捕まり，前回の執行猶予も取り消され，合計で3年の懲役となった。本人は窃盗の動機を生活のためと話していた。

　一般刑務所に服役となったが，入所当所から痴呆症状，尿失禁があり適応不能ということで，2ヶ月後当所に移送された。

　当所入所時，会話は一応成立したが，すぐに脱線し「田んぼや畑を耕さないかん。親としてのプライドがあるので半年足らずで出して欲しい。」と話し，以後は虚勢をはり，また多幸的に現状にそぐわない内容の話を一方的にしゃべりつづけた。長谷川式簡易スケールでは得点は15。痴呆は軽度であるが，もともとの性格や知能の問題も影響していると考えられた。はじめ房内作業に従事した。威勢だけはいいが簡単なことにも間違いを起こし，すぐに投げやりになりほとんど仕事にならない状態だった。また失禁も認められるため2ヶ月後

デイケア班に編入となった。

参加初日の感想を「退屈しなかった。ありがとうございます」と話す。誘導されると散歩や運動に参加するが消極的で「わしはそんなことせんでも足腰はしっかりしとる。」と語気強く文句を言うかとおもえば、「足が痛い，体が動かん」と弱気な面も見せ，身体的不定愁訴もよく訴えていた。

診察時にも，大声での自慢話が多く，一方的に喋って聞く耳を持たず「自分だけ言いたいことばっかり言ってもいかん。人間は自覚心が無くてはいかん。もう70過ぎとるじゃけん。」と気概を見せる一方，「出所なので出房しない」「もう出所したい。家に帰らせてくれ，女のこと（結婚）で話がある。よっぽどのことでないと言わない。2時間も歩けば帰れる」と言ったり，不満なことにはすぐに立腹し，保護房が必要なこともあった。ただし，出所前1年ほどからは，「出所したい，帰らせて欲しい。」という類の言葉は少なくなった。

以後出所まで些細なことで立腹したり，作業訓練には積極的に参加はするがすぐに飽きてしまうなど，懲役である意識はあったり無かったりと全体として希薄であった。

痴呆症状は改善も無かったが，はっきりした進行も無かった。排尿誘導によって失禁も少なくなり，また自分から尿意を訴えることも良くできるようになった。

＜C，強盗強姦致傷，窃盗等（累犯9入），老年期痴呆＞

経歴：21歳時，海軍兵となるも，軍隊を脱走し，軍刑務所で服役。終戦後，生活費欲しさから，自動車窃盗で服役。その後は放浪生活を送りさらに窃盗で服役を繰り返した。38歳時から強盗強姦等の事件を繰り返すようになり，43歳時，無期懲役となり一般刑務所に服役となった。66歳時に仮釈放となり，保護司の許で植物園に出向き植木職として働いていたが，5ヶ月後に窃盗をして再び服役（仮釈放取り消し：無期懲役）となった。

その後，次第に物忘れが目立つようになり就労不能となった。さらに不眠が増悪し，夜間徘徊や失禁も目立つため，78歳時に当所に移送となった。

入所時診察においては氏名，生年月日は正確に答えた。

－仮釈放は？「なりましたが，シャバに帰ることにはなりませんでした。姉

の所に行く途中腹が減ったので盗み食いをした。」と，事件の内容をしっかりと説明した。いっぽう，

　－睡眠は？「最初は……,……40年ごろ」など的外れな応答も認められた。長谷川式簡易痴呆スケールは6点で，事件のことなどの長期記憶は本人に関することのみ比較的保たれているが，短期記憶，即時記憶，見当識の障害は著明であった。また，記憶にないことや，現状を説明する場合に場当たり的な答で始まり，独言様にしゃべりつづけ，会話が成り立たなかった。

　入所後，身体的には，歩行は時折不安定であったが，腕立て伏せを30回ほどするなど，元気なところも見せていた。しかし，両便失禁，不眠，房内徘徊が続き，時には夜間せん妄も出現した。就労は全く不能であった。また，感情の起伏が激しく大声を出したりする場面も頻回であった。よって，1ヶ月後デイケア班への編入となった。

　参加10日後から，不眠が軽快し，夜間せん妄も出現しなくなった。排尿，排便は誘導が必要であった，しかし，時に自分から尿意や便意を訴えることもあり，また夜間の失禁も少なくなっていった。

　看護スタッフの指示にはよく従い表情には笑顔が見られることが多かったが，時に立腹する場面もあった。能動的な作業訓練や運動など，関心が向けば意欲的に行い，自分の日課の腕立て伏せは最後までやり続けていた。その回数も50～100回も出来ていた。マッサージも上手で，他の受刑者によくしてあげていた。逆に，テレビ，ビデオ鑑賞など受動的なものには関心を示さず，別行動をすることが多かった。

　痴呆症状に改善は無かったが，しばしば状況に応じた会話が成り立っていた。しかし，緩徐には進行し，「銀行に預けた50万円は大丈夫だろうか。……お金が盗られた……税金を払わないかん。」といったいわゆる盗られ妄想もデイケア参加後1年ほどして出現した。デイケア参加1年6ヶ月後，心筋梗塞で死亡した。

（2）身体的リハビリ型

＜D，殺人，精神遅滞＞

経歴：幼少時から精神の発達が遅れていた。中学を卒業後，溶接工，左官，土木作業員として働き，25歳時結婚，2人の子供をもうけたが，34歳頃から精神病院に入退院を繰り返すようになり，44歳時に離婚となった。50歳時に入院中の精神病院にて，暴行を受けた仕返しのため，入院中の患者の首にタオルを巻きつけて絞殺した。精神遅滞ということで心神耗弱が認められ懲役4年6月の判決であった。

一般刑務所で懲役となったが，全くついていけず，2ヶ月後当所に移送された。

入所時，意思の疎通も不良で夜間せん妄が認められた。薬物療法により夜間せん妄は改善したが，入所時から認められた下肢の脱力，失立失歩の状態が悪化し就労は不能であった。診察の結果，胸椎後縦靱帯骨化症の診断でリハビリが必要との事でデイケア班に編入された。その後も歩行は改善せず車椅子が必要となり，手術適応ということで手術を受けた。術後下肢の運動障害の悪化はなくなったが，排尿障害が出現した。術後もデイケア班にての処遇とした。排尿誘導を継続した結果，はじめ必要だった導尿も必要なくなり，尿失禁は減少していった。現在も移動には車椅子が必要であるが，リハビリは熱心に行った。下肢の進展屈曲運動，マッサージの継続のためか萎縮や拘縮は起こっていない。しかし，もともとの低知能もあり，作業も紙ちぎり程度しかできず，また，時折スタッフの隙を見つけて他参加者を叩いたりする行動が見られている。

＜E，殺人，精神分裂病＞

経歴：商業高校に入学し寮生活を送るが，成績は不良で，問題行動も多く結局高校2年で中退となった。22歳頃から幻聴，妄想が出現し，以後合計5回精神病院に入院した。30歳頃からは入院することも無く，外来通院を続けていた。40歳時，付き合っていた女性が他の男性と付き合っていると思い込み，

飲酒した後に包丁を持ってその男性宅を訪れ刺殺した。精神鑑定が行われ精神分裂病で心神耗弱の適応を受け，懲役4年6月であった。
　一般刑務所に服役したが，幻聴，妄想が悪化し41歳時当所に移送された。
　当所入所後薬物療法を行い，幻聴，妄想は消失し工場にて服役していたが，入所2年後から，尿失禁，下肢のしびれ，脱力が出現し歩行不能となった。腰椎椎間板ヘルニアの診断で治療班として房内で休養をしたが，症状は改善せず褥創も出現したためデイケア班へ編入となった。
　リハビリ運動などを行ったが症状は改善しないため，結局手術適応となり，O医療刑務所に移送となった。手術後，当所に再び戻ってきた。歩行はよろよろとしながらも何とか歩ける状態に回復していたが，尿失禁は続いていた。
　作業は可能なため，デイケア班へは編入せず，必要に応じてリハビリ目的で利用するという形態をとった。はじめは下肢のしびれ感や頸部痛を訴えたが，歩行訓練や工場出役等によって歩行が可能になり，しびれ感も治まった。
　本人はデイケア班への編入を強く望み続けたが，精神症状は服薬によりコントロールできており，懲役であるという意識が希薄になった面を感じたため，必要に応じてのデイケア参加という処遇にとどめた。

(3) その他のグループ

　＜F，放火，妄想性障害，脳血管障害後遺症＞
　経歴：尋常小学校卒業後，職を転々とした。18歳頃，窃盗で捕まり執行猶予となった。42歳頃心臓病で入院し，以後入退院を繰り返し働くことなく，生活保護を受給し生計を立てていた。子供はそれぞれ独立し，妻がガンで死亡したためアパートに転居し以後一人暮らしとなった。66歳時引越し後からすぐに「誰かが家の中に入って物を盗んでいって，嫌がらせをしている。同じアパートに住む者に違いない。」と妄想を抱き，「仕返しをしてやる。火を付けて燃やしてしまえば誰も部屋に入ってこなくなる。部屋に入っているものはアパートの住人だから，その人の部屋も燃やしてしまおう。」と放火をし，そのアパートを全焼させた。裁判では心神耗弱が認められ懲役3年の判決を受け，当所に入所となった。

入所時も上記の妄想は続いていたが，新たに発展している様子は無かった。脳梗塞によるものと思われる右上肢の振戦と筋力低下のため就労は不能な状態であり，雑居房にてポツンと過ごすことが目立っていた。1ヶ月ほどして同居者に対する被害迫害妄想が出現しその発展も認められたため独居房に移った。程なくして，被害迫害妄想は軽減したが，しばらくすると食べ物に何か入っているという被毒妄想が出現した。振戦も両上肢におこるなど悪化し，歩行もぎこちなくなっていったため，入所8ヶ月後，デイケア班に編入となった。

初日に「ここは不安やさびしさが無いのでいいです。」と話していた。デイケアの参加態度は総じて受動的で，自ら発言することはほとんどなく，他受刑者の話を聞いていることが多かった。しかし，参加初期から笑顔が見られ，表情も穏やかだった。文句を言われても，笑って受け流す余裕も見られた。上肢の振戦は場面場面によって，増悪軽快を繰り返していたが，出来る範囲で与えられた作業をコツコツと行っていた。また，歩行訓練等により，歩行もスムーズになっていた。デイケア班のメンバーに対する妄想は無く，その他の受刑者，職員に対する被害迫害妄想もほとんど無くなり，「一人で作業していた頃より，今の方が楽しい。友達もできたし……」と表情は明るくなり，出所まで大きな問題なく過ごした。ただし，被毒妄想に関しては，軽減したものの消失までにはいたらず，また，事件時のアパート住民に対する妄想もくすぶったまま存続していた。

＜G，窃盗，精神遅滞・拘禁反応＞
経歴：小・中学校を卒業したが，成績は下位で知的に劣っていたという。卒業後，土木作業員など肉体労働者として職を転々とした。29歳頃から仕事をせずにホームレスとなり，金員を盗んだり残飯をあさって生活していた。更正センターにも20回ほど入った。この間2回窃盗で捕まり，いずれも執行猶予であったが，34歳時，再び窃盗で捕まり前回の刑と合わせて懲役2年となった。

一般刑務所に服役したが，房内を徘徊したり，奇妙な唸り声を上げるばかりで，仕事は全くできず，日常生活においての自己管理もほとんどできなかった。さらに壁に向かってぶつぶつと独り言を言ったり，被害者の声が聞こえる

と幻聴を認めた。精神遅滞及び心因反応の診断で投薬治療が行われたが，症状は改善せずさらにその半年後からは両便失禁も出現したため当所へ移送された。

　入所時，見当識は正常で質問の内容も理解できていたが，言語表現が稚拙で十分なコミュニケーションはできなかった。また四肢に不随意運動あり，顔面をチック様にゆがめていた。経過観察のため不投薬にて様子を見ていたが，失禁は継続し，与えられた作業もせずに，目を閉じ顔をゆがめてぶつぶつと独り言を言うことが多かった。1ヶ月たっても症状が改善しないため，デイケア班に編入とした。

　デイケア室においては，じっと椅子に座ったまま緊張した不安な表情で，一定の姿勢を保ったままじっとするのみであった。しかし，看護者が庭の草取り作業に誘導すると，積極的に草取りをはじめ，キャッチボールも舎房内での状況と比較すると，かなり上手にでき表情にも柔らかさが出て，コミュニケーションも改善しつつある。また，デイケア中は失禁することはなく，舎房でもその頻度は減少していて積極的なリハビリテーションが効果的に働きそうな状況である。現在もデイケア班で精神科リハビリテーションを継続している。

＜H，強盗殺人（累犯6入），精神分裂病＞
　経歴：勉強嫌いで高等小学校を1年で中退した後，農業の手伝いや工員等を転々とした。些細なことで興奮し暴力行為を起こすことが多く，20歳頃，精神病院に数ヶ月間入院した既往があった。25歳頃から，放火未遂，窃盗，恐喝等繰り返し，5回収監され10年間のほとんどを刑務所で暮らした。35歳時，強盗に入ったが相手が出した金が少ないことに激怒し，持参していた手斧で，その相手を殺した。

　無期懲役となり一般刑務所に収監されたが，39歳頃から，「殺される，悪口を言われる」等の被害迫害妄想が出現し，殺される前に自分で死のうと釘をのんだ。さらに独言空笑，幻聴体験，房内を無意味に徘徊する等の異常を認めるようになったため，41歳時，当所に移送された。

　入所後，異常体験のためかいつも無意味にニヤニヤしていたり，仕事も熱心にすることもあれば，拒否することもあり，作業の能力も低く平均の半分にも満たなかった。以後も精神症状は増悪軽快を繰り返しながら経過し，次第に就

労能力も低下していった。

　71歳時，幻覚妄想は持続し，房内を徘徊するばかりで，いよいよ仕事もできなくなり治療班編入となった。73歳時，デイケアの立ち上げと同時にデイケア班に編入したが，1日出ただけで後は拒否的で，合計3回の参加に留まっている。参加拒否の理由として本人なりのプライドがあるようで，金にならない作業はしたくない，作業内容も低レベル，Aとの折り合いが悪いなどと話す。

　現在も思い通りにならないとすぐに不機嫌になり，処遇職員を悩ませている一方，仕事はできず，房内をうろうろと徘徊する生活が続いている。

4．デイケアについての総括

　北九州医療刑務所は，精神疾患を持った受刑者が集められている施設である。その疾患名の内訳は多岐にわたり，それぞれの特徴に沿った治療プログラムが必要であるが，矯正施設ということで今まで積極的に行うことがためらわれていた部分もある。ここで紹介したデイケアについても，専属スタッフの全面的介護のもとに日中を過ごし，受刑者同士ある程度自由に歓談させ，日常的にテレビやビデオをみせるということはかなりの英断であった。導入当所は「あれで受刑者と言えますか」，「私の老後だってこんな介護は期待できない」など皮肉混じりの感想もしばしばいただいた。しかし，刑罰の感受性が低下した，仕事もできない痴呆受刑者を房内で刺激もなく過ごさせても，痴呆や廃用萎縮が進行するばかりで，あまりメリットが見当たらない。そこで，高齢受刑者が寝たきりにならないように，できる限りの健康な生活をおくれるように配慮した矯正施設としては独特のシステムとして取り入れたものである。システムの定着が進み，スタッフが自信を深めるにつれて，面白半分なコメントは聞かれなくなった。

　その後，精神疾患に対してリハビリが必要なケースも対象となった。Fの場合もともとは手の振戦が激しくなって仕事が出来なくなったためデイケア班に

編入させたのであるが，結果的に精神科リハビリテーションの役目も果たした。Gははじめからデイケアの効果を狙って参加させたもので，まだ日も浅くはっきりと評価できる段階ではないが，舎房では失禁し作業もほとんどできずにいたにもかかわらず，デイケアでは失禁することもなく，草取り作業やキャッチボールができ，コミュニケーションも改善するなどしていることから，積極的なリハビリテーションが効果的に働きそうな状況と考えられる。

　ほかに当所デイケアの特徴を挙げると，介護，身体的リハビリ，作業療法，レクリエーション療法が統合して行われていることがあげられる。また少数かつ複数人参加のためか，参加者間のコミュニケーションがあり，何らかの形で人間関係ができているということがある。また，その他のメリットとして，例数が少ないこともももちろん影響していると思われるが，転倒による事故もデイケア導入から起こっていない。昼間にじゅうぶん心身を動かすことで夜間せん妄も激減した。

5．今後の発展

　刑務所には，以下のように三つの役割が与えられていると一般に言われている。

　①応報的側面　　→　覚醒機能
　②社会防衛的側面　→　隔離機能
　③矯正的側面　　→　改善・教育機能

　①刑罰という苦痛を加え，懲らしめて法に従わせるという機能
　②刑務所に入れて，その間社会から隔離して再犯の可能性を失わせるという機能
　③受刑者を改善・教育し社会に復帰させるという機能

```
┌─────────────────────────────────────┐
│  社会復帰  →  社会適応              │
│                                     │
│  適応度評価                         │
│  仕事  ＜  余暇の使い方（レクリエーション） │
│                                     │
│  作業方法  →  作業療法＋レクリエーション療法 │
└─────────────────────────────────────┘
```
図5

　当所では他刑務所に比べても特に③がより重要と考えている。たとえば症例Fの場合も孤独になった老人が妄想を発展させ，事件に至ったケースであるが，再犯防止という点からみても作業だけさせて出所というよりも，デイケア班編入によって，スタッフや他の受刑者とのコミュニケーションが活発となり，妄想の発展の防止，孤独感や見放され体験の軽減などの面で効果的だったと思われる。このように，精神障害者の処遇は特に出所後の社会復帰を考慮に入れたものである必要がある。つまり，社会復帰するためには，出所しただけではなく社会適応しなくては復帰とはいえない。さらに，一般刑務所で不適応を起こしたまま当所に移送された者に対しては施設内での最低限の社会復帰を目標にすることもケースバイケースで必要となってくる。

　DSM IIIの社会適応度評価にもあるように，一般に社会適応は仕事より余暇，つまり，上手に自分をリラックスさせることができたほうが，仕事だけできるよりも社会適応度が高いといわれている。さらに，他人とのコミュニケーションを伴ったものであることがより望ましい。ましてや，精神疾患を持つものや出所しても仕事につけない人が多数いる当所では，このコミュニケーションを伴ったレクリエーションの重要性が高いといえる（図5）。

　今日，レクリエーション療法がおもに精神科医療や介護福祉の現場で一般化されつつあり，実施内容によって作業療法，芸術療法，動物介在療法と呼ばれ，普通に行われているものであるが，成人の矯正施設で全所的に取り組まれているところはない。作業療法については，刑務所では受刑者に課せられた労役がかなりその代替効果をもっていると思われるので，レクリエーションの部分をより重視しなくてはならないと考えられる。当所では動物介在療法，園芸療法，絵画療法，音楽療法を開始している。

実際の効果はまだ評価できる段階ではないがその一端を報告すると，動物介在療法としてウサギを用いているのであるが，Ａの場合はデイケア区域で歩き回るウサギを見て笑っている姿がよく見られるようになり，Ｅも歩行運動中にウサギを抱いて柔らかな表情を見せたり，Ｇは担当スタッフとのやり取りの中にウサギを介在させることにより緊張が取れて会話もスムーズになっている。また，デイケア参加者以外の場合も，入浴を促したところ大声を出して暴れだしたＩを，ウサギのいる中庭に出したところすぐにおとなしくなり，ウサギと接してそのまま素直に入浴指示に従ったり，内科治療中に不穏となったＪがウサギを見せることにより笑みを浮かべて点滴を受けたりと精神安定化には効果的であった。園芸療法としては，テストケースとしてＧに参加してもらい花の栽培を行っている。日に日に成長していく植物に関与しているためか，参加当初に比べ責任感が出てきたとの報告もある。動物介在療法，園芸療法いずれにしても，少なくともマイナスの効果は現在あがっていない。

いっぽう，言葉の乱舞には十分注意したい。○○療法と銘打つからには何らかの能動的参加は必須と考える。贅沢な機材を買い揃えて，好きな流行り歌を聞かせるだけでは音楽鑑賞であろう。

今後は高齢者を含め更に適応者を増やしていく予定であるが，その対象者として以下の者たちをまず最初に考えている。

① 出所しても再び孤独な一人暮らしが待っていて環境的に症状の悪化が考えられる症例Ｆのような，社会から隔絶されると予想される者。また，精神症状のため引きこもりがちで対人関係がうまく取れず，精神科リハビリテーションを積極的に必要とする者。

② 仕事もしないで，あるいはできないために舎房ですごしている者。たとえばＨの場合など，仕事もできずほとんど何もせずに舎房で過ごしているにもかかわらず本人なりのプライドがありデイケア参加を拒否している状態で，そういうグループも対象としていく。

③ 本来の目的とは異なるが，無期受刑者で長期にわたって服役している者。これは本書第Ⅰ部Ⅶで紹介しているが，何らかの理由で20年以上，中には30年以上も懲役を課せられ続けている者たちである。近年，クオリティオブライフが求められているなかで，一般的には仮釈放がもらえたであろう年限を

勤めれば，懲役という労務とは異なった処遇をしても良いのではないか，むしろそうすることが望ましいと思える場面もある。

おわりに

　高齢受刑者の問題は当所に限ったことではなく，これからはどの刑務所でも起こりうる，あるいは現実に起こっていることである。当所では熱意ある看護スタッフに恵まれて濃厚な接触ができるが，すべての刑務所が当所のような環境に恵まれているわけではない。冒頭で紹介した新聞記事で，処遇スタッフが世話をしていると批判的に書かれていたが，看護スタッフの数が圧倒的に少ない他の施設で処遇スタッフがケアを行うことは，単にそうせざるを得ないという事情を超えてむしろ望ましいスタイルではないかと考えられる。資格の有無だけで質を論じることこそ机上の空論である。ケアは医療の独占物ではなく，やろうと思えば誰でもできるものなのである。当所ではこれからもケースを増やし，できれば，処遇スタッフにもできる一般的な様式も考えていきたい。

文　献

1) 片山雅文, 林　宏輔, 尾松準之祐：高齢受刑者の健康状態－全国刑務所のアンケートから－, 矯正医学, **46**：52-59, 1998
2) 片山雅文, 林　宏輔, 尾松準之祐：高齢受刑者の知能状態に関する精神医学的疫学的研究, 矯正医学, **46**：37-51, 1998
3) 片山雅文, 林　宏輔, 尾松準之祐：高齢受刑者の処遇状況について, 矯正医学, **47**：17-30, 1998

VII. 精神障害無期囚について

松 野 敏 行

はじめに

　法務省矯正局の発表によれば，我が国の無期囚は960余名（平成10年末）であり，それらのうち平成11年4月現在で30年以上在監している者は40名である。さらにそのなかで45年以上に及ぶ者が4名である。これらの長期にわたって収監されている無期囚のうち，かなりの数が精神障害に罹患し，筆者の所属する城野医療刑務所（注1）に在所している。そして，かねてから精神障害を持つ無期囚の処遇に関しては問題点が指摘され，意見が述べられてきた[6)7)8)]。

　これらの報告はいわば総論的なものであり，受刑者の病状については診断名などの記載にとどまっている。ところが，薬物療法をはじめとする治療技術の進歩に伴い，例えば精神分裂病をとっても，症状もなく社会で働くような患者から病院の保護室を長く出れない重篤な患者まで，その病状は実に多彩で差も大きい。そこで本稿ではより具体的に，当所において治療を行っている精神障害無期囚の臨床病像を報告し，さらに若干の考察を加え，今後の精神障害受刑者の対応の参考に供したい。

1. 症例呈示

　平成11年4月1日現在，無期懲役の判決を受け，在監中に何らかの精神障

害を発症もしくは増悪し，精神障害者専門医療刑務所である城野医療刑務所で治療を受けている者のなかで，収監以来30年以上服役している者を対象として選択した（**表1**）。この対象は13名おり，これらを以下に症例として呈示する。

症例はすべて男性であり，服役期間の長い順に記載した。また，症例の記述にあたっては，受刑者のプライバシーに配慮し本稿の主旨を損なわない範囲で若干改変を加え，罪名，年齢や服役期間に関してはおおよその目安を記した。

＜症例A　60歳代後半＞
罪名：強盗殺人等
刑期：恩赦により死刑から無期懲役に減刑
服役期間：約50年
前科前歴：なし
診断：精神分裂病
病歴：Aは幼少時に両親と離別し継父に養育された。中学時代になると，家の金を黙って持ち出すなど素行が次第に悪くなり，学校は中退した。その後

表1　城野医療刑務所に在所中の30年以上服役している精神障害無期囚一覧

（平成11年4月1日現在）

症例	年齢	服役期間	診断	罪名
A	60歳代後半	約50年	精神分裂病	強盗殺人等
B	80歳代前半	約50年	神経梅毒	強盗殺人
C	60歳代後半	約45年	精神分裂病, 脳梗塞後遺症	強盗殺人等
D	60歳代後半	約45年	精神分裂病	殺人
E	60歳代後半	約45年	精神分裂病, 覚醒剤中毒後遺症	殺人
F	60歳代後半	約45年	精神発達遅滞, 拘禁反応	強盗致死, 強姦等
G	60歳代前半	約40年	精神分裂病	殺人等
H	70歳代前半	約40年	精神分裂病	強盗殺人等
I	80歳代前半	約40年	老人性痴呆	強盗強姦, 不法監禁等
J	60歳代後半	約40年	精神分裂病	強盗殺人
K	60歳代前半	約30年	精神発達遅滞, 拘禁反応	強盗殺人等
L	50歳代後半	約30年	てんかん	強姦致死, 殺人等
M	50歳代後半	約30年	精神発達遅滞, 拘禁反応	強盗殺人

は，工員や軍隊などを経験したが，どこの職場でも窃盗を繰り返し，数ヶ月も続かなかった。16歳時，逃亡，強盗等の罪で服役していた軍刑務所を釈放されたが，生活に困窮し釈放の半月後，金銭を目的に行きずりの家に押し入った。

収監当初はとくに問題なく，Aは工場で作業に従事し事故もなく良好な成績だった。ただ，他人と交わることを好まず，自らひきこもる内向的な性質が目立った。収監から6年後の22歳頃には空笑や独言を観察されているが，問題行動は顕在化しなかった。29歳時結核に罹患し，病舎に隔離となった。その後，極端に口をきかなくなり，拒食，独言，空笑などが激しくなった。34歳頃になると，「声で水をかぶれといわれた」と，便器の水を着衣のままかぶる，全裸で徘徊するなどの逸脱行動がひどくなり，35歳時城野医療刑務所に移入された。

当所に移入時，Aは冷たく硬い表情で，質問に対して短い単調な返答があるだけで，感情的な疎通性も全く感じられなかった。投薬治療によって半年後には上記のような異常な行動は落ち着いた。問えば「娑婆で吹き込んだレコードが売れているかが心配」「母親の教えどおり西郷隆盛を殺したので，刑務所に入る必要はなかった」等と言うものの，工場に出役し真面目に作業をするようになった。

以降，ときに「死ね死ねと聞こえて苦しい，息ができない」と幻聴体験がひどくなり，作業ができなくなるような病状の悪化もあったが，いずれも半年ほどの休養治療で改善し，懲役作業に復帰した。

現在，Aの態度はつねにコソコソと落ち着きに欠けるものの，生真面目に就業し，規則正しい日々を送っている。診察時には「事件は徳川家康と天皇から西郷隆盛の首を討てと言われてやった」「サナダムシと回虫をすい臓に入れてもらって調子がよい」「プロ野球から誘いが来ているけど，身体に自信がないので悩んでいる」等という。ただ，水を向けない限りは自らこれらの妄想は口にしない。現処方はlevomepromazine 75 mg haloperidol 6 mg biperden 3 mg分3，vegetaminA 1錠 vegetaminB 1錠就前である。

まとめ：服役後の20代前半から緩徐に発症したと推定される破爪型精神分裂病の症例である。現在も荒唐無稽な妄想は残るが，完全な二重見当識が成立

しており，施設内での生活ぶりは安定している。

＜症例B　80歳代前半＞
罪名：強盗殺人
刑期：無期懲役
服役期間：約50年
前科前歴：なし
診断：神経梅毒

病歴：Bは成長発達に問題なく，活発で明るい性格だった。商業高校を卒業後，電気会社に就職した。20歳時徴兵され大陸へ航空兵として従軍した。戦後は米国人の名義を借りて，食料の闇ブローカーを5年ほどしたものの失敗し，生活費に困窮し強盗殺人を犯した。

収監後は印刷工場で就業し，班長を勤めるなど模範的だった。「地道に働くより一発大儲けをしたい」と述べ，職員からたしなめられたりすることはあったが，無事故で優秀だった。しかし，服役して11年後の41歳時，職員用の雑誌を平然と自分の舎房に持ち帰ったり，作業場で碁盤を勝手に作り異常を気づかれた。さらに，1ヶ月後には「ガマと蚊が言い争っているのをみた」等といい，職員に対しても「俺を誰だと思う，天皇陛下が迎えに来た，扉をあけろ」「自分は西本願寺の化身である，直ちに自由の身にせよ」と激しく反抗的な態度をとり，従来のBを知る職員を驚かせた。この時の血清梅毒反応，髄液所見より神経梅毒と診断され，ペニシリン療法を施行された後，城野医療刑務所に移送された。

当所においても，Bは祈禱する真似をしたり独言していたりで，ほとんど規律には従えなかった。「九条家の出だ，東京駅や地下鉄は俺が造った」等と，年と共に次第に誇大妄想はひどくなり，尊大な態度で誇大妄想を饒舌に語るばかりだった。Bは作業もせず，終日舎房で独言して読書をしたりで，職員が注意を与えても「経済学の勉強をしているから邪魔だ」と怒鳴りつけ，自分が受刑者であるという認識は全く失われていた。

しかし発症から20数年経った60歳後半頃から，職員の懐柔に応じはじめ，「職員は頭に来る」と不満を述べ依然として横柄で尊大な態度ながらも，工場

へ出役し作業をするようになった。数年間作業を続けるうち，誇大的な言動は次第に目立たなくなっていった。しかし，精神的には落ち着く一方，歩行のふらつきが目立ち動作が緩慢になった。

現在，総じて職員の指示にも素直に従い，作業に精勤している。発語が不明瞭で構音障害を認め，年齢相応の迂遠さはあるものの，明らかな見当識障害や記銘力障害は認めず，かくしゃくとした老人である。折りにふれ昔話がでると，やや誇張した物言いだがさほど荒唐無稽な内容はない。長谷川式簡易痴呆スケールは21点である。現処方は dipyridamole 75 mg　dihydroergotoxin mesylate 6 mg 分3，mefruside 25 mg 朝である。

まとめ：10年以上模範的に過ごしていた無期囚が，著しい誇大妄想，脱抑制を主徴として神経梅毒を発症した。一時は著しい誇大妄想から服役しているという見当識も失われたが，発症から20数年を経て70歳近くなり病状は改善した。現在は失調性歩行，軽度構音障害を残しながらも，人格崩壊には至らず，比較的落ちついた暮らしぶりである。

＜症例C　60歳代後半＞

罪名：強盗殺人等

刑期：無期懲役

服役期間：約45年

前科前歴：なし

診断：精神分裂病，脳梗塞後遺症

病歴：係累に精神障害の負因を認めた。放任されて育ち，高等小学校を卒業後，農業手伝い，軍隊を経験し，19歳から大手企業に就職した。寮に住むうち不良交遊を覚え，遊興費欲しさに友人と強盗殺人事件を惹起した。

未決拘留中よりCは職員に対する反抗，規律違反が多く，粗暴，情性欠如の性向が目立った。短絡的粗暴，性格の偏倚が著しいとして，26歳時に2年間，30歳時に1年間，各々医療刑務所において治療を受けた既往がある。その後は特段の反則もなくおちついていた。

しかし，収監から14年が経った38歳頃から，情願や職員に対する告訴が目立ち，「刑務官と（同囚が）ぐるになっておとしいれる。中央が圧力をかけて

仮釈放させない」と被害迫害妄想が激しくなった。40歳時にこれらの妄想から職員暴行を起こし精神鑑定をうけた。その結果，爆発性情性欠如性で自己中心的な人格を基底にして拘禁妄想反応を生じ，周囲に攻撃的になっているが，本来の人格に変化はなく妄想内容も了解可能であると診断された。そしてこの後も好訴傾向，迫害妄想は間歇的ながら続いた。

　47歳頃になると，Cの被害迫害妄想は次第に慢性化し，思路のまとまりのわるさ，引きこもり等の症状もみられるようになり，精神分裂病と診断が変わり，当所に移送された。診察時，態度はなれなれしく尊大であり，「宮本委員長刺殺事件はCIAの陰謀である。自分はその秘密を知っているからCIAから狙われ仮釈放にならない」等と荒唐無稽な妄想を次々に語った。その後も「刑務所にはヒトの考えがわかる機械がある」「ホモだと噂されている」等の妄想が長期間，間歇的に続いた。妄想は荒唐無稽で陳腐化し，拘禁状況に関わるものばかりであり，その一方妄想にもかかわらず，作業をはじめ日常生活は問題なく送っていた。また，知的に優れ，盤を見ずに将棋を指して見せたりした。

　64歳時，脳梗塞を生じ右不全片麻痺，構音障害となり，現在作業は休養しリハビリで日常生活訓練をしている。見当識は比較的しっかりしており，新長谷川式スケールは15点であるが，脈絡なく涙ぐんだりする情動失禁が目立つ。また移動，入浴や排泄等常に職員の介助を必要とする。現処方はdihydroergotoxin mesylate 4 mg 分2，hydroxyzine 50 mg 就前である。

　まとめ：診断については，偏倚した人格を基礎としたビルンバウム[1]の妄想様構築またはリューディン[11]の初老期赦免妄想，さらには精神分裂病か議論の余地がある症例だが，晩年にいたり脳梗塞を生じ，現在は脳血管性痴呆，情動失禁，片麻痺が主症状である。

＜症例D　60歳代後半＞
罪名：殺人等
刑期：無期懲役
服役期間：約45年
前科前歴：なし
診断：精神分裂病

病歴：Dは幼少時より引っ込み思案で他人との交流を避けがちだった。中学を卒業後，職人であった父に倣い同じ職人となった。しかし仕事は続かず，Dは自殺を考え自宅を出奔した。数日後，物乞いをした相手から逆に罵倒されこれを殺害した。

収監から約4年間は一般刑務所で服役していたが，「作業がうまくゆかず周りに迷惑をかける」と自責的な発言がときにあったりした。次第に，「役人の声で父親が殺されたと聞こえる」と幻聴を訴えたり，突然奇声をあげ徘徊するようになり，24歳時，城野医療刑務所に移送された。

Dは治療によって工場に出役できるようになったものの，一時的にすぎず，一点を見つめて考え込んでいたり，突然暴れて物を投げつけたりで就業は不規則だった。また身体疾患に罹患した際でも，治療の必要性を理解できず，安静が保てなかった。30歳頃には何とか会話ができたが，独言空笑が多く，「自分は教祖である」「映画女優とテレパシーで話し合う」など誇大性を帯びた幻覚妄想状態が続いた。

33歳頃からは治療にかかわらずさらに病状が悪化し，夜間大声をあげ足音荒く徘徊し，声高に独言する。指示に全く従わず口笛を吹き放歌する，会話は一方的に早口で，内容は全くの支離滅裂で理解できないような状態に陥った。

現在，Dは終日独言したり奇声をあげながら，辞書とノートに判読できない文字を書き連ねている。清潔も保てず，舎房から出るように指示しても嫌がって出ようとしない。何を聞いても「環境作用，安全設備ね，限界速度，けっせんきゅー，衣食住の安全な別れ方ね」等とまとまりのない言葉を機械のように繰り返すばかりで，ほとんど意志の疎通はできない。現処方はlevomepromazine 100 mg biperden 4 mg分2である。

まとめ：10代の時に凶行，服役中の23歳頃から異常体験が顕現した精神分裂病者である。犯行の状況をみると，すでに犯行時には潜在的に精神分裂病を発病していた可能性も否定できない。経過は不良で，現在は懲役作業ができないのは勿論，入浴や清潔保持など基本的な日常生活にも常に介助が必要なほど人格の荒廃が進んでいる。

＜症例E　60歳代後半＞

罪名：殺人

刑期：無期懲役

服役期間：約45年

前科前歴：なし

診断：精神分裂病，覚醒剤中毒後遺症

　病歴：Eは養父母に甘やかされて育った。小学校では怠学，粗暴な言動が目立ち，4年生で中退した。以降は家業の手伝いをしていたというが，ほとんど仕事をせず，窃盗で補導されたり，覚醒剤に耽溺したりの荒んだ生活だった。父親が病臥し一家の生活が苦しくなっても，遊興三昧の生活を平然と続け，再三父親に叱責されては立腹し，乱暴をはたらいていた。21歳時，小遣い銭をめぐって口論のあげく短絡的に両親を殺害した。裁判においてEは精神分裂病と診断され，心神耗弱が適応された。

　収監時すでに感情鈍麻，緘黙，無意味に笑うなどの症状がみられ，情緒的な疎通性も悪かった。治療によって病状が落ち着くと，作業に精勤し人並み以上の好成績をあげたが，しばしば「天井がおちてくる，恐い」「蛍光灯から電気をかけられる」等と幻覚妄想状態となり，興奮したり，突発的に理由なく周囲に殴りかかったりすることがあった。

　Eは病状の増悪と軽快を年単位で再三繰り返した。40代の頃には仮釈放の希望を語っていたが，病状は不安定で，突発的な興奮や粗暴な衝動行為が依然続いていた。50代になる頃から常同的な訴えが目立ちはじめ，「電波をかけられる，殺せと聞こえる，神経を抜かれ脳が動く」といった幻覚症状が固定した。その反面衝動的な暴力行為はなくなった。

　現在では，Eに何を問うても「電波がはいる。電波が。」と一方的に同じことを言うばかりで複雑な意志の疎通はできない。表情は乏しく動作も緩慢で，着衣はだらしない。しかし，能率は悪いながらも作業にはコツコツ真面目に取り組み，簡単な職員の指示には従える。現処方はbromperidol 9 mg nemonapridel 8 mg　biperden 3 mg分3，vegetaminA 2錠　levomepromazine 25 mg 就前である。

　まとめ：覚醒剤中毒の影響も強かった精神分裂病者で，突発的で粗暴な衝動

的行為を繰り返し，適応が困難であった症例である。50歳を過ぎて，病状としては残遺的な欠陥状態となってしまったが，その反面おちついた生活が送れるようになり現在に至っている。

＜症例F　60歳代後半＞
罪名：強盗致死，強姦等
刑期：無期懲役
服役期間：45年
前科前歴：強盗等累犯2入
診断：精神発達遅滞，拘禁反応

病歴：Fは末っ子で両親に溺愛され甘やかされて育った。学校嫌いで何とか尋常小学校を卒業し，工員として働いた。19歳時強盗事件で2年服役し，その後も傷害事件を起こしたりした。出所後は都会に出稼ぎに出てきたものの，23歳時，仕事もなく経済的に困窮し，偶々知り合った名前も知らない2人と共謀し，強盗に押し入り殺人，姦淫に及んだ。

Fの知能指数は61で，一般刑務所では作業拒否や暴言，喧嘩などが絶えず，職員に対して反抗的な態度が目立った。さらには，「食事に毒がはいっている」「看守が窓から部長にしてくれと頼みにくる」等の妄想が見られ，さらに点検時に突然殴りかかるなどの衝動行為もしばしばあった。

処遇に困り，35歳時Fは城野医療刑務所に移送されてきた。当所においてもやはり作業をいくら勧めても，「法務省の偉い人に会うからいい」と応じなかった。激しく独言しながら房内を徘徊し，時に理由もなく突然興奮し，不機嫌で拒絶的な態度となった。いかに工夫して指導しても終日無為に過ごしてばかりで，基本的にはこの状態を繰り返すまま，33年間経過している。

現在では，機嫌がよい時には，愛想良く面接に応じ，それなりに穏やかな会話ができる。以前ほど興奮したり不機嫌な態度を示すことは少ない。しかし，作業に関しては「上のものが身体を悪くして苦しめているので，フラフラしてできない」と妄想を言い訳のようにして頑なに拒絶している。現処方はtiapride hydrochloride 50 mg promethazine 50 mg 分2である。

まとめ：生来わがままで情動的にも不安定な精神発達遅滞の受刑者が，拘禁

状況下において反応を起こし，現在に至るまで，懲役にどうしても適応できない症例である。

＜症例G　60歳代前半＞
罪名：殺人等
刑期：無期懲役
服役期間：約40年
前科前歴：なし
診断：精神分裂病
病歴：Gは生来知能が低かった。両親と幼少時に離別し，小学校時代には母を思慕して家出したこともあった。学業成績は最下位で欠席が多く，中学校を1年時に中退した。Gは土木作業員，店員等を勤めたがどれも長続きせず，悪友と窃盗を働いて少年院に送致された。かねてから怠惰な生活を叱責され家族に反感をもっていたが，19歳時，Gは激しく罵倒した家族を衝動的に殺害した。

収監時，精神発達遅滞（IQ＝60）と診断され，勤労意欲に極めて乏しく，普段は温和だが刺激による即行性ありと指摘された。収監から7年目の27歳時頃から，「女優の○○が自分のせいで死んだ」と奇声をあげたり，独言，神に祈るような儀式が見られたりしたが，向精神薬の投与で収まっていた。

35歳時，「賞金をやるとラジオで放送している」「神様が話しかけてくる」等と言い，独言空笑しながら房内を徘徊するような状態が再発し，Gは城野医療刑務所へ移送された。当所における約半年間の治療の後は，職員の指示にも素直に従い作業に従事できるようになった。

現在まで，Gは小声での独言があるが，安定して生真面目に作業に取り組んでいる。ただし，高齢でもあり動作はやや緩慢であり，情緒の表出には乏しい。ひっそりと他人を避けほとんど口をきかないが，周囲に対する興味は比較的失なわれておらず，問えば一般ニュースなど驚くほど理解している。現処方は chlorpromazine 200 mg 分2 である。

まとめ：精神発達遅滞を基礎にして，分裂病様症状を生じた症例であり，旧来の診断では接枝分裂病とされている。現在は自ら対人関係を忌避しながら，

刑務所に適応し安定した生活を送っている。

＜症例 H　70歳代前半＞
罪名：強盗殺人等
刑期：無期懲役
服役期間：約40年
前科前歴：放火，窃盗等累犯6入
診断：精神分裂病
病歴：Hは小学校1年で中退した後，工員や職人見習い等を転々とした。些細なことで激しく興奮することが多く，20歳頃，精神病院に数ヶ月間入院した既往があった。25歳頃から，窃盗，恐喝等繰り返し，荒んだ生活ぶりで5回の前歴を認めた。

　35歳時，Hは強盗殺人事件を惹起し収監された。当初は一般刑務所において特段の問題はなかったが，39歳頃から，「殺される，悪口を言われる」等の被害迫害妄想，独言空笑，幻聴体験，房内を無意味に徘徊する等の異常を認めるようになった。

　41歳時，Hは城野医療刑務所に移送された。いつも無意味にニヤニヤしていたが，他人を避けつつおとなしかった。また，作業の能力は稚拙で平均の半分にも満たなかった。43歳時，突然，Hは他囚を理由なく殴りつけ，作業もほとんどできなくなった。以降，房内を独言しながら徘徊，放歌，裸体になる，洗面台によじ登り外を眺めるなど，職員の制止にも全く従わなくなった。さらに「電波がはいってイライラする」「（他囚から）臭いと嫌がらせされる」等と訴え，作業もほとんどしようとせず，終日飽きることなく房内を徘徊するばかりとなった。

　Hは機嫌がよいとニコニコ愛想よいものの，自分の思いどうりにならないと幼児のように駄々をこね，全く指示に従わない。着替えや食事など日常の身の回りのことは自分でできるが，現在も「殺される」などの残遺的な妄想が続き，幼稚な言動が目立つ。長谷川式簡易痴呆スケールは10点だが，明確な記銘力障害はなく，元来の知能の低さの反映と思われる。現処方は thioridazine 50 mg 分2 である。

まとめ：元来知的障害があった受刑者が，服役から約4年後に精神分裂病を発症したと考えられる。現在も慢性的な幻覚妄想は持続しているものの，むしろ児戯的な多幸性や抑制の欠如が目立ち，精神分裂病性欠陥状態にある。

＜症例Ｉ　80歳代前半＞
罪名：強盗強姦，不法監禁等
刑期：無期懲役
服役期間：約40年
前科前歴：累犯9犯
診断：老人性痴呆
病歴：Ｉは貧困家庭に育ち，少年時代は学校にも十分行けず，家業の手伝いをして過ごした。成人後従軍したものの，実際に軍隊にいたのは半年余りで，ほとんどは戦時逃亡，窃盗の罪で軍刑務所に服役していた。28歳時に退役した後も，放浪しながら窃盗，強盗，強姦，不法監禁などを繰り返し無期懲役となった。

20余年間服役後の66歳時，Ｉは仮釈放となった。しかし半年後には窃盗を犯し，仮釈放取り消し再収監となった。78歳時，身体的には強健なものの，物忘れが激しく，夜間裸で徘徊する，失禁し自らその大便をこねるなどの行動があり，城野医療刑務所へ移送された。入所時の長谷川式簡易痴呆スケールは6点，重度痴呆，夜間せん妄と診断された。

現在，Ｉは服役していることを理解し，自分の名前はわかるが，記銘力は失われ，場当たり的な作話が目立つ。懲役作業はほとんど不可能である。また，食事や排泄，入浴等にも職員の介助が必要な状態である。

まとめ：無期囚が一度は仮釈放されたものの再犯により収監され，老年に至って老人性痴呆を生じた症例である。服役しているという認識はかろうじてあるが，労役は事実上不可能である。

＜症例Ｊ　60歳代後半＞
罪名：強盗殺人
刑期：無期懲役

服役期間：約40年
前科前歴：累犯7入
診断：精神分裂病

病歴：Jは貧しい家庭の9人同胞の第5子として出生し，放任して育てられた。小学校3年で中退し，以降放浪し不良交遊を繰り返した。少年刑務所に収容されたのをはじめに，窃盗，暴行等15犯7入の前科があった。26歳時，金に困り短絡的に強盗殺人を犯した。

収監時よりJは粗暴で些細なことで激昂し，非協調的な態度が目立った。就業拒否，喧嘩，凶器作成，異物嚥下，器物損壊等規律違反が著しく多く，爆発性情性欠如性人格と診断され，処遇は困難をきわめた。また，Jは不平不満が多く，情願の申請も目立って多かった。

31歳頃になると単なる処遇に対する不満以上に「口笛を吹いて当てこすりをする，悪口をいわれる」と奇妙な訴えが増え，さらに他人を避けひきこもるようになり，Jは城野医療刑務所に移送された。移送当時は緘黙，無表情，猜疑的な態度が目立ち，「自分の名前が映画にでるので皆の前に出たくない，嫌がらせをされる」と訴え，独言空笑も目立った。

治療により37歳頃からJは少しずつ作業に従事するようになったが，病状は一進一退で就業には波が大きかった。43歳頃からは，被害的な幻覚妄想は変わらないものの，さらに周囲に対する興味関心が次第に失われ，意欲の低下が目立ち始めた。

49歳頃から病状は固定し，診察時には「男や女の声が聞こえる，電波が来る，イライラする」等の訴えは多いものの，それを苦にする様子はなく，Jは職員の説得に応じ何とか就業を続けている。現在は種々の身体疾患の治療が問題となることが多いが，それを口実に作業を怠けようとする器用さを見せたりもする。現処方は chlorpromazine 75 mg haloperidol 4.5 mg biperden 3 mg distigmine bromide 15 mg 分3，nitrazepam 5 mg 就前である。

まとめ：元来，粗暴で衝動的性格傾向をもつ処遇困難な受刑者が，拘禁から5年目に精神分裂病を発症した症例である。発症当初は拘禁反応様の症状だったが，次第にひきこもりや意欲の低下などがみられるようになった。現在は高齢となり，精神症状は比較的おちつき，むしろ身体疾患がしばしば問題となっ

ている。

<症例K　60歳代前半>
罪名：強盗殺人等
刑期：無期懲役
服役期間：約30年
前科前歴：窃盗，住居侵入等累犯4入
診断：精神発達遅滞，拘禁反応

病歴：Kは農家の7人兄弟の第4子として生まれた。子供の頃から粗暴で，小学校にもろくに行かず3年生で中退した。家庭においても厄介者扱いで，16歳時には家出した。その後は土木作業員，食堂の出前持ち等を転々とし，21歳時窃盗，無銭飲食等で服役した。出所後も仕事はほとんど続かず，日雇い人夫としてその日暮らしをするうち，金に困り無計画に強盗殺人をおこした。

刑の確定した29歳時，Kは知能指数60とされていたものの，不潔，無為で理解力なく，ときに興奮して粗暴行為を反復する，頑固な釈放要求を繰り返し，現実から全く遊離しているとすでに記載されていた。

44歳時に城野医療刑務所に移送されてきた。しかし「自分は釈放されるためにここに来た。自分は探偵だったから釈放される」と繰り返すばかりだった。職員が丁寧に説諭してもKは全く理解を示さず，なぜ釈放しないのかと逆に興奮して怒り出す始末だった。再三作業を勧めても，ほとんど続かず，単純な子供じみた釈放要求ばかりを繰り返した。

現在は身のまわりの清潔も保てず，だらしない服装で房内で座り込み，水道の水を流し放しにしてそれを飽きることなく終日眺めている。簡単な指示に対する受け答えはできるが，抽象的な話しや相互的な意志の疎通は全くできない。今でも，Kは一方的に単調な調子で幼児のように釈放の要求を繰り返すばかりで，自分の気に入らぬことは頑として受け入れない。現処方はhaloperidol 4.5 mg chlorpromazine 75 mg biperden 3 mg分3である。

まとめ：元来，精神発達遅滞であり，易怒的で耐性にも乏しく拘禁状況に順応できないまま現在に至っている。ほとんど一方的に釈放の要求を繰り返すばかりで意志の疎通も難しい。

＜症例L　50歳代後半＞
罪名：強姦致死，殺人等
刑期：無期懲役
服役期間：約30年
前科前歴：なし
診断：頭部外傷後てんかん

病歴：Lは貧しい職人の家に生まれ，発育は特に異常はなかった。最下位の成績で中学校を卒業後，工員や店員を転々としたが，どこも長続きしなかった。18歳時，Lは自転車で転倒し脳外科手術を受け，その後てんかん発作を生じるようになった。てんかん発作が治まらず入院したこともあった。

手術後は自宅で家業を手伝っていたというが，実際には無為徒食の生活だった。一方10代の頃から，Lは男女の性交を窃視して自慰をしたり，売春婦との性交を繰り返していた。次第に普通の若い女性との性交を望むようになり，遂に25歳時に複数の強姦殺人事件を惹起した。

26歳の収監時から，Lには一日数回の全身けいれん発作を認めたが，31歳時より大発作に加え，ときに無目的な徘徊や転倒が目立つようになり，医療刑務所に移送された。複雑部分発作，2次性全般発作と診断され治療の結果，38歳頃より発作が減り，44歳時には一般刑務所に軽快還送された。しかし，48歳頃から再び全身けいれん発作が頻発するようになり，城野医療刑務所に再移入された。

現在，てんかん発作は投薬により比較的抑制されている。しかし，治療の必要性の再三の説明にかかわらず，Lは理解せず薬の服用を嫌がる。また，性格は頑固で独善的な思いこみが強く，些細なことに対する不平不満が多い。職員に対する反抗や就業拒否などの規律違反も多く，作業にも真面目に取り組もうとしない。現処方は phenytoin 125 mg　phenobarbital 42 mg　carbamazepine 800 mg clonazepam　6 mg 分3 である。

まとめ：頭部外傷後てんかんの症例である。てんかん発作は薬物により抑制されているものの，我執，易怒性など性格の偏倚が大きく服役態度が悪い。

＜症例 M　50 歳代後半＞

罪名：強盗殺人

刑期：無期懲役

服役期間：約 30 年

前科前歴：なし

診断：拘禁反応，精神発達遅滞

　病歴：M は生前に父親と離別し，恵まれない複雑な家庭に育った。中学に進学したものの，盗みをして 1 年生の 1 学期で退学となった。その後は比較的長く漁師をして暮らしていたが，27 歳時，遊興費欲しさに半ば衝動的に強盗殺人を起こした。

　性格は比較的穏和で従順だったものの，刑務所では「ご飯になにか入れられている」「誰かが自分のことを言っている」と終始訴え，奇声，大声，房内徘徊等が見られ，収監から 7 年目の 35 歳時に城野医療刑務所に移送された。

　M は当所においても幼児のような言動が目立ち（IQ＝71），また自信にも乏しく，工場にもなかなか出役したがらなかった。堪え性がなく，簡単な作業を与えてもすぐに投げ遣りになった。職員が説得しても数ヶ月ももたず，職員に殴りかかったり，貯水槽に飛び込んだりの逸脱行動を示した。理由を問うと「治療班に行けば何もしなくていいから」（注 2）と屈託なく答えた。このような状況で治療班と工場との行ったり来たりを繰り返した。また，食事に毒が混じっているという被毒妄想も気まぐれに変動した。

　47 歳頃になると，「天井から職員の声が聞こえる」等と，ときに幻聴を訴えたものの，行動は落ち着き順調に安定して作業に従事するようになった。

　現在でも単調な幻聴体験を訴えるが，深刻さはまったくない。誰彼かまわず頭を下げ，退行し依存的な態度が目立つ。事件について問うと「覚えていないのでわかりません，ここにずっとおらしてください」というが，会話は表面的にすぎず，状況を的確に理解しているようにはみえない。現処方は haloperidol 2 mg biperden 1 mg 夕，levomepromazine 25 mg vegetaminB 1 錠就前である。

　まとめ：知的障害から生活能力，問題解決の能力が低く，なかなか懲役に適応できなかった症例である。約 20 年かかり，50 歳近くなってやっと生活が安

定した。反面，現在は退行して受動的な態度が目立つ。

2．考　察

(1) 対象者の年齢，服役期間について

　本稿で対象とした無期懲役の判決を受け，城野医療刑務所に在所し，30年以上服役している者は13名であった（平成11年4月1日現在）。さらにそのうちで，45年以上服役している者が3名だった。これは前述した全国調査での30年以上服役している者の約1/3，45年以上の者の3/4にあたる。対象となった13症例の平均年齢は67.4歳で，その範囲は81歳から58歳だった。

(2) 精神医学的診断について

　対象の精神医学的診断についてみると，大きく3群に分けられた。すなわち，精神分裂病が7例（54％），精神発達遅滞で拘禁反応を生じている者が3例（23％），器質性障害が3例（23％）だった。ただし，症例Cについては，症例呈示のまとめで触れたように，分裂病か妄想様構築か診断が分かれ，さらに現在は脳血管性痴呆も合併する。今回の調査では広義に精神分裂病と分類した。また，接枝分裂病とされている症例Gも精神分裂病と分類した。結果として，全体の過半数が精神分裂病で占められることになった。

　なお，知能が平均以上の症例はB，Cのみであり，それ以外の症例は，程度の多寡はあるものの知的に劣っていた。

(3) 発症の時期と経過について

　発症の時期と経過を診断別にみると，まず，犯行時よりすでに精神分裂病に罹患していたと考えられるのが2例（症例D，E），服役中に精神分裂病を発症したと考えられるのが，症例A（収監から6年目），C（同5年目頃と推定），G（同7年目），H（同4年目），J（同5年目）の5例である。精神分裂

病の発症が平均して収監から5，6年目前後に集中しているのが興味深い。また，この結果は稲村[5]による，既往を持たない精神分裂病の3/4が既決後2年以降に発症しているという指摘とも一致している。

経過についてみると，症状の変遷は症例により様々だが，精神分裂病の7例中6例は慢性的残遺的な幻覚妄想を残しつつ，程度の差はあれ人格の欠陥を伴いながら表面上安定した日常生活を送っている。1例だけ（症例D）は日常生活に介助が必要なほどの著しい人格の荒廃を生じている。

一方，精神発達遅滞を基礎として拘禁反応を生じているとした症例F，K，Mの3例は，収監当初から，爆発反応，反応性不機嫌など気分変調，好訴，「明日釈放になる」等の逃避性妄想等の症状を現在まで終始一貫して認め，経過において上記の安定して暮らす精神分裂病群とは対照的である。

この症例F，K，Mの3例は拘禁反応と分類したが，横断的症状ばかりでなく縦断的経時的な経過も踏まえると，一般に予後の良いと言われる収監直後にみられる反応性急性精神病状態の拘禁反応とは異質である。すなわち，知的障害や情緒の未成熟性を基礎にもつ受刑者が拘禁を受け入れられず，遷延性に刑務所に順応できない状態といえよう。拘禁反応，拘禁性精神病というより，拘禁不適応とでも形容するのが適切な病状である。また，経過についてみると，症例F，Kは基本的な病状は変わらずいまだに適応できないが，Mは50歳を過ぎてかろうじて安定した。

ところで，医療刑務所に収容されている受刑者は，治療の結果病状が改善すれば，原則として一般刑務所に還送される。逆に言えば，ここに呈示したような長く医療刑務所に在所せざるをえなかった受刑者は，最も重篤で長期的予後の不良な一群といえる。そしてこれらの症例を検討すると共通するのは，程度の多寡はあるものの知的に劣り情緒的に未成熟な者が圧倒的に多い点である。予後良好の群と比較検討したわけではないので断言できないが，器質性障害を除いて考えると，拘禁状況における長期的な予後は，疾患，例えば精神分裂病か否かという要素より，元来の知的障害と各人の耐容性に大きく影響されるように思われる。実際，樋口[3]も，拘禁環境における適応については，内因性精神病の影響より精神病質人格を合併した精神薄弱が大きな要因となり，さらに，これらの不適応反応は反復習慣化されると指摘している。

器質性障害に関しては，症例B（神経梅毒）が収監から11年目，I（老人性痴呆）が同36年目，L（てんかん）は犯行時以前より発症していた。ここで興味深いのは，神経梅毒のBが，一時は見当識を失うほどの著しい誇大妄想に侵されながらも人格崩壊に至らず，晩期寛解とも言うべき状態に至った点であるが，これは紙数の制限もあり別稿に譲りたい。

（4）現在の病状について

つぎに，彼らが懲役刑を受けている受刑者であるという点を踏まえて，現在の病状について検討してみたい。

精神分裂病のうち症例A，E，G，Jの4例は，現在，表面上は真面目に就労し安定した生活を送っている。しかし症例として具体的に述べてきたように，彼らは分裂病性の残遺的な人格の硬直化が著しく，あくまで刑務所内の変化に乏しい環境において，はじめて適応が可能になっていると見受けられる。

中谷[10]は，慢性分裂病者の作業場面での型にはまった過剰な熱心さ，模範的な真面目さを，表面的な「仮性適応」として述べ，これは見かけの同調性にすぎず，分裂病者の脆さの逆説的現れであり，わずかな負荷でも容易に破綻が表面化すると指摘している。

長期に服役中のこれらの分裂病者もまさに，中谷のいう「仮性適応」というべき脆い状態にある。彼らも環境の変化や些細な負荷で病状が悪化する可能性が高いと考えられる。すなわち刑務所内で慢性分裂病者が反則や事故なしに，見かけ上真面目に懲役を果たしているからと言って，即それゆえに病状が良いとは決して言えないのである。

また精神発達遅滞の症例Mについても，現在の病状は落ち着いているが，環境に順応する能力は低く，些細な変化で反応を起こしやすい。このように一見して安定しているかのように見える症例に関しても，現在の安定は医療刑務所の配慮された保護的な環境下にあることを十分勘案する必要があるだろう。

次に，病状の最も重篤な症例C，D，Iの3例についてみると，脳血管性痴呆，老年痴呆，精神分裂病と各々原因となった疾患は異なり，刑務所にいるという認識がかろうじて残る者もあるが，いずれも現実には懲役刑という本来の意味は失われつつあると言わざるをえない。現在，彼らは終日病舎で看護職員

の介護を受けている。

　逆に，唯一症例Bは比較的安定した病状で，80歳という高齢にもかかわらず周囲に対する関心を失わず，元気で作業に精勤している。

（5）精神障害受刑者の仮釈放，刑の執行停止について

　ここにあげた無期囚が30年以上にわたって服役しているのは，仮釈放にならなかったからにほかならない。現在の我が国においては，一概には言えないが，15年から20年以上服役した無期囚は，一般に仮釈放の対象となるようである。その法令根拠は刑法28条にあり，「無期刑に処された者でも，改悛の状があるときは，10年を経過した後，行政官庁の処分によって仮出獄が許される。」とある。

　具体的には，地方更生保護委員会が仮出獄の決定をするが，その要件をみると，1）悔悟の情が認められること。2）更生の意欲が認められること。3）再犯のおそれがないと認められること。4）社会の感情が仮出獄を是認すると認められること。(「仮釈放及び保護観察等に関する規則」第32条)とある。これらを総合的に判断し，仮出獄，保護観察が本人の改善更生のために相当であると認められるときに許すものとするとされている。さらに，当然ながら受刑者の引受人がおり，適切な帰住予定地が確保されていることも必要条件である。

　しかし，これらの仮釈放に関する条件は健康な一般受刑者を対象として想定しているのは明らかだろう。症例呈示でみたように，精神障害，とくに重篤な障害に罹患している無期囚の場合，悔悟の情および更生の意欲をみるのは難しい。彼らは現在の医療刑務所での保護的な生活に辛うじて適応しているか，または，それすらも困難である。つまり，現在の法令下では精神障害無期囚は仮釈放の対象とはなり難い。

　さらに彼らの仮釈放が難しいのであれば，精神疾患に罹患しているのであるから，すみやかに刑の執行停止をするべきであるという主張もある[7]。「刑事訴訟法」480，481条によれば，「懲役，禁固又は拘留の言い渡しを受けた者が心神喪失の状態にあるときは，検察官の指揮によって刑の執行を停止し，病院その他の適当な場所に入れさせなければならない」とある。

しかし，執行停止に関しては単純な身体疾患とは異なる精神障害の特徴的な病状が隘路となる。すなわち，悔悟の情や更生意欲といった認識はないような重篤な病状ではあるものの，患者は限定された変化の少ない環境でならば安定した生活が可能なのである。このような状態にある受刑者を完全に心神喪失と判断し，刑の執行停止の適応とするのは難しいだろう。上記症例のうちの過半数の7例（症例ABCEGJM）がこのような状態に該当している。一言で「心神喪失の状態にあるとき」といっても，その判断が多様で争点となるのは，刑事裁判でしばしば見られる通りである。仮釈放にしろ執行停止にしても，健康な受刑者や，生命にかかわるかが明快な基準となるような，身体疾患がモデルとされる概念であり，再三指摘されているように，現行法令下では精神障害者の処遇についてはほとんど配慮がなされていないのが現実である。

（6）精神障害長期受刑者の処遇について

しかしところで，これらの精神障害受刑者の処遇は，法令の改正や積極的な運用によって，仮釈放や刑の執行停止を可能とすれば，果たして解決する問題なのだろうか。その場合，実際に彼らを受け入れるのは一般医療機関である公立または指定精神病院である。一般病院に移された彼らは，重大事犯を犯し反社会的性向が強く，さらに保護室から出られない程の重篤な精神症状をもっている者もいる。また，身元を引き受けてくれる親族などの身寄りもほとんどない。そのような彼らを受け入れる病院側の困惑，ひいては不満の声は容易に想像がつく。実際，刑事事件を犯しながら免責とされ措置入院となった触法精神障害者の治療についての困難な状況についての報告は多い[13)14)15)]。現在の精神医療は開放的治療が主流であり，彼らの治療を一般病院に委ねるのは，実際には負担が非常に重い。措置入院中の患者が外出時に別の事件を起こすような事例も現実に生じている。

また逆に，いたずらに触法精神障害者を警戒するあまり，対応が必要以上に拘禁的閉鎖的となり，適切な治療が難しくなっている場合もあるという[16)]。さらに，治療的な視点からいえば，彼らを一般病院に移し，環境を変えることが必ずしも受刑者の利益にならない可能性もあるのは既に述べた通りである。彼らの人格の狭小化硬直化は，長期拘禁による影響が強く，prisonisationの結

果という批判もあるだろうが，急激な環境の変化は，彼らをいたずらに混乱させる危険性を持っているのも現実である。これは，しばしば潜函病（高圧環境下から急激に浮上し平圧に戻る際に生じる障害）に例えられる通りである。

このような重篤な精神障害受刑者の処遇にあたっては，矯正施設かさもなければ病院かという二者択一的な発想ではなく，刑罰という基本的枠組みを維持しつつも，精神障害の特殊性に配慮し，医療刑務所を矯正-治療施設として積極的に活用してゆくのがよいのではないかと筆者は考える。精神障害医療刑務所は「刑務所社会における精神病院」（糸井[9]）であるばかりでなく，触法精神障害者の治療という医療と矯正の間隙を埋める施設として，単なる刑務所の医療部門という以上に，一般刑務所でも一般精神病院でも対応の困難な，精神障害者の治療をしつつ矯正するという専門的機能を強めるのが望ましいと思われる。そのためには施設の増強拡充ばかりでなく，その運営に関しても，一般受刑者を扱う刑務所とは異なる，精神障害者を治療しつつ矯正するという特異的な位置づけを明確に是認し，一般刑務所とは一線を画す独自の運営が許容されるべきではないだろうか（注3）。

そしてここに挙げたような重篤な精神障害に罹患し，受刑が長期に及ばざるをえなかったような受刑者は，このような自由度の高い施設で治療上の要請に応じて，慎重に一歩づつ環境調整を図り治療的に処遇して行くのが，治療的な観点からしても堅実で適切であるように考えられる。

おわりに

城野医療刑務所に30年以上収容されている精神障害をもつ無期囚の病状について報告し，さらに彼らの今後の処遇についても精神科医の立場から若干の意見を述べた。本稿で触れたような無期囚に限らず，今後，矯正施設に精神障害者は増えて行くだろう。

藤縄[2]は，分裂病者の犯罪に関して，従来の，原則として責任無能力であり，著しい寛解例にのみ責任を認めるという考えを否定し，治療技術の進歩を踏まえ，主治医が通院により社会生活に支障ないと判断した際には，患者には市民としての権利と同時に，それに付随する刑事責任能力を認めるべきだと主張している。

また，1984年，最高裁[12]は次のような判決を出した。

「被告人が犯行当時精神分裂病に罹患していたからといって，そのことだけで直ちに被告人が心神喪失の状態にあったとされるものではなく，その責任能力の有無・程度は，被告人の犯行当時の病状，犯行前の生活状態，犯行の動機・態様等を総合して判断するべきである。」

すなわち，近年の刑事政策は，藤縄の意見に代表されるように，従来の精神病者ゆえ即責任無能力とするものではなく，その事例に応じて責任能力を認め，罰してゆく方向に徐々に向かいつつある。このような流れのなかで，分裂病者に限らず精神障害者が服役する機会は今後さらに増え，当然，精神障害受刑者が服役中に再発や病状の悪化を生じることも間違いなく多くなる。

精神障害受刑者の治療や処遇は，一般受刑者における身体疾患のそれとは異質であり，身体疾患モデルを精神障害に単純に当てはめるのは困難である。拘禁状況と密接にかかわる，種々の精神障害固有の構造があることを明確に認識し，本稿で示した無期囚を含め，精神障害受刑者に対して積極的な治療が可能となるように，精神障害者矯正施設をより専門的に充実させ対応してゆく必要があると考えられる。

（注1）　初出時のまま，現在は北九州医療刑務所に改変。

（注2）　「治療班」とは，懲役作業が困難なほど病状が重いと判断され，休養を許可されている収容者のグループを指す。

（注3）　具体的には種々考えられるが，一例を挙げれば，建物全体としての保安は確保しつつ，病舎内では受刑者の行動制限を減らし拘禁状況を緩和し，一般病院と同様の自由度の高い治療環境とする案などが考えられる。諸外国の医療矯正施設が参考になろう[4]。

初出；矯正医学48巻1-4号，p 1-12, 2000

文　献

1) Birnbaum：Psychosen mit Wahnbildung und wahnhafte Einbildungen bei Degenerativen. C.Marhold, Halle. 1908

2) 藤縄昭:「病院内寛解」について 病院精神医学の立場から. 精神医学 4:95-101, 1962
3) 樋口幸吉:拘禁環境の精神病理. 矯正医学 9:50-64, 1960
4) 五十嵐禎人:触法精神障害者の処遇 その現状と問題点. 松下正明編 臨床精神医学講座19「司法精神医学・精神鑑定」, 406-420, 中山書店 1998
5) 稲村 博:精神病受刑者の犯罪と疾病経過. 犯罪誌 37:127-134, 1971
6) 糸井幸吉:精神障害無期囚の現状. 矯正医学 31・32合併号, 39-49, 1983
7) 糸井幸吉:精神障害無期囚の現状(第2報, 城野医療刑務所出所者について). 矯正医学 31・32合併号, 55-65, 1983
8) 糸井幸吉:精神障害無期囚の現状(第3報, 20年以上の服役者, その意味と分布.) 矯正医学 34:92-101, 1985
9) 糸井幸吉:矯正医学. 矯正協会. 1992
10) 中谷陽二:分裂病者の逸脱特性. 高橋俊彦編 分裂病の精神病理15巻, 東京大学出版会, 1986
11) Rudin, E.: Uber die klinischen Formen der Seelenstorungen bei zu lebenslanglicher Zuchthausstrafe Verurteilten, Kgl. Hof u. Universitats-Buchdruckerei Dr. C. WolfA&Sohn, Munchen, 1909
12) 最高裁判所事務総局編:責任能力に関する刑事裁判例集. 法曹界, 1990
13) 山上 皓:精神分裂病と犯罪. 金剛出版, 1992
14) 山上 皓:触法精神障害者の法的処遇とその問題点. 精神科治療学 11:1037-1050, 1996
15) 山上 皓:触法精神障害者をめぐる諸問題. 全自病協雑誌 12:18-31, 1997
16) 山上 皓:司法精神医学の概念と歴史. 松下正明編 臨床精神医学講座19「司法精神医学・精神鑑定」, 3-13, 中山書店 1998

VIII. ドイツの社会治療施設

古賀幸博, 林　幸司

　我が国の刑法が刑罰一元性を採っているのに対し，ドイツの刑罰体系は「刑と処分」の二元性を採用している。刑事治療処分制度や特殊病院制度を実施していることにも表れているように，単に刑罰を科すだけではなく精神障害受刑者への治療的処遇および社会復帰にも力を注いでいる。この考え方は同時に長期刑受刑者や性犯罪者の教育や社会復帰にも反映されており，社会治療施設（Sozialtherapeutische Anstalt）はその中核を担う行刑施設となっている。ドイツの社会治療施設は，性格的に異常な犯罪者に対し，社会適応能力を回復，付与するために，特別な治療プログラムを持って処遇を行う施設である。それぞれの州を単位として16の社会治療施設があり，総数1,000名の収容能力を持っており，そこに収容される被収容者の種類は，殺人・強盗から薬物事犯者など様々である。

　近年ドイツでは凶悪な性犯罪が多発したために，マスコミ報道が過熱して社会不安が高まり，行刑法が改正され,「保護者による性的虐待」,「未成年者への性的行為」,「少年への性的虐待」に該当する行為により2年以上の有期自由刑を言い渡され社会治療施設での処遇を指示された場合にはそこに収容されると規定された（1998年制定，2000年1月より施行）。

　我々はこの規定のまさに運用初年度に当たるカッセルとアルテンガンメの社会治療施設およびノイブルグ少年刑務所を参観し意見交換する機会を得たのでここにその概要を報告する。

1．カッセル社会治療施設　2000年6月7日（水曜）参観

　カッセルの中心部からタクシーで10分ほどの市街地の一画にある。歴史のある一般刑務所が隣接しており、そこから派生分離した形なのでカッセル第2刑事施設とも呼ばれる。ともに施設管理者である心理療法家 Erdmann 氏と法律家 Lindner 氏による二頭体制で社会治療に取り組み，責任無能力者は処遇されていない。この施設は1992年に慶応大学加藤久雄教授により初めて日本に紹介された。当日の施設案内では2名の管理者の他に被収容者グループの責任者であるソーシャルワーカー，アルコール依存症者の治療を行っている臨床心理士，さらに職業訓練を実施している教育担当者が同行した。施設見学では居住ユニット，作業風景，スポーツ娯楽施設などを参観した。

（1）施設概要

　1980年開設。成人男性のみで，残刑が1年半以上〜5,6年の長期受刑者を受け入れ，閉鎖170名，開放30名で構成されている。受刑者は判決文を提出して全ヘッセン州から希望してこの施設を選択することができる。また他の刑務所からの推薦者も含まれる。それらの中から適切な者が入所を許可される。したがって希望者全員が入所できるわけではない。ここでは懲役2年以上の性犯罪者が処遇される。
　治療プログラムの作成には受刑者本人も参加する。本人の同意がなければプログラムは遂行されない。作成されたプログラムに不服があれば，裁判所に申し立てができる。
　無期囚の外出・外泊は施設の判断で可能であるが，仮釈放は裁判所が判断する。予想される危険性の有無などについては施設の意見として裁判所に提出する。それに加えて責任の重さによって裁判所が仮釈放が適当であるかどうか判断を下す。

ここでは犯罪者達を10名ずつの14グループに分けて処遇している。しかしヘッセン州の収容所は収容人員過剰となり，10名ずつのグループ構成では対応しきれなくなり，13名程度でグループを作らざるを得なくなった。したがってもともとは1人用の部屋に2段ベッドを入れて2人部屋にしつらえたところもある。1フロアに二つのグループが居住し，2名のソーシャルワーカーに臨床心理士1名，その他に賄いなどの5名の介護者がグループを担当している。処遇運営会議にも2名のソーシャルワーカーと1名の臨床心理士が参加している。

職員は120名であり，そのうち医師（一般医），心理，教育，ソーシャルワーカーなどの専門職が30名，作業指導者が75名，事務管理職が12～13名となっている。

2000年3月31日現在の入所者内訳では，70名が性犯罪者（対子供＋成人），46名が殺人および甚大な傷害（殺人25名，傷害21名），15名が無期受刑者，60名が恐喝および窃盗受刑者で，そのうちの2/3が累犯者となっている。

（2）性犯罪者に対する治療プログラム

ここでは性犯罪者を特別な人間であるとは考えていない。他の犯罪と背景は共通であり，夫婦，家庭，社会，ストレス，アグレッションなど様々な人間関係上の問題を重視し，それらによって犯罪が引き起こされたと理解して対応している。

入所後は，まず3ヶ月間，性犯罪者の状況を面接やカンファレンスを通して観察する。そしてどのような対人関係上の問題があるのか原因を検討していく。その上で様々な処遇方法が検討され，処遇プランが個別に立てられる。その際，職業上の訓練や社会復帰上のプログラムが作成される。ケースに精神障害が存在すれば個人カウンセリングによる対処がプランに組み込まれる。

ここで二つのグループが作られる。一つは性犯罪者のみのグループ。もう一つは性犯罪者とその他の犯罪者を加えた混合グループである。混合グループに関しては他の犯罪者と同じグループに所属することで安心感を持つことができて社会復帰が促進されるという。そこではグループミーティングを行うが，性

犯罪を容認するような展開が生じれば，話を打ち切り，そのメンバーをはずして閉鎖処遇へ戻す処置をとり，指導者側の問題を論議する。これまでに犯罪を肯定するような会話はグループでは見られなかったが，個人療法ではそうした問題が起こりやすい傾向があったという。

その他，年齢を考慮した様々なプログラムが用意される。この場合，犯罪構成要素が学歴や環境など様々な面から個別に検討される。そして文書としてプランを作成し，半年，1年後に再検討される。こうした方法は統合的社会治療と呼ばれている。ハンブルクでも同じような処理方法が採られている。ここには精神科医はいないため，医学的な治療は行われない。ただ，再犯率を低下させるためのプログラムが実施され，社会復帰時の適応手段を身につけることが目的とされる。

（追記）通訳を介しての意見交換でもあり，性犯罪治療の具体的な中身まで立ち入った討論はできなかった。技法としてよく取り上げられる relapse prevention を口にすると女性臨床心理士から，「ああ！カナダのね」という返事があった程度で，特別な技法や流派にこだわりなく行われているようだった。

以下は質疑応答である。

Q：入所引き受けに関する基準は更生の見込みのある者ということか

A：何もしてあげなくても再犯しない者いれば，あらゆる手だてを加えても再犯を繰り返す無駄な者もいる。将来の予測は難しい。したがって基準はないが，訓練をベースとして社会復帰させることが目標とされている。現在のところ40〜50名が参加しているが，一定の知能を有することは必要だろう。応募の際に選抜テストを実施している。その後3ヶ月適応状況を観察して適性の高い職業訓練を選択する。教育上問題となるのは数学。製品は作成できても，計算ができないためそれからの数字上の管理ができない。

Q：アルコール依存症について否認するメンバーに対しては

A：アルコール依存症に関しては現病歴・生活歴をチェックする。アルコール依存症者はアルコールをやめるとハッシッシに対する依存が高まる傾向があるため，尿検査を実施して使用の有無をチェックする。ここでもアルコールは手に入れようと思えば手に入る状態にある。検査の結果陽性となれば，面接をする。開放処遇の場合は外泊が可能であるが，検査で陽性と判定されれば外出禁

止になる。面接などで対応しても改善が見られない場合もある。
Q：精神科的治療が必要な場合は
A：薬物療法などの医学処置が必要になった場合には隣のカッセル刑務所の精神科医師が応じてくれるが，それはこの施設としての処置ではない。他の疾患の場合は，それぞれの専門医を受診し対応している。
Q：処遇上留意している点
A：自分の価値を失っているものが多いため，その価値（自己評価）を取り戻し，高めることを治療目標としている。これは犯罪者にとって非常に重要なことである。ものを作ってそれが売れることは自己評価を高められるし，作業療法としても有用である。ここでは仕事療法として考えており，朝起きて一定の規律の元で作業をさせている。ヘッセンターク（ヘッセン州のフェスティバル）に出品して社会的に認知されることで自己評価を高められている。
Q：スタッフ間で処遇方針上の意見の食い違いは生じないのか
A：カンファレンスで意見を出し合い，作成されたプログラムをスタッフが責任を持って実行できるかどうかが問題となる。新入職員研修を実施することで施設としての一定基準を維持する。それが職員間の共通認識を持たせることで有効となる。ここでは武器を使用しない処遇を実行しており，護身術的に柔道を職員研修に組み込んでいる。
Q：彼らにここまで金と手間をかけるのは，犯罪は国の責任という発想があるのだろうか
A：それは日本的な考え方だろう。ドイツにはそういう考え方はない。ここまでやって効果が得られなければ社会治療施設をなくしてしまうという考え方もある（Lindner）。しかし経済的理由だけでなくしてしまうことはないだろう（Erdmann）。現在のところ社会治療施設の有効性は認められている。累犯者は社会を何度も傷つけることになる。それを止めることがこの施設での目的であって，結果的には財政上の負担の減少をもたらすことになるだろう。（この辺りで二人の施設長の意見は微妙に交錯した）
Q：応報刑という考え方はなくなったのか
A：国の責任としては犯罪に対しては刑に服させることになる。その後の社会治療処置は次にくる考え方となる。罪を犯した者は収容して監視しなければな

らない。その上でいかに治療するかを考える。懲罰と教育は社会復帰の両輪となる。学習課程を併用することで効果は高まる。成人になると社会での人間関係のくずれや自己評価の低下を取り戻すことは難しい。したがって柔軟性の高い少年の場合は教育は重要である。ただしここで問題となるのは受刑者の動機である。これが大きなテーマとなる。

Q：日本では被害者支援が大きな社会問題として関心を集めているが
A：被害者への対応については議論がある。犯罪者に十分な費用をかけているのに被害者に対しては十分ではないといった意見も国内にある。犯罪者と被害者の直接のコンタクトはない。犯罪者にはできるだけ犯罪行為に対する自己の責任意識を持たせるようにする。

Q：具体的には
A：自分の行為に対する責任から被害者に謝罪にいく。しかし実際に被害者が会うことはほとんどない。したがって弁護士を通じて謝罪することになるが，こうした行為を通じて罪の意識を持つことができるようになる。また謝罪や面会を断られることで，被害者との役割交換が生じ，治療効果が得られると考える。犯罪者は被害者にも落ち度があると考えがちである。しかし実際にはそうではないということ，犯罪者そのもの，犯罪行為そのものの責任を検討させる。

Q：日本とドイツの違いは
A：日本の刑法はドイツのプロイセン刑法を基本にしている。これは犯罪責任者に罪を償わせるという考え方が基本であった。しかし償うだけでは終わらない。再犯の芽を摘むという議論の有無がドイツと日本の違いである。ドイツでは10年間かけて死刑制度の是非に関する刑法論争が行われ，1948年に死刑制度を廃止した。以前は牧師などがスタッフとして参加していたが，新法律制定後に職員構成が変更され，ソーシャルワーカー，臨床心理士が治療スタッフとして導入された。

　戦後の辿り方が日独で異なる。これは政治の質の問題だろう。これは政府の指導に問題があるのではないのか。ドイツでは州の自治権が強いが，今後ヨーロッパがECとして統合されたときに，国が現在の州のような役割をとることになると思われるが，共通した見解を持つことができるのかどうかが今後の展

開次第であり，興味のあるところだろう。

（3）ドイツ全国の傾向

今後も社会治療施設への収容人員の増加が検討されており，300〜350名の増員に対応できるように考えられている。ヘッセン州では250名を増員する予定で施設が造られることになっている。

カッセルの施設も性犯罪者比率が高まれば他の罪名の被収容者が相対的に減少する予定である。性犯罪者は全般的に刑期が増加する傾向にあり，仮釈放の適用も厳密化され釈放時期が遅延している。施設間の定期的な交流はあるものの，ドイツでは法律の運用については各州に任されており，独自性が保たれている。カッセルでは無期受刑者はまず閉鎖棟で7年間処遇され，その後状態を見て開放処遇が取り入れられている。

（4）印　　象

この日も無期囚が外泊していた。外泊は施設の判断であるが，担当のソーシャルワーカーはさすがに不安げであった。

施設見学ではふんだんに金をかけた施設をたっぷり時間をかけて見せてもらった。施設の規模はかなり大きく，とくに木工・電工・金属加工・塗装・調理などの研修施設はとても充実している。生産作業よりも技術習得の研修を高く評価し賞与金も高くしているという。「研修なくして何の矯正か？」と題されたカラーパンフレットにもその自信がうかがえる。社会水準の技術，資格を身につけさせることを更生の一里塚とする，基本的には万国共通の考え方であろう。こどもが乗って遊べる機関車は自慢の品で，地域の各種イベントでも出品して喜ばれているようだ。中庭には受刑者の作った彫刻風のオブジェやバーベキュー設備があった。スポーツセンターはあまりにも立派で，住民の要請により夜間は一般開放されている。受刑者にもっとも人気があるのは訓練用具の整ったボディビルだが，筋肉体質への憧れは施設としては好ましく思っていない。武器を用いない基本処遇方針のもとで全職員が護身術を学び，この日も女

性を含む新人たちが道衣を着て柔道の研修に励んでいた。

　後述するアルテンガンメがグループホームならば，ここは長期入院者の慢性閉鎖病棟といった印象であり，あまり開放感はない。仕事が決まらずにホームの中でたばこを吸いながらひねもすトランプに興じている様子は，日本的感覚では懲役受刑者であるとはとても思われない。

　武器を使わない防衛，医療処置を行わない社会治療，という言葉が再三聞かれて，この二つが基本理念であるとともに誇りであるようだ。あまり強調されると隣の一般刑務所はどういう処遇をしているのだろうかと興味と想像力をかき立てられてしまった。豪華すぎるスポーツセンターの窓から見える隣のいかめしい19世紀の刑務所が雨降る中悠然とたたずんでおり，その放射状の威容が妙に気になった。あの中にドイツ矯正のもう一つの真実は存在するのだろうか。

　最後にご自慢の研修工場で作られたお土産を各自1個ずついただいた。ヘッセン州をかたどり鉄格子に刑務所をイメージした時計である。ずっしりとした持ちごたえのある鉄製で，ここでの研修はスケジュールの最後に組み入れた方が良いかもしれない。

2．アルテンガンメ社会治療施設　2000年6月8日（木曜）参観

　ハンブルグから鉄道で30分ほどのベルゲドルフへ，さらにタクシーで10分ほど入り込んだ富裕な農村地域の中に建っている。

　所長は出張のため不在，Rosenboom副所長とHeering-Sick臨床心理士，ソーシャルワーカー，処遇担当部長による案内を受ける。副所長の挨拶には，「2000年2月から憲法が改正され，性犯罪者，重度犯罪者は社会治療が義務づけられた。しかし本人の動機が必要なため，動機を伴わない治療拒否者に対して強制治療を行うかどうかは未定である。法律が施行されたばかりで施設側の対応が十分にできていないというのが現状である」という戸惑いも見られた。

　ハンブルクには三つの社会治療施設がある。ハード面の整備が不十分である

が，受刑者が希望して社会治療を受けられる比率は多州と比較して高い方である。アルテンガンメ（元々は少年施設として造られた）のほかには重度の精神障害者のためのフュールスブルク（800名収容），性犯罪者用のベルゲドルフ（42名収容）がある。両施設とも閉鎖的で開放的処遇は行われておらず，精神科治療を受けていない者も多く，一部が社会治療を受けている。アルテンガンメにも性犯罪を含む複数の犯罪を犯した者はいるが，近くに幼稚園があるため性犯罪のみの者は収容されない。性犯罪の治療に関してはイギリスのSOTP治療プログラムを導入しており，フュールスブルクも同様に認知行動療法を実施している。

(1) 施設の概要

収容人員は60名で開放的処遇を行っている。54名の男性，6名の女性被収容者で構成される。12名ずつの五つのユニットに分けられており，そのうちの一つは男性6名，女性6名のユニットになっている。スタッフ構成は所長（臨床心理士），臨床心理士5名，職業・教育担当者2名，ソーシャルワーカー5名，外部講師数名（ペンキ塗りなど，謝礼で応じる），処遇担当者であり，計48名で構成されている。そのうちの20名は昼夜勤務を行っており，警備や緊急時の病院搬送などに対応している。

ここで処遇される被収容者は殺人およびその他の犯罪者で，刑期の平均は9年である。終身刑の場合は15年が経過すれば刑の減軽対象になり，審査を受けて社会治療施設に移されることになる。刑を終える前の最低18ヶ月をここで過ごすことになり，長期受刑者の場合は必須とされる。長い被収容者で30ヶ月を過ごす。ただし，残刑が18ヶ月に満たない場合には社会治療の条件を満たさないため一般の刑務所から出所することになる。

(2) 受理までの流れ

他の一般刑務所での受刑者が自ら施設宛に手紙を書いて移送を申請する。当所で面接を受け委員会で決定されれば移送となる。ここでは楽ができそうだ，

などと動機のはっきりしない者や，麻薬中毒で未だクリーンでなく改善が見込まれない者，何度も脱走した者，暴力的な者，30ヶ月の訓練では不十分であると思われる者，刑の執行が未定の者，無罪を主張している者は適応にならない。

（3）受理後の経過

2，5，11月に12名ずつ受理する。空いているユニットに新メンバーを分けて受け入れ，7ヶ月間はトレーニング期間に当てる。はじめの3ヶ月は週3回教育，残りの2回は工場で作業。次の3ヶ月は週2回の教育，週3回の工場となる。工場では，壁塗り・木工・料理・金属などの作業に就く。教育では，自分はどうして犯罪者になったのか，犯罪そのものについてどう思うのか，社会復帰についてどう考えるか，社会全般についてどのように考えるのか（問題点，おもしろいと思うところ）などをビデオを使って訓練する。その他の教育プログラムとしては，音楽・倫理・運動・ヨガ・読書が行われる。週に2時間くらいはロールプレイを実施し犯行を再現して分析を加えている。また計算能力に劣るケースが多いためコンピューターなどの技能訓練も社会復帰のために行っている。

受刑者自身が面接を通して，事情の許す限り希望に応じて担当者が決定される。刑の執行が終わるまで週1回の面接が継続され，問題がある場合には面接が週2回となる。ケース担当には臨床心理士やソーシャルワーカーが応じるが，病理性の高いケースには心理士が対応する。12名ずつのユニット担当者のほとんどは臨床心理士である。ソーシャルワーカーでユニットを担当しているのは後述する女性のガービィさんのみ。同一人に対してケース担当とユニット担当が重ならないようにしている。

概要で示したように様々な職種が関わっていて，それぞれのプログラムには専門の業種担当が決まっているものの，それ以外の時間もほかのプログラムを受け持っている。ユニット12名の中に入り，専門外の部署にも顔を出し，日常の様々な局面で接触を図る方が被収容者ごとの問題点を浮き彫りにしやすい。また会議においても被収容者の動きをつかみやすく，情報交換を容易にす

る。

　7ヶ月のトレーニング期間を終えれば，被収容者は街に出て仕事を探すようになる。カッセルと異なり，施設内に大規模な工場を持たないことと収容期間を限定していることから，職業訓練を軸に社会復帰を進めることよりもひたすら社会においての適応の促進を治療目標にしている。そのため仕事が見つかれば施設を出て昼間働いて夜に戻ってくるという生活を始める。順調に進み，その後の審査で許可が出れば，住居を施設の外に構えることができるようになる。そして週に1回施設に戻り面接を受けて，経済的問題などを担当者に相談する。

　以下はソーシャルワーカーのガービィさんの話。「ユニットを受け持つだけではなく，ほかのユニットの被収容者に関しては個別のケースとして面接を持つこともある。ユニットの関係と個別の関係は別のものとして捉えられている。したがってトラブルが起きた場合には，被収容者はほかのスタッフからの介入も受けることになる。勤務時間は8：00～16：30。それ以外は他職種者もユニットをみている（11：00～21：00）。11：00～16：30はスタッフミーティングの時間に当てられており，被収容者にとっては教育のための時間になり，読書などをして過ごしている。被収容者が家族からの差し入れ品などを受け取ってよいかどうか，ラジオを購入してよいのかどうかなどを検討する。たとえばラジオで右翼系の放送を聴くことは不許可とする。被収容者とはいつも会うようにしており，共同生活を送っている大きな家族のようなものだと考えている。どういった問題で悩みを抱えているかを探ることができるように注意している。他職種者にもユニットを援助してもらっている」

　12人のユニットは一つの棟の中にあり，被収容者はその中を自由に移動できる。食堂には冷蔵庫や流し台が備わっていて簡単な調理はできる。（参観したユニットでは猫が飼われていた。）それ以外の共有スペースへは所有している鍵を使って移動することができる。余暇や娯楽のための部屋はいくつか用意されており，工作や陶芸にボディビルもできる。一日のスケジュールは個人個人の管理に任されている。施設内にはカード式の電話が2台あり，電話や手紙などの発信の制限はなされていない。

（4）薬物に関する管理・治療について

　アルコール・麻薬の使用はすべて禁止。しかし全員が遵守しているわけではなく、絶えず問題は生じている。麻薬に関しては入所時にクリーンであることが前提となっている。つまり検尿の結果、問題なしということが入所の条件となる。この時、抜き打ち検査の了解も取る。3ヶ月の経過を見て外出許可が出される前にもう一度麻薬の検査を行う。場合によっては、時おり抜き打ち検査を行うこともある。使用が発覚すれば、行動制限をその都度検討する。中毒が進んでいれば、話し合いで対応する。依存が進行して使用中止が困難であれば、別の施設での治療を優先させる。

　アルコールに関しては呼気で酒臭の有無を確認する。休暇を与えられて外泊した場合にも施設へ戻ってきたときに呼気のアルコール濃度をチェックする。0.3 mg/l 以下であれば許容範囲、それ以上あれば4週間以上外出禁止としたり、仕事には出しても休暇は与えないなどの処罰が下される。処罰に特別な決まりはないためにケースバイケースとなる。ここには独房はないため、被収容者とは面接を繰り返すことで問題を解決していく。12人のユニットの中でも処罰の仕方などでミーティングがもたれる場合がある。

　けんかをしないということは一般的によく守られている。何かトラブルが起きてもすぐに元の状態に戻る。しかし22時以降の管理はしていないためその後のことはスタッフも把握できていない。ユニット内で起きたことについては相互の不利となるために口をつぐんでいるということが多い。外部での就労中に事件を引き起こしたり、逃亡した場合には、拘束後に元の刑務所に戻されることになる。しかしチャンスがあれば再入所も可能である。

　麻薬・アルコール・ギャンブル中毒に関しては施設内で特別な治療を行ってはいない。別の治療機関へ出向いて治療を受けることになる。その他、医療を受ける必要が生じれば大学病院などへ搬送され、受診することができる。

　以下は質疑応答である。
Q：社会治療の効果は

A：現状で治療効果はあると思われる。金をかけているから治療効果が上がらねばならないといったプレッシャーも感じるが，これも仕事のうち。
Q：地域との関係
A：ここはベルゲドルフの市街ではないが，農村の中に造ったためにはじめは抵抗が大きかった。最初の2年間はフェスティバルで施設を開放しても誰も来なかったが，徐々に受け入れられてきている。
Q：家族の受け入れに際しての対処は
A：被収容者と家族との関係がよければ来所してもらって話し合いを持ったりするが，うまくいっていないケースについては無理はしない。しかし家族がある限りは関係を大事にする。問題は単身者のケースになる。
Q：被害者への支援として州あるいは国が取り組んでいること
A：加害者は金銭で被害者に対する慰謝を行う。あるいは「白いリング」という民間団体へ被害者が訴える場合がある。きちんと犯罪者を更生させることが被害者支援になると考えている。

(5) 印　　象

　施設は開放的で被収容者の移動の制限が少ない。余暇室では使いようによっては武器になり得る工具が自由に使用できて我々の目からはルーズに見えるが，出所を控えた社会治療中の身の彼らはあまり馬鹿な真似はしない，と一蹴された。刑務所らしい塀は入り口だけで奥は森が塀の代わりとなっている。一応センサーはつけているらしいが，実際は鳥に反応したりして形式的なものだという。
　総じて長期入院者が退院していく場合にケースマネージメントを行い，チーム医療で対処している状況に似ているが，日本と同様，単身者は方針を立てにくいようである。社会復帰前にユニットで集団生活を送るところはグループホームの役割も兼ね備えている。ただし日本の患者さんの場合は有料，ドイツは重大犯罪者でも国策で恩恵を受けることができる。被害者救済が大きく叫ばれる日本で重大犯罪者にここまで手厚いケアが施されていることが知られたら，税金の無駄遣いの非難は免れないだろう。同行してくれた通訳も，「少年

の凶悪犯罪者が更生のために何人もの先生を従えてキャンプに行くというような話が報道される。一方で被害者は泣き寝入りですよ」と我々にこぼしていた。ここでも被害者の話を向けられると口が重くなっていた。彼らも何か感じるところがあるのだろうか。

3．ノイブルク少年刑務所　2000年6月14日（水曜）参観

　アウディで有名なインゴルシュタットからドナウワースへ向かうローカル線に乗る。何もない車窓の田園風景に少々不安になるが，到着したノイブルグ駅周辺は中世の名残のある清潔な小都市という趣き。女性職員が車で出迎えてくれ，市街地を案内方々15分ほど走り抜けた郊外の緑草地域に施設は孤立していた。
　当日の案内者は，副所長，臨床心理士，ソーシャルワーカー，医師（半日勤務），処遇部長であった。この施設は創設されて10年になり，200名が収容されている。年齢は16～18歳で懲役3～10年の受刑者が収容されており，特別教育概念に基づき処遇されている。
　被収容者は四つの棟（ハウス）で生活しており，ほかに教会，学校，工場，病棟，スポーツ施設などがあり，可能な限り自由に利用できるようになっている。保護房や懲罰房は日本と同じような構造に見えた。懲罰のための減食はドイツでは禁止されている。
　一つのハウスは2名のソーシャルワーカー，8名の保安処遇職員が担当しており，6～14時，14～22時の2交代となっており，深夜帯は4名の保安職員が管理している。コンピューターを利用して各部屋の在室を管理し，いつでも監視室から呼びかけて在室と健康状態を確認できるシステムになっている。
　施設には5名のソーシャルワーカーと2名の臨床心理士がおり，医務棟には医師1名と看護士3名が勤務している。また手工芸などについては専門の指導者が担当する。
　100名の被収容者に対して特別教育が実施され，彼らはコンピューター・電

気・塗装・木工などの作業教育を受けている。また28%は外国人被収容者であり，その多数はコソボ，トルコ，ポーランド，東ドイツ関連で，そのため多くの被収容者にドイツ語教育を行っている。たまたま英語を話せる少年受刑者がいるというのでスタッフに勧められて話を聞いた。簡単なおもちゃの船の組み立てをしながら，「ここでの毎日は自分にとって良い経験になっている。処遇に不満はない」など優等生的な返事をしてくれた。工具を使った2部屋の作業場をスタッフ1名で監督しているため，実質的に職員不在の時間もある。工場の隅で職員の目を盗んで（あるいは堂々と）タバコを吹かしてさぼっている少年もいる。

医師は週5日各半日勤務で，診察は毎日20〜50名程度あるという。検査器具としては心電図と血清生化学のみである。一般医であるため精神科治療は行わず，必要な場合は外医受診で対応している。性犯罪者は特別刑務所へ送られるが，それだけでは収容能力が不十分な状態となっているため，この施設でも収容している。薬物依存への薬物療法は可能な限りで行っているという。

ハウスは，アルコール，薬物依存者や，性犯罪者などで構成されており，2名のソーシャルワーカーによりグループダイナミクスが実施されている。特別な教育訓練に関しては数年間をかけて実行される。自殺のおそれなど精神科的問題にも医学的処置はせず，心理療法による危機介入を個別に行う。ハウスの運営作業は終日行われているが，同部屋に糖尿病やてんかんなどの慢性疾患を持つ少年が集められて，医師の目が届きやすいように工夫されていた。ここでも余暇室に自由に使える工具がおいてある。そしてやはりボディビルに人気があるという。

面会は被収容者1名に対して最大3名までだが，大広間で同時に行われているため誰が受刑者なのか特定できないほどの大勢の若者が賑やかに談笑している。したがって個別管理が不可能であるため薬物の持ち込みは常に頭を悩ます問題であり，時々抜き打ち検査を行っている。日本ではまず考えられないことだと言うと驚いていた。

ハウスの中庭だけでも十分な広さがあるのに，裏に回ると公式競技場と見紛うような立派なグラウンドがある。壁の監視カメラは1台だけである。

総じて前2施設の少年版という感じ。一見ルーズそうな工具や作業管理への

不安には，＜They are responsible.＞と強調していた。余談だが，昼食を振る舞われた職員食堂には選択できる飲み物の中にビールが含まれていた。勤務に差し支えなければOK，ただし1本まで。これも自己責任ということなのだろう。

おわりに

　3施設とも精神科医は配属されておらず，狭義の精神科治療は行われていない。制服看守の存在も控え目で，臨床心理士やソーシャルワーカー，技術指導者らを中心とする開放的な社会治療が推し進められていた。可能な限り教育刑にシフトした処遇であろう。我々の目からは開放的すぎてルーズあるいは危険にすら見える諸管理も，徹底した評価と分類の繰り返しによって保障されている。個々のケースではもちろん閉鎖的処遇への逆戻りもあり得るわけで，犯罪者に良いことずくめであるはずはない。カッセルのように市街地に向けて表には社会治療施設，その裏には一般刑務所という構造は，矯正の両輪を象徴しているようで興味深い。この2施設への振り分けや移動も評価に拠っているわけだが，評価の信頼が揺らぎはじめるとどうなるのか，少々恐いような気もする。今回は一般刑務所や特殊病院の参観はできなかったが，揺るぎない価値基準があって，将来を見据えた総合的な刑事施策があるからこその先進的な機能分化なのだろう。

　被害者支援に関しては一様に言葉少なになる。矯正職員が直接携わることはないにしても，「犯罪者に最大の手だてを加えて更生させることが被害者支援だ」と胸を張る姿勢に，被害者の視点はあまり感じられなかった。我が国の被害者支援の第一人者がある講演で，「被害者はこれだけ苦しんでいるのに加害者はどうかというと，国家に衣食住を保証されて時には芸能人の慰問を受け，毎日職業指導まで受けている」と驚いて見せたこととは対照的である。矯正における応報と教育のバランスは永遠のテーマであろうし，犯罪者にこれだけの金と手間をかけるには相当のポリシーが必要だろう。ともあれ，特定の犯罪者に社会治療が義務づけられたばかりの初年度に，意欲に燃えたスタッフと意見交換できたことは最大の収穫であった。付け加えれば，いずれの施設でも女性の臨床心理士やソーシャルワーカーが社会治療の中核を担って犯罪者集団を指

導している姿は印象的であった。

　本稿は刑政111巻11号p 35-47（2000）に掲載された論文に加筆修正したものである。

　謝辞：本研修を全面的にご支援していただいた法務省矯正局，矯正協会に深謝いたします。また研修を企画し通訳を兼ねてご同行いただいた当所の松田盛雄統括矯正処遇官（現：沖縄刑務所）に感謝します。

第 2 部

鑑 定 編

第２部

證　宗　論

I. 計画的大量殺人者の精神病理学的検討

松野 敏行

はじめに

　強盗や性的目的での殺人を間欠的に繰り返すような連続殺人はさほど珍しくはない。しかし、覚醒剤などの影響もなく、一時に大量の人々を殺す事件は少ない。筆者はこのような特異的な2症例に偶然関わる機会があったが、これらの症例とパラノイア研究として有名な教頭 Wagner の症例の相似に驚いた。事件の内容そのものばかりでなく、犯行に至る過程、彼らの病理性においても共通した部分が多かった。本稿では被害関係妄想に動機づけられ計画的に大量の殺人を犯した2症例を報告し、古典的な Wagner 症例を参照することを通して、復讐的な計画的大量殺人者の精神病理を検討したい。そしてこの Wagner を詳細に報告した Gaupp, R. の弟子でもあり、了解的な妄想理解を確立した Kretschmer, E. の敏感関係妄想（sensitiver Beziehungswahn）の了解的視点から、彼らの妄想と犯行の特異性を考察する。

1. 症例呈示

　症例の呈示に際してはプライバシーにとくに配慮し、本稿の主旨を損なわない範囲で極力匿名化して記載した。症例Xについて筆者は起訴前鑑定に関わり、Yについては診療に携わった。教頭 Wagner の症例については Gaupp[4]の

報告を参照した。

(1) 症例X　犯行時35歳

　Xは両親とも公務員の長男として生まれた。特段の遺伝負因はなかった。父親は厳格で母親からは放っておかれることが多かった。子供の頃から大人しく，両親に逆らうことなく過ごしていた。特に父親は恐怖の対象で，内心反抗したい気持ちはあっても，叱られるのが恐くて素直に従っていた。子供の頃から皆の輪の中に入って行くのは苦手だった。中学に入ってもやはり集団は苦手だったので，数人の特定の友人とだけ交際していた。また，中学に入ると厳しく勉強するように父親から言われた。最初は嫌々だった勉強も，成績が伸びると楽しくなり，以降は勉強が趣味のようになり，高校を卒業するまで最優秀な成績だった。しかし，勉強に熱中するうちに友人とはほとんど交際しなくなっていった。

　Xは地元の医学部に進学を望んでいたが，父親から有名大学の受験を強制され，不本意ながらもそれに従い有名大学の理系学部に入学した。大学に入れば親元を離れ，伸び伸びできると思っていたが，現実には他人に話しかけるのが恐く，友達の輪の中に入れず孤立してしまった。自分では，殊更まわりの人から仲間はずれにされるような理由もなく，勇気を出して積極的になれば仲間に入れてくれるだろうと頭の中では思っていたが，「何となく嫌われるのではないか」とか，「自分だけ浮いてしまうのではないか」という恐怖心があって，友達の輪の中に入っていけなかった。そのうちに，大学構内を歩いていて誰かと視線が合うと，この人は自分のことを嫌っているのではないかと思うようになった。そして，相手が数人で話していると，自分の悪口を言い合っているのではないかと思うこともあった。やがて，大学構内に限らず，街中でも，すれ違う人と視線が合うと，同じように，この人は自分のことを嫌っているのではないかと思うようになった。馬鹿らしいと思うものの，どうにもならなかった。Xは，このような対人恐怖，視線恐怖の症状に悩まされ，次第に人づき合いのできない自分に焦燥を募らせていった。

　このような症状に苦しみながらも，Xはなんとか大学を卒業した。しかし

I. 計画的大量殺人者の精神病理学的検討　163

就職はできず，自宅に引きこもり無為に過ごした。このままではどうしようもないという焦りから，御祓いをしてもらったり，大金を払い民間療法を受けたりもした。そのうち本で森田療法を知り，24歳の時Xは自ら精神科を受診した。数ヶ月通院しても症状はほとんど改善しなかったが，仕事をしたほうがよいだろうという医師の助言もあり，自ら思い切って仕事を始めた。

　Xは建築会社，コンピューター会社などを転々としたが，どうしても人間関係がうまくゆかず，どこも長続きしなかった。しかし，約1年後，終日一人で仕事ができる職場を見つけ，そこで働くうちに対人恐怖や視線恐怖はほとんど気にならない程度に回復した。この頃Xは仕事にも自信をつけ，見合い結婚をし，しばらくは順調な生活だった。しかしささいなことで上司と衝突し，職場を変わったところ，再び人付き合いで躓き，以前と同様の対人恐怖の症状が再燃した。そこで思い切ってXは独立し，事務所を構えたものの，症状のために営業活動が全くできず不景気もあり，数年で潰れてしまった。

　Xによれば，「初対面の人とはうまく話ができるが，その人と長く付き合っていると，あいつは自分を殺すのではないかと考えてしまう」といい，さらにはそのうちに，「自分があいつを殺すのではないかとか考えてしまい，またその人の表情を見ていると自分を嫌がっているような表情に見えてくる」という。

　犯行の約2年位前から，Xはこのような対人恐怖の症状からほとんど仕事もせず，自宅に引きこもるようになった。妻のパートの収入や両親からの仕送りで生活するようになり，それがXの気持ちをより不安にした。毎日Xは焦燥を募らせ，「世の中のすべての人間が，こんな情けない私を軽蔑しているに違いない」と考えるに至った。

　「みんなに軽蔑されているという思いが込み上げてきて，どうしようもなかった。そればかりか，近所でドアが閉まる音，エンジンをふかす音，大きな足音などがすると，私に嫌がらせをしているのではないかと感じるようになった。そして，まわりの者は私のことを嫌っていて，いつか私に危害を加えに来るのではないかという不安にかられた。妻はそのような私を見ながらも文句を言わずに働いてくれたが，そのうちに妻も自分のことを軽蔑しているのではないか，離婚を考えているのではないかと不安に襲われた。そのため，私は，自

分のイライラを妻にぶつけるようになった。妻を怒鳴ったり，物に当たって壊したこともあった。私は，そんな情けない自分が嫌で仕方がなかった。また，私は，不甲斐ない自分が嫌になって，死んでしまいたいと考えたものの，やはり死ぬのは怖いので，自殺を実行に移せなかった。」

犯行の動機については次のように述べた。「子供のころから社会に対して，恨み，怨念があったので，自分が自殺するときは，社会に対して何かしないとただじゃ死ねないという考えがあった。社会に対しての恨み，つらみを晴らしてから死のうという気持ちから事件を起こした。自分が35年間人にいじめられ，人にたたきつけられてきたので恨みを持った。自分としては人と仲良くしたいが，無視されたりして人が仲良くしてくれない。仕事もやってゆく自信はあったが，社会がそれを受け入れてくれなかった。人は全部自分に対して冷たく，敵意を持っている。自分は社会から疎外されている。自分がここまで追い込まれていったのは周りの人間や社会が悪いので，なぜ自分だけが死なないといけないのかと思い，ただでは死ねないと思った。水爆を何個も使って地球もろともぶっ飛ばして人を全部殺せるのなら一番いい。絶望感に陥り，自殺を考えると，だんだん腹が立ってきて事件を起こそうと思った。」

今までは妻のことを考えるとかわいそうで，計画を実行できなかった。しかし，妻とも離婚し，仕事がいよいようまく行かず経済的に追いつめられ，事件を起こして自殺しようと決心したという。35歳時，Xは本で調べた致死量以上の睡眠薬を内服したうえ，白昼人通りの多い場所で，次々に通りすがりの人を無差別に刃物で切りつけ，10数名の死傷者をだした。

Xは年齢に比して幼く，線が細い印象を与えたが，表情の表出など対人的な接触感に特に異常は感じられなかった。事件や自分の内界についてこだわりなく次々に語り，むしろ饒舌だった。悪びれたような様子はなく，犯行についてもとくに後悔や反省の弁を述べることはなかった。妄想に関すること以外に思考の障害はなく，応対も冷静的確で，齟齬のないものだった。診察場面では医師の視線や周囲が気になることはないといった。

Xの診断について

本来，重症の対人恐怖症だったが，対人恐怖，視線恐怖から被害関係妄想に

まで症状は発展し，その結果社会的忌避行動，引きこもりに至っていた。被害関係妄想は心理的に了解可能なものであり，生活上の躓きなど状況依存的であった。また，面接時の感情的接触性の良さ，症状に対する神経症的態度を評価すると敏感性格を基礎とした異常体験反応，妄想反応であり，Kretschmerの敏感関係妄想に近縁の病理であると診断できる。

(2) 症例 Y　犯行時 31 歳

生後間もなく母親が病死し，Y は養母に甘やかされて育った。実父は無口，非社交的で，周りに流されてゆくような性格だった。この父親からは放任して育てられ，Y は父親の存在をとりたてて意識することもなかったという。Y によれば父親と自分はよく似ているという。血縁には，病名など詳細ははっきりしないが，無為閉居をなした精神障害者と思われる遺伝負因が多くみられた。

Y は幼少時から無口でほとんどしゃべらず，声帯が悪いのではないかと疑われたほどであった。一人で過ごすことが多く，友人はなかった。小学校では真面目で成績は良かったが，友人とほとんど交わらず目立たない生徒であった。小学校の高学年頃からすでに周囲から何となく疎外されているような感じがあった。

中学に入学した頃から疎外感はひどくなり，「他人の視線を明確に感じ始め，自分だけ特別な好奇心を持たれ変な目で見られている，こそこそ悪口を言われている気がしだした」という。中学 2 年のとき，何となく死にたくなって睡眠薬を服用したが，自殺未遂に終わった。教師からは，内向的で勉強の良くできる頭の良い生徒と評価されていた。

中学卒業後，地元の普通科高校に入学したが，1ヶ月程登校しただけで，「中学の同級生がいて，自分の悪口を言いふらし，組織的に自分を疎外する」と転校した。しかし，やはり内向的孤独で友人がなく，自宅では自室に閉じこもった。「集団に入ると周囲の視線を感じた。悪口，あてつけ，嫌がらせという意味の視線があった」という。

高校卒業後，公務員として就職し，実家を離れて寮生活をした。軽い関係念

慮は続いていたが，嫌々ながらも何とか仕事をしていた。21歳時，東京の職場に転勤となったが，「東京では周りの目が冷たく，皆が自分の悪口を言っているのでないか，田舎者だと言われているのではないか」と思い，仕事に行かなくなった。上司の配慮で，上京から10ヶ月で，故郷近くの職場に戻された。

　転勤後1ヶ月ぐらいは真面目な仕事ぶりだったが，しばらくすると欠勤がちになった。帰郷して2ヶ月後，無人の建物のガラスを壊し警察に保護された。むしゃくしゃしていたので不満を発散させるためにやったという。この頃，養母とのトラブルの後に睡眠剤を服用して自殺を企図し，分裂病と診断され約2ヶ月間精神病院に入院した。

　退院後復職し，勤務に支障はなかったが，22歳時の年末に自ら退職した。この頃についてYは「いらいらして頭が痛く，眠れなく，自分の悪口を言っているのが間違いないように思えた。道で人が話しているところに通りかかると，向こうの表情が変わるとか，急に話を止めた」「職場の人もかげで嫌がらせをしていたと思う」という。

　役所を辞めた翌年の夏には，他県の会社に勤めたが，職場の雰囲気が嫌で1日で飛び出し自転車を盗み，さらに飲食店で無銭飲食し，逮捕された。Yによれば，事件を起こして逮捕されたら，親が帰郷する金を送ってくれると思ったという。

　25歳頃には約1年半，地元の小さな商店に勤めた。仕事振りは普通だったが，商店主の妻と仕事上のことで口論となり辞めた。Yは店主に対して被害妄想を持ち，「お前はもう要らないという態度をとる」，「部落の人に自分の悪口を吹聴している，かげで煽っているように思った」という。Yは主に対して殺意を抱くが，彼が議員選挙に落選し面目を潰したので，殺害を中止したという。

　Yはその後職を転々としたがどこも長続きせず，結局，自宅で家族とともに細々とした手工業に従事し，貧しい生活を送った。Yは自宅に閉じこもり作業をしながら，次第に近隣に対する被害関係妄想を強めていった。「道で会った時，よそよそしい，しらじらしい態度から何か嫌な思いを殊更させているように勘で分かる。」「配達人も，必ず自分の家の前でバイクをとめ，必ず自分の方を見る。悪気があってのことかは分からないが，少なくとも自分が変

わった人間なので興味を持って見る。たまに見られるのであれば別だが，必ず見るので不愉快が高じていらいらしてくる。」「周囲の人がテレパシーなどでどうこうするというのではなくて，表情や態度などで感じられた，むこうは証拠を残さないようにやる，うすら笑いを浮かべる，きき耳をたてる，態度やそぶりで示す，急に話をやめる。」「表情の中にも，態度にも，言葉にも，挨拶にも，すべてが自分に対するあてつけと嫌がらせだった，すべて自分と関係することだった。」

このような被害関係妄想を持つうちに，「どこへ行っても自分は受け入れてもらえない。疎外される。仕事をするのも駄目で，人間関係が続かないから職業にもつけない。経済的にもやってゆけない。もうどうにもならなくなった。追いつめられてこうするしかなかった。窮鼠猫を嚙むということ。」「むこうは法律にはかからないように迫害する。証拠がないからどうしようもない」とYは考え，周囲の住民を殺害し復讐しようと考えるに至った。30歳時に講習を受け猟銃の所持許可を得，射撃場で射撃の練習をした。さらに，実包を購入し，夜間の暗闇のなかでも実包を装塡できるように練習した。

翌年31歳時に，銃声が聞こえないように暴風雨の夜を狙って，自宅近隣の住民を次々と襲撃し，幼児を含む10人近くを死傷させた。Yは犯行時このような事件を起こせば死刑になることを覚悟していたという。また，事件後拘置所において自ら縊死を図ったが失敗している。

犯行から約20数年後の約4年間にわたって，筆者はYを診療した。Yは刑務所でおとなしく，まったく目立たず生活している。勤勉に作業に励み模範的である。診察時には機微のある内省的な会話が可能だが，何につけても斜に構えたような物の見方が特徴的で，当事者というよりあたかも批評家のような冷静な口調が印象的だった。情緒的な疎通性の悪さはなく，冷静な態度は分裂病性の感情鈍麻というより，慇懃無礼に孤高を保つようだった。実際，医師にはきちんとした応対をするが，刑務官や他の受刑者とは距離をとり，全く馴染もうとしない。被害関係妄想については「昔と比較すると大分ましだけど，今でも夜になると，意地悪されたんじゃないかという気がします。こうして昼間話している時は平気なんですが。」「周りは気にならないことはないですが，一人部屋の中にいれば大丈夫」という。事件については「当然だ，やりすぎだとは

思わないと言ったのは，警察で気が立っていた頃。(やったことについては)今は良いとか悪いとかじゃなくて，忘れてしまったということです」。「妄想なんだろうと自分でも思います」という。将来については，「社会でやってゆく自信はとてもありません。いろいろ手続きもめんどくさいし。」「病院は嫌です。わずらわしいし，ひどい目にあわされるから。一審の後に入院していたけど，病院ではみんなが事件のことを知っていて怖がって，看護婦さんからも怖がられてひどい目にあった。刑務所なら規則できちんと決まっているし，目立たないからここが楽です」と，関係妄想と思われるが，現実にあったかもしれないような判然としないことを言う。

Yの診断について

　この症例は合計5回もの精神鑑定が行われた。判決からその要旨を引用すると次の通りである。
　<鑑定A>　(妄想型)精神分裂病に罹患しており，犯行は分裂病性の変化によって招来された人格の深層における分裂・歪曲・解体などの異常な精神状態のために影響されるところがあり，(中略)分裂病心性の病徴が直接の犯行の動因だったと思われる。
　<鑑定B>　発病後10年余りを経た分裂病であり，自閉性，観察-被害妄想(原文のまま)を主症状とする。一般的な日常生活はコントロールはできるが，こと妄想に関しては，妄想に対する確信が社会常識・社会規範を越えた確信であり，心神喪失と判断される。
　<鑑定C>　犯行時，パラノイア(妄想症)に罹患しており迫害妄想のために本件犯行を行っており，心神喪失である。
　<鑑定D>　著しく偏奇して発達した「重度なうつ性の性格異常」から被害妄想を主とする「軽度パラノイア」に発展して犯行に至った。パラノイアは妄想症状によって判断力が圧殺されるに至らず，強く制約されるに止まる軽度なものであり，限定責任能力である。
　<鑑定E>　精神分裂病の軽度欠陥状態である。被害者に対して被害・関係妄想を抱いており，責任能力は限定される。ただし，この妄想は分裂病にだけ認められる真正妄想ではなく，Yの性格と当時の生活状況から容易に了解が

可能な妄想様観念（二次妄想）である。

　鑑定の診断は以上のように，妄想型分裂病かパラノイアかで二分された。これらを踏まえての高等裁判所の最終的判断は，「各鑑定人の診断の不一致は，Yの病状に対する判断の相違もあるようだが，むしろ分裂病やパラノイアの概念の広狭に由来する。裁判所としては，分裂病の診断を採用するが，分裂病としてもその人格の崩れは少なく，限定責任能力に相当する。」と判決した。

　Yについての診断の議論は，結局のところ，この判決の述べるように，パラノイアという疾患概念は妄想型分裂病とは別のものとして存在するのか，というKraepelin, E.がパラノイアという類型を提唱して以来の，「パラノイア問題（Paranoia-Frage）」と同じところに行き着く。この症例を詳細に報告した中田[12]は，パラノイアとも診断できるが，妄想知覚の存在を重視し妄想型分裂病とするほうが，より妥当だろうと結論している。

　筆者はほぼ病状が固定していると思われるYを診た。慢性的で変動する軽度の被害関係妄想が続いているが，分裂病性の人格の狭小化や崩れはなく，また妄想が妄想様観念であり了解可能である点などから，Yの診断は分裂病ではなく妄想性障害と筆者は考えている。

　次に参考として教頭Wagnerの症例を引用する。
　Wagnerは貧しい農家に生れた。彼が2歳の時に死亡した父は働き者だったが酒に溺れ，法螺吹きで不平の多い男であった。母は愚痴が多く意地のわるい性格で，絶えず他人に対して被害的だった。また，母親は暗く厭世的な人柄な一方，性的にもだらしなかった。母方に二人精神病者がおり，そのうちの一人は精神分裂病だった。
　Wagnerは賢く才能豊かで，活発で空想力に富んだ少年だったが，暗く貧しい崩壊家庭に育ち，幼い頃から陰気で被害的な母に世間の冷たさ暗さばかりを聞かされてきた。彼は小さい頃から怖ろしい不安な夢や追いかけられる夢に苦しめられ，不安感のつよい子供だった。一方頭脳は明晰，成績は最優秀で，遊びでもリーダーシップをとった。彼は思春期になるともの静かで敬虔な態度に変わっていった。彼は貧しかったが勤勉な学生として認められ，奨学金で教員養成師範学校に入学した。ここでも成績はよく，「非常に繊細な良心」の持主

とされ，勉学にいそしみ，学則を守り，級友たちの悪戯にも加わらなかった。

　18歳頃から自慰にふけるようになった。当時は自慰は害悪とみなされていて，Wagnerも自慰を何度も自制しようとしたが失敗し，その悪習が他人に見抜かれはしないかと，恐れと緊張の連続だった。彼は絶えず良心の呵責にさいなまされ，時折あてつけがましい嫌がらせをされたと，羞恥と煩悶の情動的基盤にもとづく病的自己関係づけを発展させていた。この自慰による罪責感は，その後も長く続き35歳になっても残った。

　こうして自己呵責にさいなまされながらも野心的で向上心のつよいWagnerは，若い頃から文学に関心を示し，自ら詩作も試みた。また資格試験をよい成績で通り，各地で助教員として奉職した。その頃の助教員はきわめて薄給で，質素な生活を強いられたが，外面的には教師としての品位を保とうとした。強烈な自我感情や詩的才能への自負心を懐きながらも，内心は著しく過敏で自信がなく，Wagnerは努めてその不安を覆い隠そうとした。周囲が著しい方言を喋るのに標準語で押し通し，薄給にかかわらず服装に気をくばって威厳を保とうとした。また，彼は自作の詩を自らは高く評価し，出版社に売り込んだが断わられた。

　26歳時，身体各所の痛み，不眠，自慰への不安を訴えて医師を受診し，休暇をもらっている。その頃のWagnerはしばしば心気的および厭世的な考えにとらわれていたが，周囲の多くの人たちには礼儀をわきまえ，謹み深く，真面目な若者として高く評価されていた。

　27歳時ミュールハウゼン村に転任したが，その年，酩酊して獣姦行為を犯した。この行為があってしばらく後に，彼は村の居酒屋の娘と性的関係をもち，妊娠させ結婚した。28歳時ラーデルシュテッテン村に転任となり，その後5人の子供をもうけた。彼はこの獣姦行為によって人類全体を辱めたと自ら深い嫌悪の念をいだくとともに，この行為が人々に知られたと妄想的に確信し，村人の嘲笑の的にされていると思い込むに至った。彼は人びとのひそひそ話，笑い，視線を自分に関係づけ，自分の恥知らずな行為が意地悪な喜びの種にされていると固く信じ，ミュールハウゼン村の住人に対して激しい嫌悪と憎悪の念をいだいた。被害的に感ずれば感ずるほどに，自分や周囲の人たちに対する怒りはますます激しく募り，妄想は強化され，体系化されていった。この

村で結婚式をあげた際は，警察に捕まるのではないかと脅え，その時は直ちに自殺しようとピストルを隠し持っていたほどだった。しかし，実際には，ここでも彼はよい教師とみられ，周囲から高く評価された。

　ラーデルシュテッテン村に移って最初の2年間，被害関係妄想はミュールハウゼン村の妻の実家に行った時のほかはみられず，嫌悪と怒りの情が主として自分自身に向けられ，自殺の念にとりつかれたが，実行には至らなかった。しかし次第に，ラーデルシュテッテン村でもミュールハウゼン村の時と同様に再びだんだんと人びとの嘲笑やいやがらせを感ずるようになっていった。そして執拗につきまとう人びとの迫害に対して憎悪の念をつよめ，ついには迫害者に対する復讐をしなくてはならないと考え，34歳頃より自分，家族，血族，自分が罪を犯した場所であるミュールハウゼン村の人々を殺戮し，さらに村の家屋に放火して，最後に自らも城のなかで焼け死ぬという計画を練り上げた。

　そして迫害から逃れるための最後の試みとして，デーゲルロッホに転勤したが，そこでも人びとの嫌がらせ，嘲笑等による迫害はやまず，ついに最後の望みも断たれ，39歳時 Wagner は，自分の妻と4人の子供，ミュールハウゼンの村人たち14名を殺害し，さらに村人多数に傷害を加え，村の家屋に放火した。

　症例 Wagner の診断について
　この症例を報告した Gaupp は，Wagner の思考・意志・行動は死ぬまでその明晰さが失われず，まさにこの症例こそがパラノイアであると述べている。ただし，妄想は必ずしも緩徐に発展したものとはいえず，最初の始まりは急性反応的に羞恥，自己呵責，不安の感情から生じた自己関係づけであった。また，妄想は持続的で揺ぎないものともいえず，ときに，情動的興奮が収まった時には寛解ともいえる時期もあった。Kraepelin の定義したパラノイアとはそのような相違点があるにしても，この精神病は素質や体験から限りなく了解可能であり，これを妄想型分裂病の軽症型と診断することはできないと述べている。

2. 考　察

(1) 被害関係妄想の共通点と診断について

　すでに大量殺人に関する分類や総論は影山[6]による研究があるが，そのなかでも，ここに示したような，被害関係妄想に基づき一度に複数の人を次々と殺した事例は，特徴的な一群として取り上げられている。筆者の経験した症例XとYはこれに属するが，Wagner症例と共通する点が多くみられ，それを参照しつつ具体的に検討してみたい。

　症例Xでは，引っ込み思案ながら勉強には人一倍打ち込んだ青年が，大学に入学し故郷を離れて一人暮らしを始めたのを契機に，対人恐怖，被害関係念慮をみるようになった。何とか大学を卒業後，一人で仕事ができる職場で働いていた時には結婚ができるほどに症状は落ち着いていた。しかし，仕事がうまく行かなくなり自宅に引きこもるようになると，焦燥と自己嫌悪から対人忌避と被害関係妄想の悪循環に陥り，被害関係妄想は次第に増悪していった。結局，Xは人生に絶望し，社会に対する恨みつらみをはらしてから自殺しようと覚悟をし，35歳時事件を起こした。ただしXに関しては，攻撃の対象が具体的な近隣の住民ではなく，漠然とした社会，世間という他者であり，全くの無関係の通行人を襲っている点がYやWagnerとは異なっている。

　症例Yは幼少期から孤独で内向的だったが，中学生時代から，「自分のことを悪口言われているような気がする」と被害関係念慮がはじまった。就職，上京を契機に，22歳頃には被害関係妄想は仕事を続けられないほどになり，自宅に引きこもった。その後，近隣の住民から嫌がらせをされる，あてつけをされるという妄想は次第に強固となっていった。嫌がらせをする近隣者に報復しようと決意し，数年間にわたって射撃の練習をするなど周到な準備の後，31歳時犯行に及んだ。

　症例Wagnerでは，18歳頃から自慰行為を巡って羞恥や良心の呵責から慢性的な関係念慮を生じていたが，27歳時の獣姦行為を契機に村人にそれを知

られ，嘲笑されていると強く思いこむようになり，村人に復讐し自殺しようという計画を5年間にわたって立てた後，39歳時犯行に至った。

　これらの共通点をまとめると，いずれの症例も10年以上の長期にわたって慢性的な被害関係妄想が認められた。ただ，関係妄想は必ずしも持続的に一貫したものではなく，仕事や住居など周囲の現実的な生活や心理状況に影響を受け，追い詰められたような苦境で妄想は悪化し，逆に寛解していた時期もあった。また，関係念慮をもつ傾向が思春期の頃からみられ，それが躓きとなるような体験を契機に強くなり，被害関係妄想に発展していた。具体的に症例Xでは，対人関係の失敗から仕事に行き詰まり，家族に養ってもらうような状況で，「世の中のすべての人間が，こんな情けない私を軽蔑しているに違いない」という確信に至った。Yは都会に転勤し一人暮らしをするうちに，「田舎者と悪口を言われ」，公務員を辞め自宅にひきこもると「自分は変わった人間なので，みなが興味をもって見る，自分に対する嫌がらせやあてつけをする」となり，Wagnerでは，獣姦の後，「自分の恥知らずな行為が意地悪な喜びの種にされている」と妄想を募らせた。すなわち，これらの被害関係妄想はいずれもその発生が，彼らの生活状況や心理状況を踏まえれば容易に感情移入できる。これらの被害関係妄想は，我々に了解できる二次的ないわゆる妄想様観念であり，心理学的に辿ることができない真性妄想ではないことは重要な共通点であろう。

　ところで，Kretschmer[8]は「敏感関係妄想」という概念を次のように述べている。顕著な無力性性格に，強力性要素が混入し，この両傾向の対立が内的葛藤を生むような「敏感性性格」という人格構造を基盤にして，ある種の罪責的体験を契機に，倫理的劣等感，道徳的敗北感が生じるが，この感情過程は抑留される。この結果，激しい感動緊張を生み，観念的内容が，関係妄想という具象的な二次体験に転化する。この関係妄想は，外的影響に左右され，経過の上でも，心理反応性を保持している。初期の急性精神病は，早発性痴呆とは関係がなく，急性の敏感性疲労精神病といえる。それ以降は，精神病的状態への一時的増悪を伴う慢性の関係神経症の状態に移行するがそれについての批判はできる。精神崩壊の跡や，人格の硬化，狭小化はみられない。人格の精神衰弱性基本症状は残る。

Kretschmer は外的体験を重視する Friedmann, M.[3]の「軽症パラノイア (milde Paranoia)」，性格的基礎の発展を採り上げる立場の Gaupp[5]の「頓挫性パラノイア（abortive Paranoia）」などを包摂したうえでこれらを止揚し，敏感関係妄想の成立を性格，環境，体験という多次元的視点から考察した。Kretschmer の敏感関係妄想の古典的概念は，倫理的不全感，道徳的自責という倫理的動因を最重視している点において，現在では違和感を与えるが，敏感性性格を素地として，敗北感，羞恥心，挫折感といった負い目，不全感が妄想発展を基礎において支えているという視点は決して意義を失っていないだろう。「敏感関係妄想は和解しがたい感情的努力，理想と現実との間の悲劇的葛藤，後悔と絶望を養分として育つ」という Kretschmer の記述は，筆者にはなお魅力的に思える。

　症例 X では，内向的で引っ込み思案，小心，父親に従順などの無力的な性格が前景に目立つ一方で，熱心に勉強を続け優秀な成績を誇りとするような努力家，自尊心の高さという強力性の要素が混じっており，まさに敏感性性格である。一方，症例 Y においても同様に，内向的ながら自己愛的，尊大ともいえる側面が見受けられ，Wagner 同様の敏感性性格が共通する。そのような病前性格を素地に，事業の失敗による社会的な敗北感，田舎から単身上京しての勤務，獣姦など，具体的な不全体験は異なるが，いずれも内的な強い葛藤を生じさせる体験を契機として被害関係妄想が生じており，敏感性性格を基礎とした妄想反応，または妄想性障害と診断できる。ただし，契機となる体験以前の思春期頃からも視線恐怖や関係念慮がみられることから，Kretschmer のいう定型的な敏感関係妄想と診断するには困難があるかもしれない。

（2）犯行に至る過程と計画性

　彼らはこのような関係妄想に長期間苦しみ，転居したり，職を変えたり，閉居したりといった回避行動を試みている。彼らは妄想に対していったんはこのような非暴力的な対処行動をしていたが，それに耐えきれなくなったあげく，復讐を決意し綿密に計画したうえで大量殺人を実行している。

　被害関係妄想に動機づけられた暴力行為でも，覚醒剤やアルコールの影響による犯行の場合は，激しい情動的不安や焦燥が暴力発動に大きく関与している

ことが多い。典型的には「自分の周囲を取り囲まれ狙われる」「何とか逃げないと殺される」という，Bilz, R.[1]のいう包囲攻撃状況における想像上の迫害者に対抗しての行動である。このように，多くの場合その行動は激しい焦燥，衝動を伴い，運動暴発的突発的であり，当事者にとっては脅威的な圧迫，絶体絶命の窮地からの緊急避難のような形で生じるのが特徴的である。本症例の様な計画的冷静な犯行とは全く様相が異なる。

また，分裂病者が病的体験に基づいて無差別に妄想対象を攻撃する場合でも，本症例のような経緯とは異なる場合が多い。中谷[13]は分裂病者の暴力発動に関する論考のなかで，分裂病者による事例を呈示している。迫害的幻覚妄想をもつ分裂病者が，常々「誰かわからないが馬鹿にするので威嚇してやろう」と考え，刃物を持ち歩いていたところ，たまたま通りがかりに，「相手から気の小さい野郎だと態度で馬鹿にされた」と，見知らぬ通行人を唐突無差別に刃物で刺した症例を分析している。このような例が無差別的な分裂病者の攻撃の一つの典型だろう。中谷はこの分裂病者について，無名で不特定の迫害者に対して攻撃の「待機の状態」にあり，そこへ予期しなかった他者の加害的言動が妄想知覚として唐突に体験されることによって，それまで隠れていた敵が具体的な人物の形で一挙に顕現したように意味づけられ，それによって攻撃が発動されたと述べている。

ところで，この中谷の症例に代表されるような分裂病の場合と，症例XやY，さらに参照したWagnerにしても，明らかに暴力的攻撃に至る過程が大きく異なっている。分裂病者の場合，妄想による準備状態から，唐突な妄想知覚によって攻撃の発動がなされるような偶発的衝動的な犯行が多いのに対して，本症例では，被害関係妄想は攻撃の動機にはなっているが，あくまで周囲の住民や世間一般を含めた対象に対する計画的な復讐が犯行の意図である。いずれも，確かに被害関係妄想に動機づけられているものの，あらかじめ周到な計画がたてられ，殺人を目的として冷静合目的的に犯行が行われている。

また，さらに重要なのは，犯行の直接の契機は，偶発的な妄想知覚のような異常体験ではなく，全く別の心理的な次元にある点だろう。彼らが犯行を考えついた理由は様々であるが，共通していた最大の要因は，彼らが一様に自らの死を覚悟していたことにある。「社会に対する恨みつらみを晴らしてから死の

うと思って事件を起こした」（症例X），「非合法でも仕方ない。死刑は覚悟していた」（症例Y）のように，彼らはいずれも犯行の前に自殺や死刑を覚悟し，実際，犯行の後自殺を企てている。また症例Yのように自殺企図が若い頃から何度も認められ，死への願望が強い傾向がみられる。影山[7]も自殺の願望や念慮が妄想上の被迫害者から加害者への転化への重要な契機である可能性について言及している。また，中田[11]も同様に犯行前自殺決意の重要性を指摘している。

　彼らがみな，人より優れた知性を持ちながら，周囲を震撼させるような冷徹な殺人を犯すに至った最大の理由は，Camus, A.[2]の表現を借りれば，「究極的には，殺人と自殺とは彼らのうちにおいては同一のものだった」からなのだろう。犯行は一見妄想者の抑制の失われた無差別的な攻撃とも捉えられてしまうが，被害関係妄想に追いつめられ，絶望の果てのテロリズム的行動として十分了解可能である。まさにYの言う「窮鼠猫を噛む」ということである。また，終末感，絶望感に象徴されるような，追いつめられた状況での自らの死の覚悟は，大量殺人という凶行への彼らの心理的抵抗を減らしたであろうことも容易に想像できる。

（3）敏感関係妄想の成立と犯行の関連

　さらにこれらの症例に特徴的に共通するのは，人格や知性など，妄想以外の分別はよく保たれ，いわゆる人格の崩れはなく，むしろ知的には明晰，聡明な点である。Wagnerは犯行直前まで優秀な教頭として社会的役割を果たしていたし，Xにしても社会的な不適応は職業的能力の問題ではなく，妄想や対人恐怖の症状が原因だった。Yも一時は公務員を勤め，現在でも洗練された会話が可能なほど知的に優れている。

　そして，このような人格の崩れのなさが計画的な大量殺人にはむしろ災いしている。慢性分裂病者で，一般に発病後長く経過し多少とも人格水準の低下や荒廃傾向がみられる場合，被害妄想に関する確信は保持しながら，迫害に対して無頓着，無関心に構えるという，二重見当識といわれる矛盾した態度がしばしばみられる。しかし，本稿の症例では逆に明晰な思考や人格の崩れのなさが，犯行への周到な計画を促し，その準備や合目的的で冷徹な実行にも反映さ

れている。

　ところで，犯行の動機となった被害妄想は敏感性反応として理解されることは先に述べた。つまり，Kretschmer のいう，精神内部の活動性が活発であるにもかかわらず，伝導能力が欠損しているという敏感性性格のため，強い感情をおびた表象群が保持され，この内部緊張が高次になると，転化，すなわち意識によって過度に内的に加工された表象群（体験内容）が，独立的・意識的な二次的思考機構へ反射的に改変され，敏感関係妄想へと発展するというものである。

　ところが，この敏感性反応は妄想の形成ばかりでなく，犯行に至った心理的過程にも深く関わっている点を指摘しておきたい。敏感性性格を基礎に被害妄想が形成されるのと同様に，圧倒的な無力性の一方での高い自尊心，そしてその自尊心の傷つきという構造が，一方的で暴力的な復讐という行動を彼らが選んだことに反映している。また死への傾斜も敏感性性格が強く影響しているだろう。犯行は敏感関係妄想に単純に動機づけられていたばかりでなく，その実行において，敏感性反応による妄想の成立機序と表裏の関係をなしている。すなわち，敏感性性格を基礎に，社会的不全感・敗北感による感情の緊張が，思考の面で転化，発展したものが敏感関係妄想であり，対照的に行動面に転化されたのがこのような大量殺人なのではないだろうか。観念として内向していた際は妄想となり，それが一転，外に向かって行動として転化すると，このような周囲に対する攻撃として発現したと考えられる。

　本症例のような計画的復讐的大量殺人が，発揚性性格や攻撃的な好訴的素質によるものではなく，むしろ，一見すると無力性が目につく敏感性性格者に見られる点は非常に興味深い。敏感性性格を素質とする敏感性反応は，妄想の成立に関わるだけではなく，自殺への親和性，さらに復讐としての計画的な大量殺人という行動の構造に深く関わっているのである。

（4）責任能力について

　責任能力は本来個々の事例に応じて司法が判断を下すものだが，最後にこれらの症例の責任能力についても簡単に触れておきたい。このような妄想発展と理解される症例の責任能力については，さまざまな意見がある。Witter,H.[17]

は病的関係妄想について，妄想的意味づけの程度に従って責任能力は減免されるという。三宅[10]は変質者の素地のうえに発するパラノイアには部分責任能力を認めるべきであるとする。また，武村[15]は，妄想発展においては，犯行が妄想に一義的に動機づけられているという理由だけでは裁判官は責任無能力として認めないので，妄想の訂正が不能となるような高度の人格的欠陥をもつ疾病として認知できる，妄想による社会的・個人的生活の著しい障害，心身の抵抗力を低下させる医学的条件がある，刑罰に対して感受性を持つことが期待できない，等の場合にのみ責任能力は疑問となると述べている。小田[14]は，妄想性障害について，医療と法的処遇の狭間におかれてしまう可能性をふまえつつ，疾病より人格と環境を重視し，限定責任能力を主張している。その一方で山上[16]は，パラノイアの妄想内容の現実親近性，分別と人格の保持がかえって彼らの責任能力を肯定する根拠とされ，誤った司法判断が下される危険性があると指摘し，責任無能力を示唆している。

　本症例の責任能力を考えると，犯行の動機が妄想に基づいている点，妄想の確信性に着眼すると，責任能力は疑問となるだろう。一方逆に，人格の崩れのなさ，妄想以外では分別が保たれ，自らの行動を批判する能力は失われていなかった点，犯行の計画性，その冷徹な遂行などは彼らの責任能力を裏づけする。責任能力に関する議論は，端的に表現すれば，結局この2方向の綱引きであり，この両極のどこかに結論される。

　著者としては，たとえ妄想に動機づけられた犯行であっても，その妄想が人格発展，異常体験反応として導出できうるパラノイア性の妄想であるならば，一部は責任能力を認めるべきではないかと考える。

　また，治療的な観点からしてもこのような症例を完全に免責とするのは望ましくないように思える。なぜなら彼らはいずれも犯行時，十分な分別を持ち自らの行為が罰の対象となることを十分認識していた。動機は被害関係妄想に基づいていたものの，覚悟の上でのいわば復讐といえる犯行である。彼らは病的な妄想に苦しめられていたにせよ，他者に対する攻撃という選択をしたことについては理性的な反省が可能だろう。また，妄想自体も苦境に陥った際に増強しているように，心理的状況因に大きく左右されている。心理的要因の関与が大きいならば，自らの意志による批判，抑制の余地もあっただろう。

予後を考えた時，治療によって妄想自体が変化する可能性もあるが，それ以上に迫害妄想に対する対処行動については内省や教育による矯正が可能ではなかろうか。犯行は妄想によって動機づけられていたにせよ，自らの意志によって能動的主体的に選択した結果であり，錯乱したような状態にあってそれ以外の行動の選択肢を選ぶ余地がなかったわけではないのである。上述したように彼らが大量殺人という選択を行ったことには彼らの人格が大きく関与している。彼らには罪という明確なわかりやすい形で反省を促し，贖罪を通しての矯正を期待するのが適切であると筆者は考えている。

おわりに

Kretschmer の敏感関係妄想については，妄想の主題・内容を説明するものではあるが，妄想の存在・形式を十分説明するものではないという批判や，分裂病の初期には関係妄想がしばしば見られることから，敏感関係妄想は比較的良好な妄想型分裂病の一種に過ぎないという意見もあるのは十分承知している。

しかし，ここまでみてきたように本症例に共通して見られる妄想は，了解可能な妄想様観念であり，真性妄想とは言いがたいのが大きな特徴である。また，XやYの全体的印象は，自身の内面を対象化する視点，明晰で冷静な語り口，聞く者を了解的な姿勢に導く接触感，さらにYに関しては，予後において人格の狭小化や硬化が見られない点など，やはり中核的な分裂病者とは異なり，分裂病の診断においては症候論的視点だけからでは困難であると考えている筆者[9]には，彼らを分裂病と診断するのはためらわれた。Kretschmer 自身も，敏感関係妄想の分裂病との差異について，「（早発性痴呆に対して）発病についての感情移入可能性，一般的な体験の集中化，経過の心理的反応性において明瞭に鑑別される」と述べている。

また最後に臨床の視点から付言すれば，彼らのような症例を担当した際，医師は彼らの聡明な知性，分別のあるかのような冷静な態度，そして決して発揚的でなく攻撃性の少ない内向的な性格をみている限り，彼らが根強い被害関係妄想に苦しんでいるのが分かっていても，それほど切迫した無分別な他害の危険があるようには考えないかもしれない。しかし，そのような彼らが人生に絶

望し，ひとたび死を覚悟した時，妄想対象への強烈な憎悪が敏感性性格を基礎に，暴力的殺戮に結びつく可能性が潜んでいることを知っておくのは，治療上も決して無駄なことではないだろう．

　本稿は，臨床精神病理 第22巻1号 P 13-24（2001年4月）で発表したものに一部加筆訂正を加えたものである．

文　献

1) Bilz, R.：Belagerungserlebnis in der Alkoholhalluzinosen. Nervenarzt, **27**：402-409, 1956
2) Camus, A.：Euvres Completes d'Albert Camus, Tome 5.（大久保輝臣ら訳：カミュ全集5 心優しき殺人者たち．新潮社，東京．1973）
3) Friedmann, M.：Beitrage zur Lehre von der Paranoia. Monatsch. f. Psych. u. Neurol., **17**：467-484, 1905
4) Gaupp, R.：Krankheit und Tod des paranoischen Massenmoders Hauptlehrer Wagner von Degerloch. Z. Neurol. Psychia., **163**：48-82, 1938
5) Gaupp, R.：Uber paranoische Veranlagung und abortive Paranoia. Zentralb. Nervenheilk. Psychiat., **33**：65-68, 1910
6) 影山任佐：大量殺人について．犯罪誌，**53**：170-183, 1987
7) 影山任佐：大量殺人の犯罪学的研究序論－犯罪精神病理学の構築へ向けて－．福島章編「精神医学と社会学」．137-180, 金剛出版．東京．1992
8) Kretschmer, E.：Der sensitive Beziehungswahn. Springer-Verlag, Berlin Heidelberg, 1966.（切替辰哉訳：新敏感関係妄想．星和書店．東京．1979）
9) 松野敏行：精神分裂病者における「分裂病性」に関する現象学的考察－分裂病者に感じるプレコックス感をめぐって．臨床精神病理, **19**：61-74, 1998
10) 三宅鉱一：責任能力－精神医学からみたる－．岩波書店，東京, 1930
11) 中田　修：妄想と犯罪．臨床精神医学, **3**：1171-1176, 1974
12) 中田　修：安芸市の猟銃乱射大量殺人事件．犯罪誌, **66**：9-20, 2000
13) 中谷陽二：妄想上の迫害者に対する攻撃－分裂病者の暴力に関する一考察－．精神神経誌, **85**：83-99, 1983
14) 小田　晋：精神分裂病周辺事例の刑事責任能力に関する考察と問題点　境界例と妄想性障害．中谷陽二編「精神障害者の責任能力－法と精神医学の対話」．42-64, 金剛出版, 1993

15) 武村信義：異常体験反応の責任能力. 臨床精神医学 12：1127-1133, 1983
16) 山上 皓：偏執型と殺人－パラノイア問題への寄与. 犯罪誌, 43：119-142, 1977
17) Witter, H.：Die Beurteilung Erwachsener im Strafrecht. In：Hdb. d. forensischen Psychiatrie. S. 966, Springer, 1972

II．命令性幻聴と犯罪

林　幸司，松野敏行

はじめに

異常犯罪の報道過程でしばしば，「別の自分が殺せと言った」「神の指示があった」などの大きな見出しが踊り，幻聴に命令されるがままに凶悪事件が突発したかのような印象を一般に与えることがある．素朴な臨床現場からはほど遠いこのような現象がはたしてどの程度実在するものか，調査検討した．

1．対　　象

筆者らが昭和63年8月から平成12年7月までの間の12年間に精神鑑定にあたった307例のうち，犯行内容を具体的に指示する幻聴が争点となったものを対象として検討した．

2．結　　果

該当したものは307例中の11例で全体の3.6％となった．表はその概要の一覧である．

表：命令性幻聴と犯罪　鑑定 307 例中の 11 例

	犯罪	幻聴内容	診断	責任能力	判決裁定
1	窃盗 宝石を詐取	盗れ，盗れ	軽度精神遅滞，人格障害，詐病	完全	懲役 6 年
2	傷害，逃走 （鑑定留置中）	闘え，闘わなければ殺されるぞ	軽度精神遅滞，人格障害，詐病	完全	懲役 6 年
3	強姦致傷	襲え，殴っておとなしくさせろ	精神分裂病（寛解），詐病	完全→喪失→耗弱	懲役 2 年 6 月，猶予 5 年
4	窃盗	男の声で盗みを命令される	該当診断なし（詐病）	完全	懲役 1 年 4 月
5	放火	燃やしてしまえ，おーい	アルコール幻覚症	完全	懲役 4 年 6 月
6	放火	燃やせ，そこまできたら燃やさな	有機溶剤中毒	完全	懲役 3 年
7	窃盗未遂 （空港内銀行）	銀行行ってどないかせ	薬物性精神障害	完全	懲役 6 月 猶予 2 年
8	住居侵入	子の声で「お父さん，お父さん」	単純酩酊	完全	起訴猶予
9	放火	火をつけられるか	アルコール幻覚症	完全	起訴猶予
10	殺人 （閉鎖病棟内）	やっしまえ，やっしまえ	精神分裂病	喪失	不起訴 措置入院
11	建造物侵入	保育園に行きなさい	精神分裂病	喪失	不起訴 措置入院

　該当する症例は大きく 3 群に分類することができた。事例 1 から 4 は，窃盗，性犯罪，鑑定留置中の逃走など動機が明白で詐病の疑いが強かったもの（詐病近縁群），事例 5 から 9 は薬物性の精神障害で 5 件のうち 3 件が自宅放火である（薬物性障害群）。そして，明らかな精神分裂病であったのが事例 10，11 の 2 例である（精神分裂病群）。心神喪失はこの 2 例のみであるが，いずれも不起訴で措置入院となったため，法廷で幻聴の命令が認定されたものはない。次にグループ別に検討する。

(1) 詐病近縁群

　事例1は，宝石店において次々と品物を陳列台に並べさせて店員をあちこちに移動させ，隙を見て窃取し，即日入質，現金化したものである。「背後から盗れ，盗れと聞こえた」という訴えに対し，判決は，仮に幻聴に基づくさせられ体験であるならば，陳列ケースの上に置かれたものをすぐに盗むのが通常で，巧妙かつ合目的な態様によって犯行に及ぶとは考え難い，と一蹴した。因みにこの事例は過去に手口も抗弁も全く同じ犯罪で鑑定を受け，幻聴，させられ体験により心神喪失と評価された経験をもつ。

　事例2も1と同一人物である。1の事件で病院に鑑定留置中，妻に差し入れさせた果物ナイフを使って妻を人質にして逃走を企て，制止した医師に切りつけた。「闘え，闘え，闘わなければ殺されるぞ，と聞こえた」と訴え，犯行の最中にも神の声を主張した。しかし判決では，職員らに取り押さえられ，ナイフを取り上げられると，幻聴に基づく犯行であるかのごとく振る舞っているが，その後そのナイフを見つけるやいなや，これを手に取り，再び病棟の鍵を要求し続けていることからすれば，この幻聴は詐病である疑いが強い，とされた。事例1と同様に，行動の合理的側面が重視され，幻聴による犯行という主張は退けられた。

　事例3は，精神分裂病者による性犯罪である。分裂病発症前にも全く同じ手口の性犯罪で少年院に収容された前歴をもつ。分裂病発症によって，「あそこで襲え，殴っておとなしくさせろ，と聞こえた」という幻聴の訴えが加わったということになる。起訴前簡易鑑定でのこの訴えは「医者にばれてるみたいだからやめます」とすぐに撤回したが，公判鑑定では「精神分裂病の多彩な症状により心神喪失」とされた。判決は「動機は十分了解可能であり，合目的であって格別異常が見当たらず」という表現で暗に詐病と認定したものの，「陰性症状により制御能力が著しく減退していた可能性を否定できない」として心神耗弱となった。

　事例4は若くして既に窃盗を生業としている者である。男の声で命令されたかのような訴えをした彼は，自分の名前さえ「わからない」と答え，明らかに

症状を作り過ぎてしまった。裁判でも，犯行は十分合理的で了解可能であり，経緯，動機，手段方法，贓品の処分などを明確な記憶に基づき具体的に述べ，客観的事実とも符合している，犯行前後の言動に特に異常は認められない，とされた。

（2）薬物性障害群

　事例5は重度のアルコール依存症，幻覚症で入退院を繰り返していたが，無断離院して帰宅したところ，妻が男と同衾していた場面に出くわし，「あんたなんか出て行け」と言われ，何もかも燃えてしまえばいいと思って火をつけた，というものである。慢性的散発的に幻聴は続いており，事件当時にも「燃やしてしまえ，おーい！」と聞こえてはいたが，犯行とは無関係と自ら認めている。判決でも責任能力には全く触れられなかった。

　事例6はシンナー依存症の若者である。シンナーを吸引後，父親所有の車から自分を邪魔物扱いする声が聞こえてきて立腹し，スコップで車を傷つけた。父から「シンナーをやめないと仕事をさせるわけにはいかない」と言われて憤慨し自室に放火した。その際，「燃やせ，燃やせ，そこまできたら燃やさなと天井から聞こえた」という。判決では，責任能力に問題はなかったがシンナー中毒による幻覚があったことが情状として挙げられた。

　事例7はアルコールあるいは覚醒剤中毒の疑われる男である。非合法的な仕事で組関係と揉め事を起こし，やくざにつけねらわれる恐怖感が続き，航空機で遠方へ逃げたが，何かして警察にでも捕まらないことには，もうどうしようもないと思いつめていたところ，「銀行行ってどないかせと聞こえ」，窓口終了後の銀行に侵入し，札束を鷲摑みにしたものである。現実を背景にした心情の投影であるという鑑定意見を裁判所も受け入れ，完全責任能力とされた。

　このように薬物性障害群のほとんどは，一見幻聴に命令されたかのようでありながらも，背景に強い葛藤状況を有し，意志の形成過程での後押しであるように思われるのが特徴的だった。

(3) 精神分裂病群

　事例10は閉鎖病棟内の殺人である。隔離室から出たばかりの二人部屋で，私物の紛失をきっかけに同室者と一晩中口論が続き，暴行して死に至らしめた。幻聴の有無を引き出すような誘導的な質問に対しては，「まわりで見てるもんがやってしまえと言うんです」と答えたが，問診全般を通して「○○さんは匂う，糖尿病特有の真っ黒い血が出た，父親を思い出すところがある，社会を知らんわけがない」など思考の解体が顕著であった。

　事例11は，ある保育園の元経営者の遠縁に当る女性である。この一族は不祥事で数年前に経営から撤退していたが，彼女に弘法大師のお告げがはじまり，お告げに従って園長を自称して園に出入りするようになり，園児や保護者には園長として挨拶し，自分のこどもを職員室で勉強させるという奇異な行動を続け，逮捕された。診察では壁を向いて法律用語と念仏の混交した独白調の応答であり，取調べの態を為さなかったものと思われる。心身喪失と判断されたが，彼女が元経営者の縁戚というのは事実だった。

3．考　察

　命令性幻聴による犯行は上記のように3群に分類することができたが，詐病に類するものが4例で約3分の1を占めていた。そのなかには，免責の対象となりえる分裂病者でありながら，性犯罪の動機について命令性幻聴を口実とし，詐病を行っていたと告白した者がいたことは注目に値する。

　薬物性障害群は12例中の5例を占め最も多かったが，いずれも，夫婦不和，親子喧嘩，暴力団関係のトラブルなど現実背景を抱えており，幻聴は心理学的に不安な心情の投影と捉えることができた。すなわち，幻聴の内容は犯行前の生活状況と密接に関わっており，犯行の動機の促進，強化，再確認に過ぎないようなものだった。これは分裂病にみられるような他者性を帯びた作為体験な

どとは全く異質な異常体験であり、むしろ非常に自我親和的とも言えるのが特徴的だった。

精神分裂病群の2例については、思考と感情の障害による人格の弛緩が著しく、幻聴は診断の一要素に過ぎなかった。仮に幻聴を欠いても事件は成立し、診断、評価とも同じであっただろう。さらに、心神喪失と判断した分裂病事例においてさえも、犯行にはある程度の動機連関とも捉えることができるような状況的背景が認められた。

こうして命令性幻聴による犯罪をみてくると、基礎疾患にかかわりなくすべての症例に共通して、幻聴の内容と状況との間にはある程度の意味連関が認められた。状況に依存しない、命令性幻聴のみが動機となって、全く無関係で唐突な重大犯罪を惹起したと思われる事例は確認されなかった。

内外の文献を参照するとまず、中田[2]の紹介した2例のうち一つはドイツ語圏の文献上有名な急性産褥精神病の事例であるが「発病時にその他の要因も存在したけれども」と含みのある記述となっている。もう一つは精神分裂病であるが、てんかんの負因を持ち、発症に関して「20歳ごろから頭痛を訴えて2～3日寝込んだりするようになった。そのようなときには自分の周囲のことも、自分が何をしているのかも分からず、夢をみているような、死んでいるように感じた」と、てんかん性夢幻状態のような記載がある。犯行日の様子も「その日は朝から頭が重くて寝ていた。午前11時半ごろ目を覚まし……」と始まって意識障害をうかがわせる描写となっている。Hellerstein D.ら[1]は、151例の幻聴体験をもつ入院患者を検討し、命令性幻聴が存在するからといって、それだけで必ずしも自傷他害の危険性が高まるものではないとしている。また、この30年間に命令性幻聴と危険行動の関係について検討された41文献を総説したRudnick, A[3]は、それらの報告の大多数において、命令性幻聴と自傷他害行為との間に直接的な相関はないと結論されていると指摘している。ただし、命令性幻聴に対抗する耐性と命令の内容の危険性との関係は必ずしもはっきりしないという。いずれにしても単純な因果関係で捉えることの難しい、議論の多い分野であろう。

精神病理学的には命令性幻聴はしばしば分裂病においてみられ、しかも分裂病の命令性幻聴は、他者から行動を命令されるという形式をとっていることか

ら，病者の自我が超越的な他者性を帯びているという分裂病の病理を象徴する症状とみなされている。つまり，病者は自らの自由意志が損なわれており，命令性幻聴に動機づけられた犯行は，その声に抗うことはできなかったのであるから責任無能力である，とされる。このような判断はしばしばみられ，実際に事例1においてもある鑑定人は命令性の幻聴による犯行を認定して心神喪失と判断した（この事件の詳細は本書第2部Ⅳ．に触れているので参照されたい）。

しかし，本稿でみてきたように，命令性幻聴はその形式が「命令形」だからといって，必ずしも自由意志を奪われるような他者性を帯びたものに限定されるわけではない。むしろ，薬物性障害群に典型的なように，心理的状況に強く依存した，自我親和的なものの方が多い。そして分裂病者においてさえも，命令性幻聴が契機のひとつとなった触法行為は，荒唐無稽で唐突なものではなく，動機連関は状況から多少なりとも了解できうるものだったのである。すなわち，触法行為の動機として供述された場合の命令性幻聴は，自由意志を奪われて犯行に及び免責となるべき病者の表徴ではなく，あくまでも詐病もしくは自身の欲望や心理的感情に根ざしている症状であることがほとんどであった。

おわりに

「本人の言うことが真実であるとしたら診断は精神分裂病で責任無能力しかない。しかし本当のところはよくわからない」。これは，命令性幻聴が争点となった重大事犯に出くわしたある鑑定医の当惑である。真に採りたい結論は他にあるが，臨床的直感を補強するデータを持ち合わせていないのでそこに踏み込めない，そういう忸怩たる思いが表現されたのではなかろうか。

本稿で明らかにしたように，そのような事態でも，命令性幻聴一点のみに判断が強いられていると窮屈に構える必要はない。操作的診断の時代になっても，我々の手法が総体的な臨床評価であることに変わりはない。あまりに非定型的な目の前の一例を教科書通りに振り分ける際に，どうにも不合理なものを感じる経験は臨床家なら必ずや持ち合わせているだろう。そのような不確実事例をともかくも論証可能な土台に引き上げる作業に，本稿が一助となれば幸いである。

本稿の概要は第37回日本犯罪学会総会（2000, 東京）にて発表した。

文　献

1) Hellerstein D. at el : The clinical significance of command hallucinations. Am. J. Psychiatry, 1987, **144** : 2, 219-221.
2) 中田　修「命令する声」による犯罪〜増補犯罪精神医学 p 347-349, 金剛出版, 東京, 1972
3) Rudnick, A : Relation between command hallucinations and dangerous behavior. J. Am. Acad. Psychiatry Law, 1999, **27** : 2, 253-257.

III. 精神障害による免罪符
ーハイジャック不起訴後の殺人事例

林　幸　司

はじめに

　ハイジャックとは乗り物，特に飛行機を運行中に乗っ取ることであり，1930年にペルーで武装した革命集団がアメリカ民間機を乗っ取ったものが最初とされ，東西冷戦下の政治的亡命がこれを促進したと考えられている。さらにはアポロ計画など宇宙開発の開始時期にはほぼ一致してピークが見られたという[4]。こうした政治的なものや時代を背景にした流行とは別に，個人の精神病理に問題のあるハイジャック[2]も起こり得ると思われるが，わが国においてはハイジャックに関する研究論文が比較的少ない。

　著者はハイジャック事件を起こしながら精神分裂病により心神喪失，不起訴，医療保護入院となった男が2年後に起こした殺人を鑑定する機会を得た。そこではハイジャックの精神病理よりもむしろその処分を契機に精神障害による免罪符が意識され殺人に結びついた過程に注目すべきものがあると思われた。ここに事例を紹介しつつ二つの重大犯罪の間に潜む法と医療の陥穽について若干の考察を加えたい。

1. 事　例

＜Y　犯行時33歳　男＞

　父，兄に窃盗などの犯罪歴あり，兄は本件共犯である。両親は幼少時に離婚しYらは放任されて育った。小学校指導要録には「人なつこい。リーダー的存在。社会性に優れている」とある。Y自身は少年時代を「番長として先頭に立ち，ケンカはしょっちゅうやっており強かった。年長者を相手でも完全にノックアウトするまでやり，大怪我を負わせたこともある。警察で説教されて帰されるということもしばしばあった。恐いとか痛いとかは思わなかった。小学校上級のころから喫煙，飲酒はやっていた。新聞配達で早くから大人と一緒に過ごし，自分もすれていたので早く大人の仲間入りしたくて覚えた。勉強は好きだったがそれよりも金儲けが好きだった。ワルかったというよりは自立していた。生活してゆくために自然にそうなった」と振り返る。

　中2で家を出て建築資材会社で働き寮生活を送る。刑務所上がりの人が大勢いる会社であった。その後は大工，リフト操縦，ビルの窓拭き，ウエイター，パチプロなどを渡り歩き，17歳ころより組事務所に出入りし，愛人バンク，ポーカーゲーム機リースなどでしのいだ。22歳時には知人8名と共同で不動産取り引き下請け業，要するに地上げ屋を設立した。この頃まで関西が生活拠点であった。ここまでに以下のような犯罪歴がある。

　17歳時，彼女の車を無免許で運転して道路交通法違反で逮捕，家裁で不処分。

　18歳時，まったく同様の事犯を起こし簡裁で罰金三万円。

　20歳時，知人宅で飲酒中に居合わせた人物と口論となり殴って怪我を負わせ，傷害罪で懲役10月執行猶予3年の判決。

　24歳時に意見の相違で兄貴分を殴ってしまったことと，ある大きな組と揉め事を起こしたことで，関西各地を逃げ隠れするようになる。その後，得意先に先回りして悪い情報を流して妨害される，黒い服を着た男がよってきてイヤ

なにおいをさせる，尾けられる，命を狙われる，運転中信号待ちのところを後続車から男が日本刀を持って下りてくる，発車して約10分後に追突される，電話も盗聴されている，などの現象が続くようになった。高速道路を西へ鹿児島まで，フェリーで離島まで逃げたこともあった。

26歳時，F空港内F銀行窃盗未遂事件

　上記の現象は続いており，上京しようと思い駅へ行く途中，まわりの人間全部が「銀行行ってどないかせ」と言うのが聞こえた。何か事件起こして捕まらないことには助からないと思いタクシーに乗って空港へ行った。タクシー無線も関係者の名や精神病院名を流していた。東京行きは満席でF行きしか空席がなくこれに乗った。

　機内でも人々の表情の動き，しゃべっていることが自分にあてはまるような感じがした。F空港に着いても「銀行は七時までやぞ」と聞こえ，捕まらなどうしようもないとも思い，追い詰められて考える余裕もなく，銀行に向かった。7時間際にCDコーナーのインターホーンから「カードが詰まってる」と偽の通報で行員を呼び出した。開いた扉から勝手に入り，残務整理中の銀行員の目の前でカウンター上の札束を鷲摑みにした。（被告人は，平成○年○月○日午後7時4分ころ，F空港第一ビル内株式会社F銀行F空港支店において，事務机上の現金50万円をわしづかみにして窃取しようとしたが，同支店行員○○らに逮捕されたため，その目的を遂げなかったものである。〜起訴状より）

　奇しくもこの事件の鑑定も著者が行った。生活歴や病像からは覚せい剤精神病が疑われたものの乱用の確証は得られなかった。それでも精神分裂病とは一線を画せる追体験可能な異常体験反応であり，「妄想反応，完全責任能力」と鑑定した。判決は懲役6月執行猶予2年，この事件からYは九州と関西を股にかけ，精神医療に関わりを持つようになった。

　仮出所後，更正保護施設に入所したが「狙われている感じ，あってもないようなことが聞こえてくる」などと訴えるので担当者が福祉とかけあいK病院を受診させたが，「覚せい剤の疑いもある」として入院を断られた。再度福祉の世話で，

　26歳時，T病院へ任意入院となった。主訴は幻聴，追跡妄想，診断は精神

分裂病で，入院当初のカルテには「『5年ぐらい前に宇宙人が来て頭の中にカセットみたいなものを入れられた。それによって動かされるような体験があった』と言う。させられ体験の訴え，現在はないとのこと」とあるが，この種の記載は以後見られない。退院後スナックのママH（後の内妻）と知り合った。

30歳時，S銀行強盗未遂事件

知人女性を頼って関西へ戻った後に起こした。家で酒飲んでたら「銀行行って金取ってこい」という電波が飛んできて，モデルガンとツバメ帽を用意して某銀行に行った。モデルガンで女子行員を脅したが「こんな馬鹿みたいなことをしよったらあかんわ」と思い，そのまま銀行から出て，歩いているところを捕まった。起訴猶予，措置入院となったが1ヶ月足らずで退院した。

30歳時，ビル飛び降り事故

上記を退院して3ヶ月後，部屋で飲酒中に有線の演歌の歌詞に誘われて部屋を出て階段を上り……気がつくと警察病院のベッドの上にいた。脊髄を損傷して身体障害者5級，精神障害者2級の認定を受けた。この入院中にHに連絡して治療費の仕送りを頼んでいる。

31歳時，再び九州へ舞い戻り，Hの元に居候して内縁関係になった。Hからスナックの立ち退きやアパートの建て替えのことで以前から相談を受けていたからという。

31歳時，ハイジャック

九州へ戻って2ヶ月後に起こした事件である。

今後のことを相談するために関西の兄の元へ飛行機で行った。しかし嫁さんやこどもがいて相談できなかった。兄の話では，今までとは様子が違い終始何か考えている風で口数が少なく「人生はおもしろくない。嫌になった」と繰り返し言っていた，しかし話の内容はしっかりしていて特に奇異ではなかった，という。Yの話ではこの夜は一睡もしていなかったという。以前不義理を働いた人々に詫びを入れるため指詰めをしようと思い，包丁を持ち出したが「どっちみち，指を詰めて詫びを入れてもしょうがない」と思い，また，兄には「迷惑はかけられない」と，結局，相談はしないで空港にタクシーで向かった。指詰めようと包丁は持ち出したが，タクシーの中で気が変わり，「どっちみちやったらニューヨークに行って，マフィアの親分になったれ」と思いハイ

ジャックを思いついた。ゲートをくぐる時には鳴るのがわかっていたので「携帯電話が入ってるので鳴ります」とあらかじめ言って通ったら通してくれた。飛行機が出発して，包丁を使ってスチュワーデスを蹴って脅し，コックピットに行き，パイロットを脅し，ニューヨークに行くことを命じた。「わかりました。しかし給油が必要です」ということで九州に着陸した。「年寄り，こども，女はおろしていい」と言った。そのうち「こんなことしてたら警察入ってきてパクられるわ。あかんわ」と思い，客に紛れてタクシーで逃げようと思って一緒に出たところを空港の廊下で捕まった。（被疑者は航空機の運航を支配しようと企て，○年○月○日午後5時49分ころ，O空港発F空港行き○○便に乗客181名と搭乗した上，午後6時10分ころ，同機がK市W山上空にさしかかった際，客室乗務員○○に対し，機内に持ち込んだ文化包丁を突きつけてコックピットに侵入し，機長○○副操縦士○○に対し，右文化包丁を突きつけて乗務員の犯行を抑圧し，「海外に行け，高度を上げろ」など申し向け，さらに海外行きの飛行機に乗り換えるためF空港に着陸させ，午後7時20分ころまでの間，ほしいままに航行中の同機の運航を支配したものである。〜送致書より）

　逮捕直後の留置場で小指をドアに挟む自傷行為があった。「悪いことしたんやからしょうがない。ハイジャックもそうだし，それまでにも（指詰め）せなあかんかったんやけど，これでケジメつけようと思ってやった」という。W病院で行われた起訴前本鑑定の診断名は精神分裂病と反社会的人格障害。ハイジャック行為については【この間，Yの行動，判断はほぼ正確で，様々な配慮もしており，ハイジャックしようという目的はほぼ明瞭に遂行されている。しかし，海外に着いてからの具体的行動については全くYの頭になかった。また，機長の「ハイジャックを地上の人は知らない」という発言を真に受けるYの認知，判断能力は，ある部分では，著しい欠損があると考えるのが妥当】ということで心神喪失と判定された。起訴猶予となり検察官によって通報され精神保健福祉法による診察が行われたが，措置非該当，要医療となり，県立D病院に兄の同意による医療保護入院となった。

　【アメリカに行ったらマフィアのドンに会ってその世界の仕事をしようと思っていた。人質を下ろしてしまったのでどうせ警察が入ってきてパクられる

わと思ったので下りた。機長から，ハイジャックを地上の人は知らない，と言われて捕まらないと思ったから下りたのではない。どっちみち警察が入ってくると思った。鑑定中もヤクザ社会のことで混乱していた。人が俺のこと噂してるような，ラジオも自分のこと言ってるような……。鑑定の先生からも15年か20年はかたいから覚悟しとけと言われて，ハイジャックしたんやしそれはしかたないと思っていた。そしたら釈放証明が来たんでびっくりした。また二人の先生の診察があって「世界一の親分になる夢は変わってませんか」と聞かれたんで「はい」と答えた。1時間半ほど待たされて「D病院に医療保護入院になりました」と言われた。前の関西の事件（銀行強盗未遂）で措置入院やったんで，あーまた措置入院やな，あん時も早く出したし，と思っていたが，医療保護入院と聞いて，医療保護？なんや？と思った】という。

31歳〜33歳，ハイジャック未遂から殺人までの2年間，D病院に計6回入院した。

1回目すなわちハイジャック直後の入院は4ヶ月足らずであった。3回目の入院中には道路拡張工事に伴うHの店舗立ち退き交渉で相談を受け，外出して示談を主導し，総額900万のうち仲介料300万を手に入れた。病院では患者らを連れて寿司，焼肉，カラオケと連日豪遊した。その後もHには「車が欲しい，事務所を持ちたい」などと言ってその都度金をせびり，無資格ながら不動産事務所を構えるなどして計600万円を搾取した。さらに4，5回目の入院事由は「実印と権利証を出せ」とHに迫って暴行し怪我を負わせたことで警察に付き添われて入院している。このような入退院の繰り返しの間，D病院の空床待ちで短期間入院したG病院の検査で覚せい剤スクリーニング反応陽性であった。Hが家を飛び出す形で別れ，入院中に知り合った女性患者Kを連れて退院し，その後はKと生活していた。

計6回の入院の主治医は供述の中でYの印象を以下のように総括している。
「入院当初から追跡妄想や被害妄想はあったが，訳の分からないことを言ったり無意識のうちに自傷他害を起こすようなことはないし，医師や看護婦の指示には素直に従う。覚せい剤を使用している事実が分かったことから，精神分裂病と言うより，同じような症状が出現する覚せい剤精神病，フラッシュバック，覚せい剤による急性精神病の疑い，ではないかという見解を持っている。

特に4回目以降の入院では，妄想等訴えはなく，仕事や金銭の現実的問題から起こる不眠症等の症状であったことから精神分裂病と診断するわけにもいかない。自らの症状を認識し自ら投薬したり入院を希望し，自らの性格を認識し，ハイジャックという事件の重大さを認識し，物事の判断は十分にできている。今回の事件（殺人）に関して再度鑑定が必要と考えている」

　33歳時，本件殺人

　経過の概要は以下の通りである。

①G病院で知り合った患者Tから「知り合いの実業家が建設人材派遣会社を作るので大きな建設工事が入る。仕度金が5億入るので人夫を集めてくれ。焼鳥屋もやるので適当な人を探してくれ」という儲け話に誘われる。D病院の患者から人夫を募り，食事を与え，不動産屋を当たるなど準備に100万円使う。しかし話は具体化せずTは雲隠れ，人を立てて会った席でTを殴る。その後一応和解。

②その夜たまたま無関係の患者Iが電話でくだを巻いたあげくに怒鳴り込みに来る。理由は不明でその場は和解した。

③焼鳥屋経営の話に乗った兄が待ちきれずに関西から来る。話を確かめようとTを呼び出し，Y，兄，T，Kの4人でスナックへ行く。Yが小用で席を外して戻ったところ「Tが電話でIと話していた」と，兄が告げ口した。数日前の怒鳴り込みもあり，IはTが差し向けたのではないか，という疑いが生じた。帰りたがるTを自宅に連れこんで白状を迫りながら兄と供に殴る蹴るの暴行を加えている最中に，またもたまたまIの声で電話が入り，IとTの共謀を確信。Tをナイフで刺殺した。

④死体を積んだ車で兄，Kと関西へ逃亡したが結局行きずまり，「事件は自分ひとりでかぶる。ハイジャックも精神異常で無罪になった。自分は刑務所に行かなくてもいい，入院すればいいし，すぐに出られる」と共犯者に言い残して自首した。

　本件殺人での鑑定留置中の言動

　留置中は静かに過ごし独言や興奮，奇異な行動は見られなかったが，大過なく鑑定作業も大半を終了したところで以下のような動静を見せた。

　某日　犯行に関する問診を終了。（以下この日を基点とする）

翌日　やや冴えない表情を観察される。

2日後　「昨夜の眠剤を飲んでから頭痛が始まった」「飯やお茶に何か入っている」昼，夕と摂食量減り，眠剤拒薬。

3日後　「いろいろとありがとうございました」どういうこと？「自分の過去の中でいろいろと足らなかったものがあって，ここで鑑定してもらって，いろいろイロハを教えてもらいました」食事や薬を摂らないこととどう関係が？「いや，もう，ここをでてシャバに出たら，もう薬は飲みません。副作用があるから。水や食事も取りません。信頼感がないから。家や家族は別やけど」もっと具体的に？「薬や食事の中に何か入っていて，人格を変えようとする」午後4時には全裸で拭き掃除している。この日は3食全欠。

4日後　朝食は全量摂取，昼は不食。診察時，両拳を握りしめ前方をにらんで仁王立ちのまま椅子に座ろうとしない。「お世話になりました。ありがとうございました。Yです。男であります」

いろいろ問いかけると「セイシ！」と発語。静かに止まると書くの？　うなずいたのち「セイ，セイ，シン……」など断片的発語。夕食不食。

5日後　朝は全量摂食，昼は少量，夕は7割程度摂食。腹部レントゲン撮影時には看護士に会釈する。

6日後　朝全欠，首を振って欲しくないという意思表示。自己導尿用のカテーテル消毒は「いいです」と断る。甘味品，昼半量ほど摂食，夕は全欠。

7日後　朝全量摂食。診察時，完全に普通に会話できる。「人間不信というか，いろいろ考えすぎて信用できなくなって……。（欠食について）味がおかしいんと違うけど，何か入ってるんちゃうんかなとか，よけいなこと考える。（拒薬について）眠れないんで眠剤はやっぱ今日から飲もうと思う。でもできるだけ軽いほうがいいんで，ベゲタミン一個にしてください。

こんな調子やったら俺，刑務所でもようつとまらんのちゃうんかなあと思います。やっぱD病院かなあとか……。そやけど，今は昼間の安定剤なしでも，なんとかいけてますよね。

今度の鑑定留置でいろいろ勉強になりました。人間，弱気になっとったら負けですね」とふっきれたような発現でしめくくる。非定形的な緘黙昏迷様状態と思われるが，ハイジャック事件の鑑定留置中にも酷似した状態が短期間一過

性に出現している。

　Yは後述の鑑定結果が認められて起訴された。その後，言動がおかしいので診て欲しいという拘置所からの要請で著者の同僚医師が往診した。延々と幻覚妄想めいた話をまくしたてたが，ことの経緯を知る医師が「いいかげんにしたら」と軽く諭すとにやーっと笑って引き下がった，という。その後は落ち着いて精神科診察が要求されることもなくなった。（と思ったら関東の拘置所で某教授による再鑑定を受けていた。概要は後述する）

2．考　察

　提示したようにYは以下のような診断名の履歴を持つ。
① F空港内F銀行窃盗未遂事件の鑑定　妄想反応
② K病院　覚せい剤の疑いもあるとして入院拒否
③ T病院　精神分裂病で3回入院
④ ハイジャックの鑑定　精神分裂病，反社会性人格障害，心神喪失
⑤ D病院　精神分裂病で6回入院，ただし主治医は覚せい剤精神病も疑う
⑥ G病院　反社会性人格障害，覚せい剤スクリーニング反応陽性
　このように多様な評価を受けてそのつど法の網をくぐりぬけて来たYであるが，T病院とハイジャック鑑定の精神分裂病という診断がその後の取り扱いに大きく影響した事は否めない。以下若干の考察を加える。

（1）鑑別診断－精神分裂病

　妄想と幻覚が活発な時期が過去にあり，その都度これを主症状として精神分裂病の診断を受けていたということができる。この点今一度検討したい。
①　妄想とはいうもののテーマはほとんど常に「ヤクザに狙われる」というものとその関連である。実際に若年時から自ら好んで非合法的社会にどっぷりとつかりこんできたYにとって，抗争とか報復とか嫌がらせは常に現実味のあ

る危険であり，現に痛い目にもしばしば遭ったのだろう。火のないところに突発するものが病的な妄想であるが，Yは常に自ら火種の中に身を置いている。ヘタ打った時の報復，後始末を恐れる心情は言わばあたりまえのものである。妄想というよりも，ヤクザを気取りながら気の弱い半端ヤクザの強迫観念に近いものだろう。「組から狙われる」「近くのヤクザが日本刀を持ってきて威圧する」「組長の息子が来ている」「ドス持って来い。全部グルやろ。職員も患者も」などと常にヤクザがらみのあまりにも世俗的で血なまぐさい内容である。分裂病に特異な奇異な妄想とはかけはなれている。なおT病院1回目入院の初診時にのみ「5年前に宇宙人に頭の中にカセットみたいなものを入れられた」とさせられ体験様の訴えをしているが，異常体験を機械的に原因づけて説明整理しようとする試みは分裂病者に限らず幻覚妄想状態を体験した者に広く見られるものであり，これを以って直ちに奇異な妄想とは言えない。

② 幻聴についても，中傷や非難，自己の志向に反する内容の声，複数の声がさらに別の声と会話して患者のことを話題にしたり，患者の思考や行動にたえず注釈を加えたりする声，など分裂病に特異性の高いパターンではない。ハイジャック事件の後に「ラジオが自分のことを言う」とはもっともなことであり，「銀行行って金取って来い」「指詰めろ」など犯罪やケジメを説明するのに都合の良い内容が事後的に語られており，慎重に取り扱うべきものである。

DSM-IV基準では「障害の持続的な兆候が少なくとも6ヶ月間存在する」ともあるが，これも首を傾げる点である。銀行強盗未遂，ハイジャックという大罪が精神障害により起訴を免れ入院となりながらも，前者は1ヶ月足らず，後者も4ヶ月足らずで退院となっている。Yが主治医から聞いたという「悪くなるのも良くなるのも早い」という表現は，症状が顕れても浮き草のようにはかないものであり，持続的な兆候が少なくとも6ヶ月間存在するような分裂病らしさはない，という意味であろう。

幻覚妄想があるから精神分裂病である，と診断するのはいともたやすいが，著者を含めて少なからぬ精神科医がYの分裂病診断に躊躇したのは，人間としてのまとまりを失い現実社会に伍する能力を失った分裂病者，という印象からあまりにかけはなれた人物像にある。

九州と関西をまたにかける行動力，生活保護を受給する最低限の暮らしのは

ずなのに現実には貴金属を身にまとい，車や（当時は成功した自営業者のステータスであった）携帯電話を使いこなし，女には不自由せず，飲み屋では巧みに値切り，入院患者でありながら頻繁に外出しては立ち退き交渉で大金をせしめて毎日豪遊。平凡で地道な仕事こそしていないが，勤労者の汗を笑って吹き飛ばすような旺盛な処世術を身につけて社会の荒波を生き抜く並々ならぬ生活力は，分裂病者の生活史ではない。鑑定面接でも生き生きとした表情で質問を良く聞き取り，質問の意味だけでなく込められた意図も機敏に察して，時に巧妙な言い訳を交えて当意即妙に応答するYに，プレコックス感は看取しようもない。

実はハイジャック事件のW鑑定書においても【角刈り，鼻ヒゲでサングラスをかけ，一見チンピラヤクザ風。少し緊張見られるが，病院に慣れてくると表情も穏やかで自然になる。関西弁を交え，比較的早口に喋る。質問の了解も良く，返答も早く，疎通性は良い。思路の障害はなく，感情，意欲にも特に障害を認めず，一見したところ分裂病くささはない】と，まさに精神科医が印象診断として分裂病を除外するときの決まり文句が並べてある。分裂病と診断した鑑定書の一節を，分裂病否定の有力な根拠として引用するという奇妙な事態が生じてしまう。

分裂病者は，個々の精神機能が変化しているから病んだ人格であるという訳ではない。まったく逆に，彼の人格が全体として病んでいるからこそ，個々の変化した機能が発見されるのである。トータルな印象診断として分裂病に否定的でありながら，分裂病だけに特異的なものではない幻覚妄想に捉われて分裂病と診断することは失当であろう。妄想じみた訴えが活発で精神分裂病と診断することが可能な時期は確かにあったが，妄想は常に現実がらみであり分裂病診断を決定づけるほどに奇異なものではない。生活史を含めた全体像からはYを精神分裂病ということはできない。

（2）鑑別診断－覚せい剤精神病

それではYの過去の幻覚妄想をどのように評価すべきか。もっとも説明しやすいのは薬物，特に覚せい剤中毒と思われる。人格にまとまりがあり分裂病

者の印象を受けない，にもかかわらず活発な幻覚妄想を呈する場合，誰もがまず覚せい剤を疑うだろう。覚せい剤の慢性中毒すなわち覚せい剤精神病では，自分を愚弄，非難，威嚇したり，指示，命令したり，自分への悪巧みを相談しあう内容の幻覚が出現する。声を聞く幻聴であったり，迫りくる敵の姿を見る幻視であったりする。さらに「暴力団に狙われる」「警察に監視される」「通報される」「追跡される」「盗聴器が仕掛けられる」「考えが見透かされる」などの被害，関係，被毒，注察，嫉妬妄想なども出現する。Yが過去にしばしば呈した幻覚妄想は，分裂病の蒼古的超越的なものよりも覚せい剤中毒の現実的で生臭いものに非常に近い。

　G病院が覚せい剤の検査をしたのも，これはちょっと分裂病にしてはおかしいな，という疑問からに相違ない。しかしながらEIA法による特異性の乏しいスクリーニング検査であり，偽陽性反応の出る可能性のある薬物の中に代表的な向精神薬クロルプロマジンが含まれていたため，残念ながら強い疑いにとどまった。乱用の確証が得られなければ覚せい剤精神病の確定診断は下せない，それが実情であろう。

（3）鑑別診断－アルコール幻覚症

　いっぽうアルコールに関しては，若年時からの長期大量飲酒を認めている。入院中も，ハイジャック事件の鑑定留置中にも飲酒している。長期大量飲酒者の離脱症候のひとつであるアルコール幻覚症は意識清明下での幻聴と激しい不安を主徴とする。感覚性の明瞭な言語性幻聴が前景を占め，つねに敵対的・脅迫的な内容を持ち，人々が二手に分かれ，患者を3人称で名指ししながら対話し，侮辱中傷する形が多く，しばしば患者の内的葛藤や罪責感を反映する。周囲を取り囲んだ迫害者が攻撃してくるという包囲攻撃状況が起こることもある。大部分は数日から数週で回復するが，一部は慢性型へ移行し，妄想が系統化されるようになる。Yの幻覚妄想エピソードはアルコール幻覚症を以ってしても説明は可能である。これは厳密には離脱症候群であるが，慢性中毒者の場合は酩酊そのものによる幻覚も生じ得る。だらしなくいつも飲んでいるのだから当然であるが，離脱なのか酩酊なのか現実には判然としない場合も多い。

また既述の覚せい剤精神病は再発しやすい特性がある。ひとたび覚せい剤精神病を体験した者は，使用を中止して一定期間正常状態を維持したのちにも，極少量の再使用，アルコール摂取，非特異的ストレスなどにより覚せい剤精神病が再現されやすいのである。Yの場合，覚せい剤使用は疑われるし，長年のアルコール乱用は明瞭である。単独でも幻覚妄想を説明できるし，双方が交互に主役を果たしたものかもしれない。

　（1）〜（3）を小括してYの過去の幻覚妄想様状態は「覚せい剤あるいはアルコール等の薬物乱用に起因する物質誘発性精神障害」であると結論づけた。覚せい剤と特定しないことによってYの乱用否定との妥協を図ったのである。

　精神分裂病，覚せい剤精神病，アルコール幻覚症それぞれの幻覚妄想の間には典型像のイメージの違いこそあれ重複する部分も多く，症候のみでの鑑別には限界があり，薬物乱用の有無など他の観点も持ちださざるをえない。こと分裂病診断に関して言えば人格全体のトータルな印象診断は症候と同じく重要であり，操作的診断の時代になったとはいえ客観的証拠としての価値はいささかも揺るぎないものと考える。

（4）最終診断

　過去の幻覚妄想エピソードの診断は（1）〜（3）で終えた。ここでは犯行を含めてYの特異な生活史をあらためて評価する。徹底して地道な仕事を嫌いヤクザ，極道，マフィアを志向したYの生活史，生活信条については反社会性人格障害の診断概念でまとめることができる。即ち，【人を欺き，操作することが中心的特徴である。将来の計画を立てず深く考えずにすぐ行動し，それが自分や他人に及ぼす結果について顧みることもない。そのために仕事，住居，友人関係などを突然変える。易怒的，攻撃的であり，繰り返し喧嘩や暴行に至る傾向があり，違法運転など個人の安全を無視した無謀な行為が多い。自責の念をほとんど持たず，他人を傷つけたり，虐待したり，盗んだりしたことに対し，無関心だったり表面的な合理化を行なったりする。償いをしたり行動を改めたりすることはできず，すべてのひとが「一番の自分を助ける」ためにあると信じている。傲慢な自尊心を持ち，平凡な仕事を軽蔑し，自信家でうぬ

ぼれている。口が達者で表面的な魅力を示し，能弁で流暢な言葉を使う。性的な関係でも乱脈で無責任で搾取的である。緊張，退屈に耐えられない，抑鬱，他人が自分に敵意を向けているという確信（しばしばそれはその通り），など個人的苦痛の徴候がしばしばみられる（DSM-IV，III R より抜粋）】

　若年期から顕著な暴力的傾向。ワルいことも Y に言わせれば自立。無免許運転などはもののうちではない。

　地道な仕事を嫌い，ヤクザ，極道にあこがれ，愛人バンク，ポーカーゲーム機リース，地上げ屋，交渉屋など非合法的な生業しか頭にない。正業と言えるものに一定期間就いたことがない。

　常にトップで人を使うことを考えている。

　犯罪で偶然に地縁のできた九州と関西をまたにかけ，住居を次々に変えている。

　生活保護で入院しながら頻繁に外出しては立退き交渉で大金をせしめる。

　大金が入れば患者を連れ回して気前よく豪遊，かと思えば米代にもことかく始末で無計画。

　H に対する悪質な搾取，傷害とその正当化，H への罪障感などさらさらない。

　腰を痛めながらも達者な異性関係。

　飲み屋にはまともに支払う気がなく，嫌われようがおかまいなし。

　等々，かなりの部分で Y をモデルにしたかのようによく当てはまる概念である。共感性の欠如，敵意，攻撃性，不正をいとわない傾向，自己顕示，遵法性の欠如などは心理テストによっても指摘できた。

　Y の触法行為の処理に当たった当事者らを悩ませた被害妄想も「他人が自分に敵意を向けているという確信（しばしばそれはその通り）」というように危険な人格ならではのもっともな不安，身から出た錆，と処理することもできる。すべてをこれに押し込めるのは強引としても，一部にはむしろこれで表現すべきエピソードもある。たとえば，G 病院入院の模様は「内妻Hと口論となり包丁を突きつけて脅かしたということで，組長と H が報復に来るのではないか，という妄想とそれに基づく不安のため」と表現されているが，自分のしでかしたことがらに対する反応を合理的に予想したのであって，妄想という用

語を使う必要はないだろう。D病院4，5回目の入院事由もれっきとした犯罪であり，警察に差し戻すことは出来なかったのだろうか。治療歴を有する者の言動であるからといって何でも精神医学で処理する必要はないはずである。

時おり出没した幻覚妄想だけに目を奪われるよりも，若年期から際立っていたYの特異な生活信条とその実践に着目して「反社会性人格障害」と診断した。

人格障害の起源については，遺伝的要因と環境的要因の双方が寄与していることが知られている。つまり一元化は困難である。大酒家で暴力的であり養育に不熱心であったYの父親に反社会的傾向はうかがえるし，本件共犯の兄にしてもその関わり方からして同様なことがいえる。代わりに母親が熱心に養育したという形跡もない。父母の間を行き来し，転校を繰り返し，義務教育もまともに終えられなかった養育環境も劣悪だったといえるだろう。

(5) 主な事件事故の精神医学的再評価

Yの主だった事件事故である①F空港内F銀行窃盗未遂，②S銀行強盗未遂，③ビル飛び降り，④ハイジャック，などいずれも覚せい剤精神病による幻覚妄想の影響が疑われる。

特に①は妄想に包囲され犯行態様も突飛で成功率ゼロの間抜けな犯行である点から，③も錯覚に誘導されたものらしく飛び降りて得られるものは何もなかったはずであることから，覚せい剤精神病が濃厚である。（③は結果としては障害者認定につながったが一歩間違えば死であり，打算でやれるものかどうか論証できない。）これらに比べれば②はあまりに説明的に調和しすぎており，事後的な意味づけが疑われる。残る④はどうであろうか。

ハイジャックの精神医学的研究はわが国においては比較的少ない。ハイジャッカー42名に面接したHubberd[2]は「ハイジャックは「重力＝自然」と「法律＝社会」という二つの拘束的な現実に対する挑戦であり，空間のレイプ，殺人，自殺，飛翔願望など多くの衝動を同時に満足させる象徴的意味を持つ。典型的なハイジャッカーは，乱暴でアルコール中毒者の父と，宗教的超越的で性的には不感症の母を持ち，幼児期に年上の女性に性的に誘惑された外傷体験

があり，臆病，シャイ，優柔不断で，男性的同一性に問題がある。思春期には孤独で，30歳までには人生の失敗者であると思うようになり，結婚していても妻を満足させている自信がない。犯行直前になんらかの喪失体験を持ち，攻撃性や殺意を意識化するようになる」と述べている（福島章編「犯罪ハンドブック」[1]より）。示唆に富む力動的な考察であるが本例に応用できそうな部分は少ない。

McArthurら[3]は精神病，暴力性，航空機ハイジャックの可能性について以下のようにまとめている（佐藤親次ら「交通犯罪」[7]より）。

タイプ	暴力レベル	ハイジャックの危険性
非精神病性		
身体的問題	時に暴力的	低
中毒者	通常穏やか	低
神経症	通常穏やか	低
社会病質	潜在的に暴力的	高
精神病性		
精神分裂病	暴力的になりうる	高
躁うつ病	暴力的になりうる	高

Yはこのまとめの中では社会病質に分類される。潜在的に暴力的であることはその後の暮らしぶり，2年後の殺人で最悪の顕在化を見ることになる。

作田らの報告した日航機ハイジャック事例[4]は精神分裂病と確診されて不起訴となっている。分裂病と診断されたのはハイジャック後の鑑定によってである。中学時代からいわゆる番長格であり，非行犯罪歴も顕著で暴力団組員にもなったことがあり，意志欠如，爆発，情緒欠如，顕示性などの精神病質者であるとも明記されている。25歳頃から現れた精神病的症状は「ヤクザに追われている」「コンピロフィルムを当てられる」「みはっている」「つけてくる」などであり，ハイジャックでは「東京で働こうと思って乗ったが，急に外国に行ってみたくなって」「ソ連へ行け」と要求した（新聞記事）。不起訴後の措置入院を1年未満で退院し，その後窃盗で懲役8月の刑を受けて満期出所したが，この間，鑑定や治療は受けていない。早期非行，暴力団との関わり，ヤク

ザが主題の妄想，症状に対する機械的説明，大国への高飛びの要求などいろいろな点でYと似ているようであり，当然覚せい剤精神病も疑われているが，乱用を裏づける資料がなく面接所見など現在症は確実に分裂病である，ということで覚せい剤精神病は否定されている。

航空機ではないが佐藤らは23歳男性のバスジャック事例[5,6,7]について報告している。約5年間ファミコン相手の引きこもり生活を送っていたが，「このまま一生，家で遊んだまま終わるのか」と考えると嫌になり，「死んでしまおう」と考え，踏切りや道路脇に立ったが恐くて足が動かず自殺できなかった。TVでロシアのバスジャック犯が警察に射殺される映像を見て，「自分でもできるかもしれない重い罪だ」と決意した。まず手ぶらで試みたが勇気が出なくて失敗，1週間後，包丁を購入して路線バスに乗り込み運転手に突きつけて「警視庁に行け」と指示，運転手から「近くの警察署でいいか」と言われて承諾，無抵抗で逮捕された。逮捕3日後から明瞭な幻聴を生じ，鑑定時にはDSM-IVの精神分裂病を満たした。犯罪学的意義として①間接自殺　②犯罪者ロマン（Glaser）（分裂病の初期や潜行期に起こる，病的に亢進した空想活動に基づく現実的利益のない犯罪計画）が考察され，精神分裂病の前駆期の犯罪として心神喪失と判定されている。

Yのハイジャックは「どうせならマフィアの親分になったれ」というその決意において彼自身の一連の事件事故の中ではもっともましなものである。今後の人生に悩んでいた，一睡も出来ずに気分が昂じてやけっぱちになっていたというようなふしはうかがえるが，①③に比較すると精神病的と言いきれる部分は格段に乏しく，実質的にはない。常識外れとはいえ彼の人生はすべからく博打のごとしであり，アウトローであることこそが彼の信条なのである。渡米後の計画など全く無かったことが心神喪失の一根拠となったらしいが，「将来の計画を立てず深く考えずにすぐ行動し，それが自分や他人に及ぼす結果について顧みることもない」行き当たりばったりで破天荒なところが反社会性人格障害の核心であろう。間抜けな結末を迎えるところがいかにもYらしいが，憎めない愛嬌を保持することで生き残りを模索する不気味な抜け目無さであり，鑑定留置中には任意に緘黙昏迷様状態までpresentationして，首尾良く放免を勝ち取った。

バスジャックを契機に分裂病者として完成した佐藤らの事例とは対称的に，Ｙは心神喪失ハイジャック事件を踏み台に職業的精神科患者として完成する。早くも９ヶ月後には入院中の示談交渉で第一歩を標し，これをネタに計600万円を搾取，患者と示談屋の二つの顔を使いこなし，恐喝が傷害にエスカレートして警察が介入してもなお入院で代用，と精神病院を根城に八面六臂の活躍をするである。次の殺人事件もその流れを汲み，精神病院を背景にした患者たちの大それた儲け話とその愚かな顛末という形を取っている。

（6）本件殺人

経過を事の真偽からまとめ直すと以下のようになる。

Ｔのいうところの実業家は実在し九州進出話も現実であった。ただし規模もいたって現実的で地方の自営業者としてのものであった。これに大企業級の尾鰭をつけてふれまわったのがＴであり，幼なじみから「誰かれとなく作り話の架空の儲け話をしては金を踏んだくっていたようで敵はかなりいたと思う。こんな事をしていればいつか殺されるぞ，と忠告していた」と評される人物である。そんなＴの儲け話を信じてＹは身銭を切ってまでして入れ込んだ。

自営業者がＹの紹介でセドリックを買ったことやＴに借金取り立てを頼んだことは事実。アワビ茸栽培や焼鳥屋の話しもしている。このような部分的事実があるためにＹはＴを信じた。しかし自営業者がＴやＹを共同経営に誘ったり求人を頼んだりしたわけではない。

当然のことながらいっこうに進展しない儲け話に業を煮やしたＹは怒り，Ｔを殴った。仲裁もありいったんは和解したが，その日の夜に間の悪いことにＩが意味不明な襲撃を企てた。

兄はＴとＩの関係を疑いＹを唆した。ＹはＴとＩを疑った。

金に目のくらんだ半端な患者たちの愚行の果てが本件であり，どこまでも俗っぽく果なく哀しい犯罪実話であり，ハイジャック事件よりもさらに精神障害犯罪の色合いは希薄である。論点を探せばＩとＴ共謀説であろう。これはＹの妄想だろうか。

Iの行動自体理解に苦しむが、入院中から折り合いが悪く、さらに金の貸し借りを巡る憤懣が酩酊中にふと蘇って押しかけた短絡行為のようである。この事件に登場するような人物の中ではさほど驚くべきことではないようだ。Iに襲われ和解した時点では未だYはIをTとを結びつけていない。しかし関西から来た兄が近況を聞き、IとTの関係を疑い、たきつけるような発言をした。スナックに向かう前に兄が「IはTの差し金ぞ。その男はTの鉄砲玉や。Tはくせ者ぞ。俺が見定めてやる」とたきつけ、さらにスナックでの電話に関する兄の言葉がYに決定的な心証を与えた。

Yの紹介でIとTは会っており顔見知りである。Yの使用していた携帯電話をIに返しているので、Tが以前のYの番号にかければIと話すことになる。Tを殴ったその夜にIが襲ってきた。TとIが今電話で話していた、と、兄が言う。

偶然と兄の唆しが重なってYがIを疑ってもおかしくない状況にあった。IとTを結びつけたことは合理的推測であって妄想ではない。

犯行中にたまたま鳴った電話については、Iからという証拠もないし、おそらくはYの聞き違いであろう。この聞き違いはいわばおまけである。電話の有無に関わらずYの気持ちはもう「いってまわないかん」ところまで来ていたのである。

Yは犯行当時、反社会性人格障害という診断名の他にはいかなる精神障害にも罹患していなかった。犯行は圧倒的に事実の積み重なりであり、精神障害を想定する間隙はなく、完全責任能力と結論した。

(7) 留置中の緘黙昏迷様状態

鑑定留置の終盤に数日間の緘黙昏迷様状態が見られた。不食、拒薬を呈して発語も乏しく全裸で拭き掃除をしたりして、ピーク時には会話不能に近い。意識が混濁しているようであるが、問いかけの意味は理解しており、短く断片的に答えたり、首の動きで意志を示したりする。返答は的外れであったりオウム返しであったりするが、強いると食事や薬に対する不信感を現わす。

被疑者がこのような状態を呈したのは、ハイジャック事件の逮捕直後の留置

場,殺人事件の鑑定留置場である医療刑務所であり,さらにその後の拘置所でも公判期日が迫るとこのような状態を呈することがあるという。いっぽう2年にわたり計6回とおそらくYをもっとも長く診てきたD病院にこういう状態の記録はない。状態の出現が病院ではなく,大罪を犯した後の捜査,鑑定,拘留中の刑事施設に限られるところを見れば,拘禁状況が大きく関与しているものと考えざるを得ない。観察のみで狭義の治療を施すことなく1週間で自然回復した経過も自生的な印象を受ける。

鑑定や裁判の行方を気にする未決拘禁被疑者がしばしばこのような,一般人が狂気という言葉に思い描くイメージに近い状態に陥ることは古くから知られており,ガンゼルの仮性痴呆,レッケの昏迷,ジーフェルトの変質性拘禁精神病などさまざまな視点から解読されてきた。今日的には拘禁反応と総称され,意識的な詐病と無意識の赦免願望に基づくヒステリーの中間産物と考えられる。

犯行の経緯についての問診を終えたことで,鑑定の大勢はほぼ固まりつつあることを悟ったものと思われる。翌日にはやや冴えない表情が観察されている。そして2日後に唐突に拒食が始まり,数日を経て正常に復した。意味不明な発語に近づこうとしても,問いをオウム返ししてさらに断片にすることぐらいが精一杯であり,長く話し出せば自ずと普通の会話になってしまい,思考形式の解体までは模倣し得ていない。経過も病態も中途半端であり,鑑定の動向に対する心情的な「反応」と見なす方が自然であろう。「もう薬は飲みません。副作用があるから」「こんな調子やったら俺,刑務所でもようつとまらんのちゃうんかなあと思います。やっぱD病院かなあ,とか」「けど,昼間の安定剤なしでもけっこういけてますね」などという発言に,精神科への訣別と依存の間で揺れ動きながら自ら反応に区切りをつけようとする心情が投影されている。従って拘禁反応と診断し経過観察にとどめた。

このような状態に周囲が振り回されて投薬や注射を行なえば,同じように回復しても,薬物治療で治ったのだからやはり病気だったのだろう,という見方が成立してしまう。過剰な医療サービスは時に真実を見誤らせる危険性がある。

おわりに

　心神喪失ハイジャック事件はYにとって，精神障害による免罪符を確信させ，合法的な精神医療を根城に非合法すれすれの生業でしのぐ術を身につけさせる記念碑的出来事となった。Hから600万搾取するネタとなった市当局との示談交渉は病院を外出中の，つまり入院患者の身で行った事である。ハイジャックという重大犯罪を責任無能力とされるほどの重い精神障害者，民事に換算すれば禁治産相当者が，その9ヶ月後には健常者の代理人として大金の絡む示談交渉を取り仕切り，その大半を搾取せしめている。この矛盾は一体どこから生じるのだろうか。

　ひとたび下された分裂病診断が，その後の人生にいかに大きな影響を与えるか，これを否定するのにどれだけの勇気と労力が必要とされるか，大いに考えさせられる事例である。ハイジャック後の治療を託されたD病院主治医も「鑑定留置までして下された診断を覆すのはたいへん難しいことでした」という苦悩を吐露してくれた。

　プレコックス感を看取しないということと，幻覚妄想があるということの優劣はどちらにあるのだろう。精神医学が臨床医学であることを放棄しない限り，前者にあると考える。鑑定はむろんのこと医療サービスのレベルでも我々は今一度，臨床的事実の重みに敏感になるべきではないだろうか。職場で不利益にならないように重い病名は書くな，でも年金や手当金の診断書にはなるべく重く書いてやれ，などという先輩医師の言葉があたかも正当な指導のように引き継がれた時代があったが，裁量権の乱用は戒められるべきだろう。

　むろんW鑑定は誠実真摯かつ厳正中立に行われたものであるが，連動する措置診察では非該当という齟齬を生じている。この時点で異例ながら起訴前の再鑑定という選択肢もあったのではないだろうか。

　その後Yは職業的精神障害者としてたくましく生き抜ける。その総括が本件殺人であり，心神喪失と高をくくって自首する場面でのYの発言はその集大成である。「自分は刑務所に行かなくていい。入院してもすぐ出られる」という言葉が妄言ではなく実績に裏打ちされている実情をどう受け止めるべきだろうか。最高のprofessionであるはずの医師も法律家もこの種のいわばprofessional psychiatric patientにいかに完全に見下されているかという証しと

して心すべきである。患者の不利益にならぬように配慮することが社会正義に反するようであれば，どこか何かがおかしいと反問しなければならない。知識人の知識倒れに陥らない再理論武装が望まれるところである。

追記

関東の拘置所で行われた再鑑定でYは教授に「Tはまだ生きている。庭の手入れに来ている外部の職員がTにそっくりだ」と主張した。教授の鑑定結果は，精神分裂病，心神耗弱である。鑑定書の「犯罪心理」の章から要所を抜粋すれば，Tがまだ生きているという人物誤認は妄想である，そもそもTの持ちかけた儲け話自体が本当にあったのかどうか疑わしく，Yの一方的な思い込みで妄想の可能性がある，IがTの差し向けた刺客であるというのも妄想である，という。判断は読者に委ねたい。残念ながら判決は刊行に間に合わなかった。

本稿は犯罪学雑誌66巻6号245-257頁（2000）に掲載された論文を改稿し，その後の経緯を追加したものである。

文 献

1) 福島　章編「犯罪ハンドブック」新書館 東京 1995
2) Hubberd G : Skyjacker ; His flights of fantasy. Collier, New York, 1971（1より引用）
3) McArthur WJ, Dean PJ, Carrol TH, et al : Handling the hijacker. Aerospace Medicene **43**（10）: 1118-21, 1972（7より引用）
4) 作田　明, 福島　章「日航機ハイジャック事件」, 福島　章編著「現代の精神鑑定」p 201-36 金子書房 東京 1999
5) Satoh S, Obata S, Morita N, et al : Bus hijacking as indirect suicide. Acta Crim. Jap. **62**（6）: 185-90, 1996
6) Satoh S, Obata S, Tanaka H, et al : Bus hijacking by a pre-schizophrenic ; From a viewpoint of criminal romance. Psychi. Clin. Neurosci. **51**: 223-5, 1997
7) 佐藤親次, 小畠秀悟「交通犯罪」, 臨床精神医学講座19巻「司法精神医学・精神鑑定」p 349-57 風祭　元 山上　皓編 中山書店, 1998

IV. "鑑定困難者"の詐病2例

古賀　幸博

はじめに

　自ら進んで拘束され刑事訴追を受けたいと希望する者はいないだろうし，自分で犯した罪とはいえ責任を回避したいという願望はある程度理解できる心理である。これから紹介する2例はいずれも男性詐病者の鑑定例である。2例とも鑑定作業および処遇が難渋を極め，中には鑑定中に医師に切りつけるなどとても病院で扱える代物ではなかったため，当所での鑑定留置を裁判所より強く要請されるに至った，いわば鑑定困難者である。1例目は過去の精神鑑定で精神分裂病や重度精神遅滞といった診断を受けた症例で，2例目は幻聴を訴え，勾留中に失立，失歩，失声，排泄障害を起こしたため訴訟能力を問われた症例である。

1. 症　例

（1）症例 K　犯行時47歳　常習累犯窃盗・傷害・加重逃走未遂

　生活歴：生下時には既に両親は離婚しており，Kは引き継いで養育した祖母から養父母へと養子縁組された。特記すべき遺伝負因はない。養父は土木作業員で，農繁期には従兄弟の所で農作業の手伝いをして家計を補っていたが経

済的には苦しかった．

　Kは，"長屋の子ども"と馬鹿にされるため小学校にはほとんど登校せず，家で遊んでいることが多かった．4年生からの2年間は読み書きすらできない，悪いことをするという理由で養母に児童相談所へ連れていかれ，養護学校に転入した．普通中学校に進学したが，その時養子である事実を知らされた．すぐに暴力団員の下でたむろするようになり，ヒロポンのアンプル，錠剤を薬局から買って回し射ちをしていた．また同級生・教師への暴力や強請のため，T精神病院に精神分裂病の診断で強制入院となった．しかしここでもけんかが絶えず，外泊した患者が持ち込んだノコギリを使って格子を切って逃走し職員により病院に連れ戻されたこともあった．

　退院後は船荷の積み卸し作業をしていたが，14歳時，長雨で仕事にあぶれた日雇い労働者の暴動に乗じて，パチンコ店のガラスを割り景品を盗み出したため検挙された．それまでの非行もあって初等少年院に送られたが，外部での作業時に看守の目を盗んで逃走し，職員に発見されて退院が半年延びた．退院後は暴力団組員として生活していたが，16歳時，デパートで友人と2人で見知らぬ男性から現金数万円を恐喝したため，検挙され中等少年院に送られた．この時に読み書きを覚えた．ここでは入院者と喧嘩したため，別の少年院に移送された．

　18歳時，地元に戻ったKは友人と2人で恐喝事件を起こし，検挙されて特別少年院に2ヶ月入院となった．少年院を出る時は，実母が暴力団組長と一緒になっており，2人で迎えに来たので，その後は実母が経営するクラブの従業員の送り迎えや，組長の運転手をするなどして生活していた．19歳，22歳時には窃盗と恐喝で，さらに25歳時には強盗で逮捕されるというように，立て続けに事件をおこし，それぞれ懲役に服した．服役中にてんかん発作疑いで医療刑務所に移送され，後に「精神病質」と診断された．出所後はカラオケのリース業を友人と始めたが長続きせず，パチンコ店の店員や金融関係の取り立て業に仕事を変えた．その頃，クラブで知り合った女性と同棲をはじめ，33歳で結婚した．

　その後も34歳，38歳時に窃盗で逮捕され，それぞれ4年と1年2ヶ月の懲役に服した．拘留中に拒食したり，けいれん発作を起こしたり，ボールペンを

呑み込んだりして救急病院に運ばれたことがあった。

　39歳時にはデパートの宝石店で買物客を装い，2人いた従業員に「ジュースを買ってきてくれ」といって店から出し，更にもう1人の従業員に「もう一つの指輪をだしてくれ」といって，従業員が目を離した隙にカウンターに出ていた200万円相当の指輪を盗んで逃げたが逮捕され，3年6ヶ月の懲役に服した。出所後は青果販売の仕事をしていたが，考えていたよりも収入が少なくパチンコなどで生計をたてていた。不眠，不安，焦燥といった症状のため精神科外来に通院していたが，病名は人格障害であり，「俺の目を見た」と言ってカッとして喧嘩することがあった。

　43歳時にも，デパートの貴金属売場で，「品物がゆっくり見れる場所がいい」と応接室にて応対させ，親戚が買うかのように応接室の電話をかける素振りをして，店員の隙を見て，腕時計を窃取し60万円で入質し，その後も宝石店で巧みに窃盗を繰り返しては質入れして現金化することを続けた。これらの窃盗事件については，後述の2回の精神鑑定の結果，心神耗弱であると判断されて懲役2年となった。

　犯罪経歴：窃盗・恐喝などで前歴3回，強盗・恐喝・窃盗などの前科8犯である。近年は宝石類を窃取した事件を連続させている。多種方向の累犯者であり，半生のほとんどは矯正施設暮らしである。

　犯行の概要：45歳時に出所し，妻とともに生活保護を受給して生活していた。しかし1ヶ月後にはデパート貴金属売場で窃盗事件を起こし逮捕された。犯行時に盗れという声がしたことと，犯行時の記憶がないと訴えたこと，および前回の鑑定の結果を踏まえて，M病院にて起訴前鑑定（内容は後述）を受けた。ところが公判中に拘置所で不食や出廷拒否状態を引き起こしたため，N大学で再鑑定を受けることになった。

　Kが鑑定開始の説明を受けた翌朝からけいれん発作が出現し，時折，無呼吸状態を呈したため救急病院からN大学附属病院救急部へ転送された。諸検査で神経学的な異常は認められないため，心因性のけいれんが疑われ精神科病棟に入院となった。けいれんに引き続いて無呼吸が1，2分間程度持続する状態がしばしば出現していたが，体内の酸素量は一時的に低下するものの，すぐ

に正常に戻り，けいれん・無呼吸時を除いては，意識は清明で応対もしっかりしていた。

　保護室管理のまま鑑定留置へ移行し，手錠がはずされ，代わりに拘束帯がなされた。妻が付き添うことになったが，「すぐに動いて回れるようになるから，サンダルやトレーナーを買ってきて欲しい。食事も普通に食べることができるようになれば，果物でも食べたいから果物ナイフを買ってきて欲しい」と依頼した。妻が果物ナイフを買ってくると，Kはすぐにパッケージを破って，しばらくの間妻と話をしていた。

　帰ろうと思った妻が解錠を要求したところ，ドアが開いた途端にベッドに拘束固定されていたはずのKが妻の後ろに立って看護婦の手をつかみ，右手に持った果物ナイフを看護婦に突きつけて，「鍵を出せ」と言った。悲鳴を聞いた当直医師が駆けつけたところ，Kは「鍵を開けろ。出せ」と叫びながら近づき，医師に切りつけて傷害を負わせた。そこに看護士らが駆けつけ取り押さえられたが，Kは，「もう何もしないからどいてくれ」，「神様がこうしろと言ったからやったんだ」，「神の命令だ」と訴えていた。

　医師の指示で隔離室に誘導しようとした時に，Kは，「手を洗わせてくれ」と言って処置室の流し台に向かった。するとKは，流し台の足下に置いてあったナイフを取り上げ，室内の器具を投げつけたりして暴れ出した。そして妻を左手でつかみ，右手のナイフを振り回しながら看護婦詰所に入り，鍵を渡すように脅迫した。

　20分ほどで警察官が駆けつけた。妻を解放してKは排気ダクト内にへばりつくような格好で隠れていたが，降りてきてナイフを自分の喉に突きつけたまま立てこもった。説得する警察官に，「お前たちはどこから来たのか。神は来たか。お前たちは神のお告げによってきたのか」と繰り返し，さらに病室内の壁や天井を睨み付けながら，「お前は誰か。どこから来たか」と怒鳴り散らして椅子を壁に叩きつけ，窓ガラスを割った。その間，断続的に上肢をけいれんさせたりしていた。

　1時間が経過して警察官に鎮静剤を要求した。それからも，「神は来たか。お前たちは，神のお告げによってきたのか」という言葉を繰り返していたが，10分ほど説得されて服薬し，鎮静したところを保護された。

その後，隔離室で管理され，開眼しては「神は来たか」と何度も繰り返した。大量の向精神薬による鎮静が施され，翌朝までは傾眠状態であった。時折覚醒しては，「お前ら殺してやる。覚えておくからな」と訴えた。翌々日も，「全部顔は覚えているからな。見とけ」，「刑務所を出たら……」と叫んでいた。検察庁職員が来院し逮捕されたが，傷害事件を起こしたため大学病院では鑑定留置の継続が困難となり，当所で鑑定を受けることになった。

　鑑定歴：Kは前回の窃盗事件時に幻聴が存在したという理由で精神鑑定を受けている。以下は鑑定書からの要旨抜粋である。

a．T鑑定

「問診の結果，①言語性幻聴，②幻視，③被害妄想，④させられ体験，⑤自閉，⑥感情鈍麻，⑦不眠，⑧気分易変性が認められる。①・④は精神分裂病に特有なものであり，⑤・⑥・⑧なども精神分裂病で認められる症状である。

　犯行当時の責任能力について，後ろから声がする，体が勝手に運ばれる実感があり，させられ体験を伴っており，病状が決して軽度ではないこと，犯行時の行動は分裂病性人格変化に基づいた極めて幼稚で妄想に支配された反社会的行動と推定されるため，犯行と病的体験との間に直接的ではないまでも強い関連性があることから，犯行当時心神喪失の状態にあり，責任無能力と考える」

b．F鑑定

「臨床心理士によれば田中ビネー式で知能指数31，精神年齢5歳5ヶ月である。心理テストの結果とKの生育歴等を総合すると，Kは重度精神遅滞者である。

　犯行時の責任能力について，精神医学では重度精神遅滞はいずれの見解においても責任無能力とされているが，その判断は裁判所の専決事項であり，鑑定人の経験上も精神遅滞者で実生活を営めるものもあり鑑定人も迷うところである」

　T鑑定では精神分裂病と診断されたが，質問が誘導的であるという理由で検察官が同意せず再鑑定となった。F鑑定では重度精神遅滞と診断され，責任無能力であると推定されている。裁判官は診断ではF鑑定を採って重度精神

遅滞，責任能力は独自に心神耗弱であると判断し，懲役2年となった。

　さらに本件の契機となった事件も前回同様の窃盗事件であったが，当初は罪を認めていたものの送検された後に幻聴を訴えて自ら精神鑑定を希望した。そのためM鑑定を受けるに至った。

c．M鑑定

　「Kは成熟した人格の発達はなく未熟である。取り繕い方が不十分な点から知能レベルが高いとは言えないが，言語理解，思考力から重度精神遅滞は否定される。看護日誌によると，知能検査結果では5以上の概念のないKが，『毎日腕立て伏せを約70回している』と看護者に述べたという。また，将棋をしているのを観察すると，患者仲間で棋力がある人と対局しても一勝一敗の強い棋力を持っている。

　幻聴に左右され，あたかも分裂病の作為体験のように演じているが，精神分裂病を含めて幻聴，作為体験は本人にとって被害的内容の幻聴によって，させられ体験が起こったものが多く，盗らないと殺すぞなどその理由がはっきりしている。窃盗の方法もKのように合目的行為をしないのが特徴である。犯行時のことになると質問に正しく答えず，関係のないことを話し，質問にふれさせないようにした。事件以外のことには，的を射ており，要領がよい比較的長い文章形式で返答され，思考が十分深まり，関連の悪さは認めないことからも精神分裂病は否定的である。

　私がKからの質問に対して刑事責任がないと答えなかった為に，態度が一変し，缶ジュースを格子に投げつけたり，『貴様』とつっかかったりした。夜間は看護者が少ない為，警察に見回りを懇願した。これは人格障害に特徴的な行動である。特に職員に対し，『刑務所で2，3年務めて出所してくるから，お前達には妻も子供も……，よく覚えておけ』というのは犯罪者に多い精神病質である。

　Kは物事の是非弁別能力もあるし，行動の制御能力もある。また精神分裂病にも罹患していないし，重度精神遅滞でもない。現在の精神状態は人格障害であり，覚せい剤中毒後遺症が残存している可能性がある。健康人に比し衝動的になりやすく，犯行を容易に犯しやすい状態であることは推定できる」

このようにM鑑定ではKは人格障害であり、完全責任能力であると判定されている。

鑑定留置中の経過：初診時に電波や死んだ祖母の声がすると訴えただけで、それ以外は質問に答えることはなかった。翌日からは診察にも応じようとしなくなった。留置10日後、妻の面会の翌朝から、選択的に水分摂取する以外には摂食しなくなり、忍耐強く連続14日間不食で経過した。しかし拒食中でも身体的清潔は保持し、身体症状は訴えるものの精神症状の訴えは初回の診察以外には見られず、精神症状の存在を推察させる異常行動も認められなかった。ただ身体の診察時に不適な笑みを浮かべて、「殺せと聞こえる」などと脅迫を交えた訴えを示した。拒食開始後1週間ほどで身体的訴えが目立ちだし、スープ等を1日おきのペースで摂取するようになった。弁護士面会直後からは周囲が唖然とするほど完全に摂食を再開した。

その後は臥床しているものの欠食せず、身体的にも特記すべき所見はなく、幻覚・妄想を推察させるような言動もなかった。処遇職員など利害の絡まぬ相手とは気安く会話をするが、鑑定人に対してはあくまでも拒絶的で鑑定のための診察を拒否し続けた。ところが3ヶ月の留置を終えて鑑定最終日になると、一転して事件のことなどを話し出し、異常体験が存在することを何度も強調した。心理検査は、留置初日のコース立方体組み合わせテストとバウムテスト以外は施行できなかった。

（2）症例H　犯行時36歳　殺人，死体遺棄，暴行，傷害など

生活歴：2人同胞の長男としてF県で出生した。叔母が精神障害者であるらしい。父親は炭坑夫で小柄だが気性は荒く、飲酒しては喧嘩をしたり家族に暴力を振るうことが多く、Hらは戸外に追い出されることもしばしばだった。母親は暴力を受けながらもHらをかばったが、同時に悪戯には厳しい態度で臨み折檻した。後に母親が保険の外交員を始めたため、経済的に不自由することはなくなった。

Hは小学2年生頃までは勉強ができていたが、小学3年生になると、やん

ちゃ坊主というよりもむしろ素行不良が目立つようになり，学業成績は低下した。徐々に父親の暴力を強く感じることが多くなった。「暴力の強さを父親から学んでそれを友達に向けていたのだと思う」と言う。小学4年生の頃には，後を追いかけてきた犬が溝に落ちて出られなくなったところを連れの2人に投石するように命令して殺したことがあった。小学5年生頃には同級生を一人ずつ学校の講堂裏に呼びつけては暴力を振るっていた。しかし手下のように扱っていた友人たちから裏切られ，30人くらいに待ち伏せされて襲われそうになり，あわてて逃げ出すという目にもあった。それからも喧嘩は強くて威張っていたが，30人待ち伏せのことが頭から離れないようになり，恐怖心が起きて自分から強い人間に機嫌を取りに行くようなことも見られるようになった。

中学1年の夏休みに父親がヤクザに刺傷されるという事件が起きた。クラクションを鳴らしたということだけで同伴していた父親の友人は刺殺された。毎日ヤクザが家にきて父親の入院先を調べ回ったため恐ろしい思いをした。中学2年時には私立高校から野球部に入っていたHにスカウトが来た。しかし右肩を脱臼してしまい，さらに素行不良となった。非行に走ってシンナーやゴムのりやタバコを吸った。そして教師らがおもしろくないという理由で職員室に忍び込み学校荒らしもした。その頃家出を何回も繰り返していたが，金がかかるために学校荒らしは資金稼ぎも兼ねていた。中学3年時には家の中にプロパンガスのホースを引き込まれてガスを入れられて家族全員が殺されそうになるという事件が起きた。警察に相談しても，＜お宅の息子さんが悪いから＞と取り合ってもらえなかった。当時を振り返って，「先手必勝，相手が多ければものを持ってやれ，汚い喧嘩でも負けるわけにはいかない，自分の身は自分で守らなければいけないということを学んだ。今でも組（暴力団）では汚い喧嘩をさせたら自分の右に出るものはいないと言われている」と話す。

15歳時に学校荒らしの件で鑑別所に送致されたが，シンナーを吸引して神社の鳥居を壊したという余罪も発覚したため初等少年院へ送られた。当時，Hは少年院を生きて帰ることのできない施設であると考えていたが，真面目に生活を送り，約1年で退院した。その後は喫茶店のウエイターや八百屋の店員などをしたがいずれも長続きはしなかった。「自分が少年院帰りだということで白眼視され，金を盗んだと疑われて，同じグループの店を転々とさせられた」

という。18歳頃には，覚せい剤やシンナーの乱用のため幻覚が出現し精神科病院に入院させられたこともあった。この時は歯ブラシを嚥下して強制退院となった。それ以後は多種方向犯罪を繰り返し，矯正施設での生活を送ることが多かった。

出所しては暴力団に所属するという生活を繰り返した。そこで補佐役を依頼されて養子縁組したが，養父に不義理をして知り合った妻と逃走資金を目的とした事件を引き起こしながら関西へ逃げた。後に夫婦ともに叔母と養子縁組することで組織から脱退したが，すぐに他の組織に加入した。就職しても長続きせず，恐喝未遂事件と傷害でF刑務所で服役した。出所後，妻とストッキングの販売を始め，これは現在も続いているとHは言う。その後も傷害，恐喝などで受刑生活を送ることが多く，暴力団組織にも所属したままである。

犯罪経歴：Hは暴力傾向の高い多種方向の累犯者であり，強盗・恐喝・窃盗などの前歴4回，恐喝・傷害・覚せい剤取締法違反などで前科7犯である。31歳時の覚せい剤取締法違反では控訴しているが，その控訴趣意書には対立する暴力団との抗争の不安や，妻が襲われたり自宅に投石されるなどの被害事実が載せられている。留置中に電球のガラス片を飲み込んだり，贖罪と称して家族全員を腎臓・角膜バンクに登録するなど減刑のためのなりふり構わない行動が見られている。

犯行の概要：公判中の事件名は，殺人，死体遺棄，暴力行為等処罰に関する法律違反，暴行，傷害，銃砲刀剣類所持等取締法違反である。

暴行行為については，遊技場内で店員に対し，「ヤクザをなめるなよ」と怒号し，本人および親族の生命，身体等に危害を加えるような気勢を示して脅迫し，頭髪を摑んで引っ張り，顔面や頭部を平手で数回殴打する暴行を加えたもの。

暴行・傷害については，共犯者と拳銃を発砲した上で脅迫し共同で暴行したもの，および別の被害者に対し，指を捻って中手骨剝離骨折の傷害を負わせたもの。

殺人は2件あり，被害者Aを拳銃で射殺したもの，および手引きしたBを口封じのために大量の覚せい剤を注射してガムテープを鼻口部に貼付して窒息死させたもの。

死体遺棄に関しては，窒息死させた B を自動車による転落事故に装うため，ふ頭の岸壁より海中へ車両ごと遺棄したもの．

勾留中・鑑定留置中の経過：拘置所入所時の検診で幻覚・幻視を訴え，診察毎に声に操られると訴えた．声の内容を尋ねられると，「信長が体の中に入ってきて殺せという」と答え，向精神薬による治療を勧められると，「全責任をとってもらえるなら服薬する」といって拒否した．拘置後 6 ヶ月ほどで腰痛を訴えるようになり，9 ヶ月経過した頃に規律違反容疑での事実詳細取調後に担当職員に不服を申し立て，その 2 日後から失立，失歩，尿便の失禁が出現し，さらに 10 日後には書類作成の件で指導された直後から言葉を発しなくなった．しかしモニターでの観察では膝を曲げ伸ばししたり，就寝中に寝返りを打ったりしており，腰部 MRI 検査を含めて神経学的にも異常所見はなく，失声は見られるものの筆談で意志の疎通は十分に可能な状態であった．

その間も裁判所宛に申立書を何通も発信しているが，その内容は接見禁止や拘置所での処遇に対する不満，前回受刑中に同様の身体・精神状態を起こしたことが中心となっている．はじめは処遇上の不満や身体的訴えを申し立てていたが，訴えが受理されないことに不満や怒りを示し，内容が精神症状を利用するものへと移行した．診察での訴えは「信長が体の中に……」であったが，申立書では，「この野郎共がボクちゃんをいじめすぎたことで，今後ボクちゃんの体がよくなり次第，俺様が相手をする．始めから俺様に任せておけばよいものをやられるよりもやらなくては意味がない……」と別人格の存在を持ち出し，カタカナでの本人分と漢字で記した同名の署名を併記した．

このような状態のため訴訟能力を疑われて当所へ鑑定を目的として移監された．鑑定を受けることには拒否的で，移送前から別人格を利用して拒否的な態度をとっていた．留置開始時には，「お前，検察の犬だろう」と鑑定人を脅迫し，同時に幻聴を明確に訴えた．身体症状は留置後 2 日目に失立，失歩，失声が理由なく改善し，23 日後には排泄障害も「下半身を取り戻したからパンツをはく」といって改善した．もっともパンツをはいた日は H 念願の家族との接見が許可された日であったが．

診察は本人の都合で拒否することも多く，説得して面接をすることが多かったが，いったん診察に出てくれば多弁であり，生活歴など詳細にわたって陳述

し，多彩な言語化能力，交渉能力を発揮した。検査についても拒否的でその目的を逐一確認し，検査直前には必ず異常言動を示し，施行に至っても，脳波や頭部CT検査では幻聴を訴えて中断することもしばしばであった。

　一貫して被害的訴えを続け，「保険金をかけられて命を狙われている。妻も関係している。総理大臣が死んだことも大きな組織が関わっていて，自分もその黒幕に狙われている」といった内容であるが，日を追うにしたがって徐々に訴えは誇張され拡大化していく傾向が見られた。しかし症状について詳しく尋ねようとすると，「言えない」，「指令が来ているから話せない」と答え，話したいことは積極的に話すものの，それ以外は答えようとしなかった。そして「俺じゃないもう一人の自分」が存在するといい，別人格を持ち出した。

　鑑定終了が近づけば，それを察知して訴えはさらに拡大し，唐突に「犬がたくさん見える，木の下に死体が埋まっている」などと訴え，幻覚の存在を主張した。またその内容は微妙に変わり，当初は，「もう一人の自分」は被告人の内側に存在し引き出される存在だったが，終了時には外側のもう一つの世界からHの中へ入ってくる存在へと変化した。

　処遇上に関しては拘置所同様，不満を延々と訴え，所長へ不服申立書を記して，場合によっては告訴も検討していると表明した。「不信感を持った」という理由で同一の弁護人の任用・解任を繰り返してもいる。

　心理検査では様々な矛盾が露呈した。知能検査はWAIS-Rとコース立方体組み合わせ検査を実施し，知能指数はWAIS-Rで48，コースでは鑑定初日の検査で49，最終日の検査では44という中等度精神遅滞を示す結果となったが，ロールシャッハテストでは正常知能を有さない限り表現されようもない反応が見られた。投影法検査では精神病である所見は得られず，反社会性・自己中心性が顕著な人格障害レベルであること，精神的に強い抑圧を受けていること，真実を隠して操作しようとしていることが示唆された。

3．詐病についての考察

(1) K について

Kの場合，詐病であると診断できたポイントは以下の通りである。
① 頻回・長時間の観察では，奇妙で不自然な表情や態度がみられなかったこと。
② 自ら鑑定を希望しておきながら作業には非協力的であること。
③ 供述に一貫性がなく，幻聴などの訴えも唐突で，その内容が合目的的で願望充足的なものであり，行為を正当化するためのものであること。
④ 犯行時の記憶がないとしながらも，幻聴だけは明確に記憶していると主張していること。
⑤ 知能検査での結果に矛盾があること。
⑥ 拒食が医学的改善根拠もなく突然中止されたこと。
⑦ 受刑中あるいは拘留中の異物嚥下，けいれんなどの異常行動。

これらの点に加え，Kには過去の診断歴を再検討することも必要となった。まず精神分裂病に関しては，仮に10代で発病し，継続した十分な治療を受けていないKは，人格水準の低下のため結婚してその生活を維持することは困難であると予想できるが，妻の供述からは実際には十分に日常生活を送ることができている。また幻聴の性質が精神分裂病に特有のものではなく，合目的的であり，犯罪が精神分裂病の存在を抜きにして説明困難というものではない。DSM-IVの基準で診断しても精神分裂病であることは否定的である。

重度精神遅滞に関しては，M鑑定でもWAIS-Rで40未満という検査結果ながら，看護記録を参考にして実際の知能を推定している。コース立方体組み合わせ検査での知能指数は67であり，FやM鑑定での検査結果とは矛盾するものである。知能検査では，被験者の意欲が大きく影響し，真剣に取り組むふりをしながらも低い数字を出すことはたやすいが，固有の能力以上の結果を出

すことはできない。この矛盾した結果は，Kの作為を表すものであり，日常生活内容から推定しても軽度精神遅滞者以上の知能を有すると考えられ，これは同時に詐病である証拠にもなる。知的障害が偽りやすいことはパラリンピックでの違反例からも容易に伺われる。

M鑑定では，覚せい剤中毒後遺症が残存している可能性も指摘されたが，精神科病院への入院歴や供述による覚せい剤の使用歴は過去の覚せい剤精神病の体験を強く推察させるものの，現在の衝動的な状態に関しては，元来の性格傾向を考慮すれば，覚せい剤の影響を考えなくても説明は可能である。

(2) Hについて

身体症状に他覚所見は認められず，勾留開始時から様々な症状を自ら進んで訴えたこと，いっぽう検査には非協力的であったことから，Hの場合は拘置中から詐病が疑われていた。鑑定留置後は早々から身体的訴えや症状の発現を次々と中止していき，最終的には他覚的所見が得られにくい幻覚・幻聴などの精神症状を除いて一般状態は改善し，回復した。また面接では，精神症状が本物であるならば心理機能の混乱が当然起こりうるはずであろうが，実際には混乱とは程遠い整然とした形での返答を示した。Hが詐病であると考えられたポイントは以下の通りである。
① 種々の検査への拒否。
② 心理検査結果の明らかな矛盾。
③ 受刑中あるいは留置中に同様の状態を呈した経験があること。
④ 訴えは他覚的所見を伴わず，日常生活に支障がないこと。
⑤ 精神症状を訴える割には治療介入を拒否すること。
⑥ 身体症状の劇的な改善。
⑦ 訴えの変遷・拡大傾向。

(3) 詐病者について

詐病はDSM-IV[1]では次のような診断基準となっている。

【詐病の本質的特徴は，虚偽のまたはひどく誇張した身体症状または精神症状の意図的な産出であり，兵役からの回避，仕事からの回避，補償金の獲得，刑事訴追からの逃避，または薬物の入手などの外的な誘因によって動機づけられている。以下のことが複数認められる場合は，詐病が強く疑われる。

① 法医学的状況における受診（例：検査目的で弁護士から臨床家に紹介される）

② その者の主張するストレスまたは能力障害と客観的所見の間の著しい差違

③ 診断評価の際の協力欠如，処方された治療処置への遵守の欠如

④ 反社会性人格障害の存在】

上記の診断基準に基づき，2例を通して言えることは以下のようなことである。

まず，反社会性人格障害が根底にあって，幼少期から反社会的行為が連続して発現し，成人してからは多種方向の累犯者となっていることである。ともに養育環境に問題を抱えて育ち，周囲に対して攻撃的・易怒的で，暴力傾向を見せている。心理テストからは，反社会性・自己中心性が顕著であってルールを逸脱しやすいことが示唆され，精神病である所見は得られていない。Hに関しては真実を隠して他者を操作しようとする傾向も示されている。鑑定作業には非協力的で，診察や諸検査にも拒否の態度をとっている。詐病者はときどき，機能の全領域で狂っているか愚かであるかしなければならないと信じており，かえって疑われるような誇張をやってしまうことがある。KやHが知能検査において意図的に低い値を示したことはこれに当たる。このような検査結果での明らかな矛盾も詐病診断の根拠となる。

幻聴や妄想などの精神症状に関しては，覚せい剤の使用経験があり，2例とも入院歴があることから，実際に体験した可能性も高いと考えられる。より慎重な詐病者は本物の患者と一緒にいた経験や自らの精神病体験を参考にする。体験に基づく見せかけの精神症状は一目瞭然に誰の目にも訴えることができ，その状態の現実性の証拠として利用できるような都合のよい側面ばかりを強調するものである。詐病の幻覚は，患者に話し掛け，会話に挿入さえしてくるような人物の映像というような非定型的な形を取ったりする。そのため実際に声

が聞こえているような動作を示したり，声の内容が本人の行動を説明づけているところもみられる。KもHも，検査時や周囲に観察者がいるときのみ大袈裟な訴えをし，一人で居室にいるときには訴えはみられていない。もっとも，幻覚に関しては，真に存在しているかどうかを確実に証明する方法はまだない。命令性の幻聴は，精神疾患の証明を提供し，同時に抗弁を合体させるものとして詐病者にとって特別な存在となる。声がそうしろと命令したから，そしてそれに抵抗できなかったから犯罪を犯したと主張する。また自殺や他殺の衝動を劇的に表現するために命令性の幻覚を訴えることもある。幻聴については，「命令性の幻聴は分裂病者に稀ではないものの，彼らはしばしばそれを無視するか耐えている，という知見の下に判断されるべきである」[9]と指摘されている。KやHの命令性の幻聴については内容があまりに合目的的で願望充足的なものであり，日常の観察からは訴えに見合うだけの行動を伴わないため，過去の体験を利用した虚偽の訴えである可能性が高いと言える。また，「真の精神障害では面接の進行とともに異常体験が徐々に明らかになってくるのに対して，詐病は面接の開始早々から明確に示される場合が多い」[9]とも指摘されている。分裂病者は傷つく経験を共有することを嫌い，しばしば異常体験を隠したり否定しようとしたりするが，対称的に詐病者は大げさな雰囲気を持ちやすく，障害を誇らしげに語り，その存在に固執するため開始時より症状を明確に主張するのである。

　2例とも覚せい剤乱用歴があるが，覚せい剤精神病者の妄想は，奇異な真正の妄想が少なく，邪推，勘ぐりなどとの鑑別が困難であり，現実的な不安をそのまま反映させたものが多い[4,6]。反社会的な世界に生きる彼らは実際に警察から追われたり，組織間の抗争に巻き込まれたりして，現実に生命の危険と隣り合わせの生活を送っている。また彼らの婚姻関係はおおむね不安定で，不信・猜疑が背景にあるので，嫉妬観念・被害観念を抱いていたとしても，事実か妄想か判然としないものが多く，事実に根ざしたものが多く含まれている。また乱用者は覚せい剤でぼけたという病識を持っていることが多いため，過去に一時的にしろ実際に幻覚妄想を体験した者ならば，その後に同様の体験を詐病することは容易である。さらに詐病者は，彼らの行動を都合よく説明するために迫害や管理を妄想としてそのまま持ち出すため，覚せい剤による異常体験

は詐病者には好都合なものとなる。

　Kは罪を認めたかとおもえば鑑定を要求するなど訴えが明らかに変化したが，Hの場合も供述を追っていけば微妙に訴えの内容が変遷していることがわかる。声や本人を支配する人間が，外部から進入してくる「信長」から「（内側に存在する）もう一人の自分」に移行し，さらに「（別の世界の）もう一人の自分」へと移り変わり，最終的には黒幕まで登場するのである。これは訴えが拡大・誇張化されたと考えることができる。このように供述に一貫性がなく曖昧で，拡大・誇張化する場合は詐病の事例に稀ではない[12]。

　抑制の欠如，強い猜疑心，気分易変性などは覚せい剤による残遺症状であるとも考えられるが，それは非倫理的で粗暴である元来の性格に問題があって違法な薬物に耽溺した結果であるともいえ，先鋭化された病前性格なのか後遺症なのか判然としない場合が多いと言わざるを得ない。しかし狭義の精神病とは異なり，人格の中核が犯されることはなく，生来の人格傾向が能動的に選択した行動に反映していると考えられる。

　身体的には，Kは拒食，Hも拒食・失立・失歩・失声の状態を呈したが，どちらも他覚的所見は存在せず理由なく改善している。詐病者には症候に不釣り合いな偏りがあり，訴えが客観的な観察と合わないことが多いが，これらの身体症状は拘禁反応としての転換性症状であると理解することもできる。詐病と転換性障害あるいは虚偽性障害とは，明確な外的誘因があり，症状が利益を生み出すために意図的に作り出されたものではないということで鑑別される。しかし勾留という拘禁状態においては，現実的に置かれた立場を認識できているという点から，たとえそれが無意識の行為であるとしても，症状の発現は一次的に疾病利得を求めたものであると考えられ，身体症状だけではなく精神症状も含めて目的反応であると解釈できる。とくに拘禁状況下での同じ症状の再現はこれを強く根拠づけるものになるだろう。2例とも拘留中の異物嚥下などの自傷行為の既往があるが，これは転換性症状が意識的で積極的に産み出されたものと考えられる理由の一つになるだろう。さらに症状が医学的に説明できない形で劇的に改善したことも，若干の環境の変化が治療的に作用したと解釈してもなお，詐病であることを強く疑わせるものになる。

　中田[12]によれば，「経験した詐病症例22例の性別は全てが男性であり，年齢

は18歳から56歳にわたり，20代，30代の青・壮年期に多い。ほとんどに前科・前歴があり（22例中18例，81.8％），人格的には精神病質ないしその傾向者がすべてであり，明らかな精神遅滞者は存在しない。罪名では，殺人（7例），放火（3例）などの重罪犯や，詐欺（5例）が多い」となっている。今回報告した2例もほぼこれに該当する。症状としては，「急性エピソード，幻覚，妄想，作話，仮性痴呆などが多い。急性エピソードは未決拘禁中に多く，激しい運動性興奮を示し，すなわち大声をたて，房扉をたたいたり，蹴ったりし，器物を投げ，自殺を企図し，ズボンをはいたまま排尿したりする。あるいはとりとめのないことを喋ったり，見当識のない様子をしたりする。拘禁反応との鑑別が困難で，意図的でない拘禁反応から詐病に移行する場合もある」としている。また，「鑑定では被鑑定人の虚偽，誇張，特に詐病を念頭に置かねばならない。鑑定例中6.7％に詐病がみられた。鑑定においてあくまで事実，真実を追究することを心がけねばならず，問診には暗示的・誘導的質問を避けることは言うまでもなく，被鑑定人の供述の信憑性に疑問のある場合には，種々の客観的事実を彼らに突きつけて詰問することも必要になる。そういう場合，彼らの中にはあからさまに不満を顔に表し，激昂し，机を叩き，鑑定人が身に危険を感じることがある。あるいは彼らは無言となり，何を聞いても全く答えなくなり，何回面接しても一向に喋ろうとしないようなことがある」，「一般に心理テストは詐病の診断に非常に有益である。心理テスト（知能検査）において予想できないほど不良な所見は詐病にしばしばみられる」ことを指摘している。

　詐病の看破のためには，その可能性に敏感な経験ある面接者の技術を伴ったクロスチェック，観察の繰り返しなどの技法が最良の方法である。拘置所に身柄を預けたままの数回の面接だけで結論を導くことは危険であるといえるだろう。処遇困難な詐病者の鑑定作業では，敵対的な質問で追い込んだ結果，詐病を正当化するような衝動行為を引き起こさせることのないように慎重に鑑定作業を進めることが重要である。逃走の危険性も同時に考慮して保安設備の整った環境下での留置が適当であると思われる。事実を突きつけて対決的態度で面接を行わなくても，経過の観察だけで矛盾点はあぶり出されるものである。

　また，初診および終診時の言動には注意を払う必要がある。計画性が高くな

い詐病者は初診時には思わぬ本音を漏らすことがあるし，終診時には病気であることを声高に主張するもので，とくに自己顕示性の高い詐病者は思わぬほころびを露呈しがちである。Hは生活歴聴取の際に，＜汚い喧嘩をさせたら自分の右に出る者はいない＞と思わず漏らしたが，この言葉に彼本来の姿が現れていた。心理検査の所見も重要であるが，できれば検査を鑑定人が実施するか，その様子を観察することが望ましい。これによって詐病を演じさせる可能性を減少させるだろうし，詐病の鑑別を容易にする。

　これらをふまえて鑑定作業を進めていけば，詐病者の訴える症状は鑑定人が持つ医学的専門知識とほとんど一致することはなく，不自然で演技的であることから，真の精神障害との鑑別が容易なものがほとんどであるということになる。しかし詐病における症状はごく瞬間的に見られるのではなく，一過性であってもかなりの期間持続し，縦断面での十分な経過観察がなければ真の精神病と見まがわしいものもある。幻覚の存在を証明することだけでも困難であるのだから詐病の鑑別は難しい作業であるといえるだろう。また，精神障害の詐病がある程度成功するには詐病者に目的性と非常な忍耐を必要とするため，詐病そのものがかなり困難な行為であり，真に正常な者の詐病は少ないという指摘もある[12]。つまり詐病がかなり長く持続し得るためには，それにふさわしい人格が要請され，決して無条件に行い得るものではないことを意味している。これは反社会性人格障害の存在が前提条件となることを指すが，この場合はむしろ詐病であることを看破することは容易となるだろう。彼らには結局のところ目的達成までの強い意志は存在しないからである。

おわりに

　精神分裂病の診断は大きな免罪符を詐病者に与えることになるため，精神鑑定での判断は当然のことながら十分に慎重であるべきである。鑑定だけでなく通常の精神科診療においても安易に下される保険病名としての便宜的な精神病の診断は憂慮されるものである。一度与えられた精神病の診断は，事件だけではなくその後の処遇にも大きく影響し，裁判では弁護人が迷わず飛びつく抗弁になりかねない。一度の精神病の診断で公判ごとに精神鑑定が要求されることになれば，詐病者に未決勾留期間の延長につながる絶好の機会を与えることに

なるから，この場合は裁判進行の妨げとなる遅延行為として厳しく対応することも必要であろう．これによって詐病の繰り返しをやめさせることが可能になるかもしれない．

文　献

1) American Psychiatric Association, 高橋三郎・大野　裕・染矢俊幸　訳：DSM-IV 精神疾患の診断・統計マニュアル. 医学書院, 1996
2) American Psychiatric Association, 高橋三郎・染矢俊幸　訳：DSM-IV ケースブック. 創造出版, 1996
3) 朴　光則, 山上　皓：拘禁反応, 臨床精神医学講座, 風祭元ほか（編），第 19 巻「司法精神医学・精神鑑定」, pp 361-369, 中山書店, 東京, 1998
4) 福島　章：覚せい剤犯罪の精神鑑定. 金剛出版, 東京, 1994
5) 福島　章：拘禁反応, 現代精神医学大系, 懸田克躬ほか（編），第 6 巻 B「神経症と心因反応 II」, pp 115-141, 中山書店, 東京, 1976
6) 福島　章：精神鑑定. pp 139-161, 有斐閣選書 R, 東京, 1985
7) 藤岡淳子：反社会性人格障害の精神療法.「人格障害の精神療法」, 福島　章・町沢静夫（編），pp 106-123, 金剛出版, 東京, 1999
8) 稲村　博：拘禁反応. 現代精神医学大系, 懸田克躬ほか（編），第 24 巻「司法精神医学」, pp 401-417, 中山書店, 東京, 1976
9) John Gunn&Pamela J. Taylor：Malingering and Simulated Psychosis, Forensic Psychiatry. pp 418-422, BUTTERWORTH HEINEMANN, London, 1993
10) 片口安史：新・心理診断法. 金子書房, 東京, 1987
11) 中田　修：拘禁反応と訴訟能力. 精神医学 8, pp 113, 1966
12) 中田　修：精神鑑定と供述心理. pp 273-304, 金剛出版, 東京, 1997
13) 髙橋雅春・髙橋依子：樹木画テスト. 文教書院, 東京, 1986

V. てんかんと犯罪
―発作およびてんかん性格との関連

林　幸司

はじめに

　てんかんと犯罪の関連性について今日では概ね否定的であり，少なくともロンブローゾのいう"生来性犯罪者"説を信奉する者はいないだろう。しかしながらてんかん患者が犯罪を起こすと，発作やてんかん性格との関連性が俎上に上がり鑑定に回される事情は今日なお存在する。Neuropsychiatry の中から neurology が独立し，精神科医にとっててんかんが余り情熱を傾ける病態でなくなったこと，にもかかわらず触法行為の鑑定は専ら精神科医が独占していることも事情を複雑にしているようにも思われる。

　著者はてんかん患者が起こした傷害致死，殺人未遂・放火の2例を鑑定した知見を基に，てんかんと犯罪の関係について考察したので報告する。

1．症例 T　てんかん発作と傷害致死

　＜犯行時44歳　男　無職　実母とふたりぐらし＞
　事件の概要：某日未明，同居の母親から「煙草買ってこい」と言われ，断ったところ，目を剝いて近寄ってきたので，平手打ちして突き倒し頭部を強打させ足蹴りを加えて死に至らしめた。
　家族歴：特記すべき精神障害，犯罪の家族負因は見られない。

本人歴：成績は振るわなかったものの普通学級で中卒。その後二三の仕事に就くが定着せず，徒食していた16歳時に以下のようなエピソードで精神病院に入院する。

＜公園で近所に住む朝鮮人学生から叩かれて顔面に負傷。包丁を取りに帰って来たので父親がとめて話しに行った。その留守にナイフを持って出て行き返り討ちに遭い木刀で背中を叩かれた。父親から「おまえを殺すと朝鮮人が待っているから外に出るな」と言われ，鍵をかける，包丁，ナイフ，持ち物をなおす，凶器になりそうなものは警察に持ってゆく，コップ，ネクタイ類も恐ろしがってポケットに入れて隠す，タンスに隠れて床の下に誰か居ると言う，など過剰に恐がった＞

当時の主診断は心因反応（疑），入院中の検査によりてんかん（疑），精神薄弱が追加された。以後はA病院6回，B病院1回，C病院6回と入退院を繰り返す人生であり，最終退院から約3年後，最終通院から約3ヶ月後に本件を惹起した。

2回目以後の入院事由はおよそ以下のようなものである。
- 宝石類を30万円窃取し逮捕。返済してケリがついたが警察を逆恨みし署のガラスを割る。
- 両親を隠し持ったナイフで突然切り付け追い掛け回す為警察に保護される。
- 母親の手を刃物で切り付ける，父親に灰皿を投げガラスを割るため警察に保護してもらい入院。
- 家のそばに業者が穴を掘ったりプロパンガスを置いて危険なのに町内会長が注意もせず知らん顔をしているので頭に来て，家から模造刀を取ってきて殴りつけ逮捕される。（措置入院の是非で鑑定医の意見が分かれ，C病院への転院の契機となる）
- 家族に金銭を要求し断ると興奮し「殺すぞ」と脅迫する。養成所の女生徒に暴力を振るって警察署に保護され示談金で解決。（父の留守中）母親に暴力を振るって骨折させる。

このようにほとんどが警察がらみの触法行為が契機となっている。従って逮捕歴も6回あるが，いずれも起訴猶予となっている。診断名はいくつか変遷す

るがC病院では一貫して「てんかん性精神病，精神薄弱」である。

　全カルテを閲覧したが入院中のてんかん発作を疑わせるエピソードは以下の限りである。

　　てんかんを疑わせる入院中の記録（すべてA病院）

● （準夜）「頭が痛いです」「鼻水が出ます」「早く血を採ってください」。プラセボ与薬後就床促すがベッドの中で泣いている。以後再三「氷で冷やしてください」「サンダルが私についてまわるんです」「熱が45℃〜50℃ありました。もう死ぬか生きるかの境目でした」等言って裸で来たり落ち着きない。（翌朝）今朝はけろっとして昨夜の事をたずねても何にもなかったと言う。psychomotor？（医師カルテ）

● 22時30分起きてふらふら，23時頃東2廊下へ行くため注意すると「地図を見るのが何が悪い」と反抗する。23時30分カクテリン筋注，その後も何度も詰所に来たり東2へ行ったり，眠剤与薬す。1時30分頃から眠っていたが3度もベッドから落ちるため○号室へ移すと眼は開けず物をつかむような動作をしたり布団の上で物を拾うような動作をする。何度寝かしてもすぐ立ち上がりふらふらするので上申，保護室へ預ける。

● 午後8時指示の注射施行，午後9時廊下の窓ガラス（ふらふらしながら）に突き当たり前額部裂傷。

● 昨夜1時間くらいの間ふらついてまわり廊下にコップの水をまいたりした。本人は全く覚えていない。anfall？　今朝は機嫌も良くはっきりしている。

　精神運動発作を連想させるエピソードではあるがA，C病院計6回の脳波では徐波群発の軽度異常にとどまり，てんかん性異常脳波は確認されていない。

　いっぽう入院中の平時の言動として以下のように暴力性，反社会性を印象づけるものがある。

入院中の言動

● 盗癖あり，他患者の部屋（夜中）タバコ，菓子類を盗み出す。全く注意を聞きいれず逆に興奮しつきかかる。天井の壁を破り火災報知器も壊す。
● N氏にお菓子をくれないと言って急に叩きかかり職員に食ってかかる
● 母に盛んに脅迫の電話をする。「5,000円しか入れてくれない。殺そうと

思えば殺してやるぞ。タバコ代だけだ。餓死させるのか」
- あちこちに電話する。保健所に「半年もここに入れたままでいる。いつ退院させるのか」院長に「電話を変わるから保健所と話し合え」など興奮
- 「数日前に H を叩きました。私の病気は急に人を叩いたりすることです。○号室に移してください。できなければ H を別の部屋に変えてください」
- 母に執拗に電話を繰り返す。「どっからでも金を作ってこい」「精神病院なめとんのか」「わしの障害年金を直接病院に入れりゃよかろうに」
- 我儘な訴え多し。親に電話させろ，浴衣をくれ，など。訴えが通らぬとドアに身体をブチ当てて大声で叫ぶ。電球を割る。
- 看護士に乱暴。「考えごとしたらむしゃくしゃした。どうせ自分は馬鹿やから。馬鹿のすることはいいでしょう」
- 「帰らせてください」とドアから離れず，注射する看護士に暴行。「家では暴れると皆が言うことをきくので」

　C病院長は警察の取り調べに対して「入院の契機，入院中の暴力はいずれも精神発作である。3ヶ月以上通院しておらず，薬が切れた状態で本件を起こしているのではないか」と供述している。なおここでいう精神発作とは精神運動発作のことのようである。

　鑑定時の所見：WAIS-R で全検査知能指数 67。ロールシャッハ，バウムテスト等で精神病的徴候は認めず。脳波検査は 2 回実施し 2 回目（T にとっては計 8 回目）にしてはじめて明瞭な spike を左側頭部で散発性に認めた。頭部 CT ではごく軽度の脳萎縮を認めた。精神状態は終始落ち着いており発作らしきものは見られなかった。A 病院での意識障害を伴う自動症らしきエピソードと鑑定時の側頭部 spike を総合して，てんかん，複雑部分発作（精神運動発作）で診断は問題ないものと思われる。事件に関する陳述，問答の概要は以下のとおりである。

　＜事件の（前）日は，母と一緒にパチンコ屋に行った。昼の 12 時ころから夕方 6 時ころまで。負けた。なんぼかはわからんけど，だいたい負けることが多いんで特別なことではない。

　夕食は食べてない。コーヒー飲んでぼそーっとしていた。テレビは事件ものをつけて，途中までしか見ず，横になっていた。3 杯か 4 杯コーヒーを飲んで

いた。部屋の明かりは点けないままでいた。

寝つかれんでぼやーっとなっていた。

母が台所の椅子に座って煙草を吸っていた。自分が「煙草吸いおるね」と話しかけた。

母が冷蔵庫開けて「ちくわ食おう」と言ったので一緒に半分ずつちくわを食べた。

自分はコーヒーを飲んでいて、母は10分ばかり横になっていた。

母が「煙草買うてこい」と言った。「行かん」と言って断ったら、炊事場で鍋をゴンゴンと音を立てた。

30分ぐらいして目をぎょろんとして目を向けてきて、なんで目を向けてきたんかなと思って、立ち上がってぽんぽんと殴った。わからんで殴ったんです。したらいかんという気持ちはそん時なかったんです。平手でばちばちと叩いて、テレビ台の方に突き飛ばして、足蹴りして、ほったらかしたまましといて、それでそのあとまた摑んで頭かどこか蹴飛ばした。わからんで、ほけんごとしていた。

朝になって煙草を自動販売機に買いに行った。家に戻って片付けものして、こっちに寝たりあっちに寝たりぶらぶらしていた。

朝になったので母を枕もとに寝せて水で顔を拭いてやった。拭いたのは顔が腫れていたから。ガラスが落ちていたので片づけた。

えらいことしたなと思い、死んだらいかん、どうかして治さないかん、と思って水を飲ませた。飲ましおったら息を吹き返して足と手が動いた。もう一度飲ませたら水がこぼれて濡れたんで洋服脱がせて拭いてやった。手扱うても何ももの言わんけん、そのままにして警察に、110番に電話した。「お袋が死んだ」と言ったら救急車を呼んでくださいと言われたので119番に電話して「お袋が死んだ。早く来てください」と言った。そのうち救急隊が来た。>

　（自ら）ふだん煙草吸う人間が買いに行かんというんが、頭どうかおかしかったんよね。

　（どうして平手打ちした？）　母が目を向けてきたからね。

　（怒ってる感じ？）　怒ってる顔つきやった。

　（にらむ？）　にらんどった。煙草買うて来いと言って鍋ごんごん叩いて、何

か俺がよっぽど悪いことしたみたいでね。どうしてかなあて思うた。
（母は煙草が好きか？）　好きです。日に8本ぐらい吸う。
（煙草を買うのは誰の役目か？）　自分が買ったり，お袋もたまに自分で買う。
（どこで買うのか？）　自動販売機。
（買ってこいと言われた事は？）　あるです。よう買いに行きおった。
（母の言い付けを聞かないとどうなるか？）　聞かないときは悪いとき，どうかあるときです。なんか自分が程度が低いみたいで，判断がつかん時もあるんよね。
（母があなたを叱る時はどのように叱るのか？）　叩かれたことはないけど，悪いことすると文句は言われおったね。はよ返してこんね，とか，はよ戻してこんね，とか。
（恐かった？）　やっぱ恐かったね。
（迫力がある？）　ある，やっぱ効くよ。
（お父さんとどっちが恐い？）　お袋のほうが効くよ。親父の方がやさしい。
（母に暴力を振るった事はあるか？）　あります。
（今までに何回ぐらい？）　今度のを入れて4回目。
（どのような時に暴力を振るうのか？）　やっぱ，気がむしゃくしゃした時にばーんと振るう時がある。わからんでね，した時にね。全然わからんでね。
（叱られてやり返した事は？）　叱られてっちゅうこともないけど，一種の発作みたいな，あれですね，発作みたいな，よう知らんけんど。
（骨折させた事もあるか？）　あります。
（母から煙草買ってこい，と言われて，あなたが「いかん」と断ったら母が鍋を叩いたのか？）　はい。
（いかんと断った理由は？）　ただ行きたくなかったけ。
（夜中だったから？）　夜中ちゅうこともないけんど，ただ行きとうなかった。
（調書では自動販売機がもう閉まっているからとあるが？）　ああ！そうそうそう！　11時ぐらいでだいたい自動販売機がせかるんよ，あそこは，そい

でもう買えんと思うてそれでいかんち言うたんよ。
(目を剝いて来た時の互いの姿勢は？) 自分は横になっていて，お袋は台所から歩いて来た。
(あなたが起き上がってから平手打ちしたのか？) はい。
(平手打ちは何回？) 3回か4回。
(それから突き飛ばした？) はい。
(母親は起きあがろうとした？) ああ，起きてきた。起きてきたけ，倒してぶつけて足で蹴飛ばした。
(どこを？) 頭
(ほったらかしてそのあとまたどこか蹴飛ばした？) 頭をごんごんごんと蹴飛ばした。
(なぜ起き上がって平手打ちしたのか？) 恐かったけんしたんよ。
(突き飛ばし，足蹴りを加えたのはなぜか？) はがいかったけんね。
(どういうこと？) あんまりしつこかったけんね。
(煙草買うてこいということが？) はい。
(夜中に買って来いなどとうるさいので黙らせようとしたのか？) 無我夢中でね，わけくちゃわからんとよ。ちょっとやりすぎやったんよね。うちもわからんやったもんね，頭馬鹿になってしもてね，判断がつかんやったもんね。
(暗がりで母が目を剝いてくるのがわかったか？) 台所は電気がついてたんですよ。だから見えたんですよ。
(電気を点けないままでいることは多いのか？) 滅多にないけど，その日はぼそーっとしちょったんですね。
(母の声，迫ってくる姿ははっきりと見聞きしたか？) 眼や耳は大丈夫ですから。そんぐらいはちゃんとわかります。

なお階下の住人は事件の物音について「音は断続的で正確にはわからないが20分間ぐらいであったと思う」と述べている。

2. 症例 F　てんかん性格と殺人未遂，放火

＜犯行時 42 歳　男　無職　単身＞

事件の概要：犬の糞の始末をめぐる相傷害事件の顛末に納得しきれず，9 ヶ月後に相手宅に押しかけて鉈で切りつけ，自身の体に灯油をかけて点火し大火傷を負った。

家族歴：兄に「ひきつけ」の持病あり，父，兄ともに短気で粗暴な面があった。いっぽう本人は兄の優秀さと母の人づきあいのうまさを賛辞する。

本人歴：中学 2 年時にけいれん発作を起こして運動を禁止され，精神病院でてんかんと診断されて服薬したが，当初から服薬態度は気ままであった。入院した三つの病院の記録によれば，脳波検査で spike が（部位については瀰漫性，両頭頂部，左半球と表記は異なるが）認められている。

いっぽう成人期早期から以下のように触法行為や自殺未遂がある。

16 歳　家出中に自転車を盗む，審判不開始

18 歳　窃盗，ひったくり，審判不開始

19 歳　銃刀法違反，暴力行為，不処分

24 歳　傷害，罰金 1 万円

24 歳　窃盗，起訴猶予

30 歳　橋から飛び降り自殺未遂，翌月には煙草の買い置きがなかったことに腹を立て，部屋に施錠してガス栓を開く。

33 歳　傷害事件，これを契機に計 4 回精神病院へ入院する。本人の説明では＜飲み屋の喧嘩で警察に連行される際に小指を折り，これを根に持って後日，近くの中学校に入り込んで教師の首に斧を突き付けて「警察を呼べ」と脅した。捕まって罰金 10 万円を払って出て，しばらく実家にいたが，警察が来て「精神鑑定受けてみらんかね」と言われて「ああ，いいですよ」と返事すると，救急車と職員がそばに来ていてそのまま入院させられた＞とのことである。執念深く異様な犯行がてんかんの既往歴と関連づけられたもののようであ

る。入院の意義についてFは以下のように語る。

「入院しとけば安心だ，悪いことをしなくてすむ，酒，煙草，女，変な事を考えんですむ，と思うようになった。逃げ道を見つけたような気がする。精神病院に入るのは馬鹿か気違い，と軽蔑の眼差しで見ていた。こんなところに入った自分に自己嫌悪に陥ったり，かと思うと逃げ道に使ったり，いろいろ考えさせられた。まともそうな人々もいたし，一見してわかるおかしな人たちもいた。おかしな人たちと自分とは違うと感じた。知能低下とか変な行動とか幻聴聞いたりするような人々とは違うと思った」

工員，自衛隊など転々としたが35歳頃からは定職にもつかず，アパートに単身で，交友関係は近所の少年ひとりきりであり，時おり戸外でてんかん発作を起こして倒れる，というような生活となった。異様に限定された交友関係について「こどもは純粋，意欲的，進歩的で何とも言えない安心感があり，何でも教えてあげたい気持ち，何とも言えない楽しさがある。おとなは嫌いですね。自分そのもの。自分と同じと思うから嫌い。欲望に走り自我が強くて利己的でずるいから」と言う。

性格の自己評価は以下の通りである。「おとなしく，親にごまする，おとなの顔色をうかがう，こざかしい，ずる賢いこどもだった。口をきくと損，下手にしゃべると大人から馬鹿にされる，と思い，本当はおしゃべりなくせに無口で通した。兄から馬鹿にされるために，しゃべらない方が無難，それよりはせっせと稼いで親から誉められた方がいいや，という対抗意識があってそうなった面もある。学校ではひとりで遊ぶ方だった。人から馬鹿にされたくないから遊ばない，それよりはひとりでいた方がいい。通知表は二から三でときどき四があった。先生から，国語はわりといいと言われた，が，そう言われても何か裏があるんじゃないかと疑ってあまり素直に喜べなかった。本を読むのは好きだった。兄の本の盗み読みで，哲学書，宗教書を小学校の頃から読んでいた。ソクラテスのとか，聖書とか，今でも好き。読んで感動はするが人に説明できないので兄に馬鹿にされていた。

中卒で就職した頃から世の中変だなあと思っていた。なんでこう貧富の差があるのか。なんで皆わざわざ苦しいこと選んで一生懸命やっているのか。自分は親の言うとおりに親の喜ぶことをしようと思っていた。モーセの十戒が頭に

あった。父と母を敬いなさい。それがいちばん楽で正しいと思っていた。
　哲学宗教にはもともと関心があったので個人的に勉強はしていた。30歳の頃、E．（キリスト教系新興宗教）の人がアパートに勧誘に来たので入会した。週に3回ほど会員の自宅や教会で勉強会やお祈りをあげる。この人たちは神に仕えているのではなく自分たちの作った組織につくしてるんじゃないのかなと疑問を感じてやめた。特定の宗派にはいずれも疑問点はある。その後も個人的にキリスト教の信仰と勉強は続けている。
　哲学的に考えすぎて死の願望にとらわれる。落ち込みやすい。優柔不断でひがみっぽい。猜疑心の強いところもある、かと思うと馬鹿みたいに楽天的」
　家族の本人評価は以下の通りである。「おとなしくてけんかはしない。本は好きだったが限られていた。発作を起こして転職するたびにひがみっぽくなった。家族や良くしてくれる人にはいいが、ちょっとでも馬鹿にしたり悪く見たりする人には激しく恨みを持ち、長いこと根に持つ。世間がいやで死にたいと言ってしばしば沈み込む。気分がころころと変わり、立派な偉そうなことは言うがまったく実行しない」
　鑑定時の所見：鑑定中の脳波は正常であったが、過去に3回spikeを確認されている。けいれん発作時の様子も家族がたびたび観察している。主診断は既についており、強直間代発作で問題ないものと思われる。事件に関する説明は以下の通りである。

　本件の9ヶ月前にその背景となる以下のような相傷害事件が起こった。
　アパートの窓から下を見ていると路上で犬を散歩させている男がいた。犬が糞をしたが始末をせずにそのまま行こうとしていたので注意した。男は無視して公園に入り、そこでも犬が糞をしていたので再度注意した。すると男が「おりてこい」と言い返したので下りて行き、取っ組み合いのけんかになり、犬からも嚙みつかれた。この喧嘩の相手Nが本件の被害者となる。
　警察署で話し合い、診断書、示談書を取り交わし、治療費も受け取ったが、納得できなかった。事件として取り上げてもらいたくて警察の市民ダイヤルに電話した。「どこかに入院してたんじゃないか」と聞かれ病院名を答えるとガチャンと切られた。精神障害で差別されてたいへん悔しかった。

結局半年後に双方を起訴猶予処分として終了した。それでいいと返事はしたが納得の行かない思いは残った。被害者のことは忘れようと努力はした。しかし，近所の人たちが自分の悪口，噂話をするような感じがし始めた。立ち話をしている人たちの動作，素振り，目線でそう感じた。他にも若者がバイクを空吹かしし騒音をたてて逃げる，無言電話がかかる。このような嫌がらせはNのせいじゃないか，と疑った。気分は晴れず，ストレスがたまったときにワーッと叫びたくなるような感じで，何かに自分の気持ちを表現したくて，聖書とノートに落書きした。

「もう，イヤだ，近所中　そして隣りまで，イジメダ　生きて行けない
出て行くか，死ぬかだ　迷う　自分がまいたタネとはいえ，がまんできぬ（イエスがいっていた　まいたタネは自分でかれと）
死か　ただでは死なぬ　悪魔になって呪ってやる　死んでも覚えていろー
悔いは悲しき，おこないのしるし，だが俺は人のうわさにのるよな事だけはしたくない　ワイドショーこの番組は人間として最もけがれたしるし，俺はまだ人殺す人間のほうが正直だと思う
心で憎んで顔で笑う，そんな人間でいたい
一人やつけても，又百人の相手ができる　それはいい
私が恐いのは自分の心の中にある後悔の心理，それが一番の敵だ
　　　死に向かう心
　　　青春の残り灯
　　　幼児は聖者　若者は野獣　老人は悪魔」

自分はてんかんの持病がありこれまでいろんな仕事をやめさせられ，最近は季節工以外は定職もなくごろごろとしている。また，てんかん発作も何度か見られている。そのため世間から白い目で見られ，のけ者にされている。Nのこと，警察のことを含めて世間全体に嫌気がさして恨めしかった。また，神の教えに反して，酒を飲みたばこを吸い猥褻なビデオを見て欲望のおもむくままに暮らしている自分自身にも嫌気がさしていた。

そんな気持ちの中でなんとなくその気になって，死のうかな，と思い，鉈をなんとなく見た。これで手首を切ろうかと思ったが，痛いだろうなあと思うとできなかった。どうしようかと思って見ていたが玄関に灯油があるのを思い出

して，灯油なら瞬間的に死ねるんじゃないか，これをかぶってアパート前の公園で死のうか，それなら人には迷惑かけないし，とも思った。しかしこのまま自分だけ死ぬのは悔しい，何か世間に恨み言のひとつも言ってやりたい気持ちがした。人を殺すことは親友の少年にも申し訳なくて出来ないが，Ｎの家の前で死ねばいやがらせにもなると思った。自殺のために灯油を，Ｎがはむかってきたときに脅して身を護るために鉈を，持っていった。

　Ｎ宅に押しかけ，応対したＮとその妻に鉈で切りつけた。Ｎは非を認めなかったが恨み言を何度か言ったせいでいくぶん気持ちが晴れて，これだけ言えばいいや，これで自分が死んだとしてもおまえのせいだぞ，呪ってやるぞ，という気持ちになり，やるべきことが済んだので，灯油を頭からかぶり，Ｎに「覚えとけ」と言って，玄関を出た。警察が到着して坂を下りて来た。警官に火が移らないように彼らを遠ざけるためにライターを持って掲げ，これから火をつけることを示し，腰付近に火を付けた。燃え上がった時に坂の上の警官に向かって走り，その時，Ｎから蹴られて坂を転げ落ち，溝の中に俯せに落ちた。ああこれで死ねるんだなあ，と思うと，ふーっと楽になって気持ちよくなった。

　救急車の中で「聖書のなかに遺書があります」と傍らにいた警官に言った。救急隊員が「助かるよ」と二度言うのが聞こえた。ああ，助かるなあ，と思ったところで病院に着いた。医者たちが何人か出てきて「刑事事件かな」「そうだろう」という会話が聞こえた。今から手術するんだろうな，痛いだろうな，でも麻酔してくれるから大丈夫やろうな，と思った。まったく痛みは感じなかった。

　犯行後Ｆは救急車で火傷の専門病院に収容された。担当医師によれば「75％の火傷，死亡する確率は70〜80％」とのことだったが，右手親指を壊死のため切断したものの一命をとりとめた。

　犯行をまとめて言えばどうなるかという問いには「世間への恨みからくる自殺，ですね。Ｎもそうだけど，近所の人も，警察も恨んだ。警察の市民相談に電話しても相手にしてくれないし。自分の入院歴を知るとがちゃんと電話を

切るし。自分自身へも嫌気がさしていたし。体力が弱っていたことも関係ある。死の願望に浸りやすいとか。

今の自分じゃひとりなら殺せるかもしれない。しかしひとりぐらい殺したって恨みも何もならんし。それなら死んで悪魔になってみんなを呪ってやろうと思った。

神が存在する以上悪魔も存在するんですよ。今この世は悪魔に支配されているから，悪魔の力を借りれば……。ただ，ハルマゲドンが来るっていう恐怖感はありましたね。行く途中で。生きとったってしょうがないという気はしましたね。どうせあと7年ならやりたいことやって，恨みを晴らしたいなと思いましたね」と答えた。また鑑定の動向について F 自ら問いかけ，

「もう結果は出てるんでしょう？　出てるはずです。正常でしょう？　自分は正常だと思うし，裁判ということはわかっているし，精神障害を逃げ道にしようとは思わない。そんなことをしても精神異常者というレッテルを貼られるだけで何の利益にもならないはず。裁判で自分の主張を言いたいだけ言って後は天に任すしかないという心境です」と述べたが数日後これを撤回し，

「あんな大見栄を切ったけど取り消します。やっぱり自分を守ろうとしますからね，でも精神病と思ってるわけじゃないし，裁判でどうするかはわかりません。弁護士さんの方針に従うつもり。でも主張したいことはあるし。やっぱり言いたいこともありますからねえ……」と迷いを見せた。

3．考　察

（1）てんかん発作と犯罪

強直間代発作の最中には随意運動が完全に障害されるために犯罪行為は成立しない。欠神発作の最中に不整合な奇妙な短時間の運動が起こる場合はあるが，意識の短時間の消滅が本態であるから，せいぜい手にしたものを落とす程度のことで，犯罪行為を成立せしめるものではない。理論的に起こり得ると考

えられるのは，強直間代発作に続く発作後もうろう状態と，同様な意味でより重要な精神運動発作である[5)25)]。精神運動発作時には，無意味ではあるが協調したかのような運動が見られるために，状況によっては偶発的な犯罪行為を成立せしめるのではないかと古くより注目され，逸話的にあるいは抗弁の事由として，時には学術的にも論じられてきた[3)10)22)]。しかしながらてんかん専門医たちは早くから精神運動発作が無目的な動作を生み出すとはいえ犯罪行為を成立せしめることはきわめてまれな，ほとんどありえない例外[14)15)]であることを指摘してきた。

Alström[2)]によれば，897名のてんかん患者の中で，精神運動発作中に犯行を行なった者は1例も見出だされなかった，という。Ramani[23)]は，ときに攻撃的となる19名のてんかん患者を集中監視したところ一人として発作時攻撃的にならなかったという。さらに以下の近年の大掛かりな二つの研究がこの問題に大きな寄与をもたらした。

a．Delgado-Escueta ら18名のてんかん専門医による国際パネル（1981）[6)]

5カ国16施設の国際協力を得て，約5400人のてんかん患者の中から暴力性の強い13人の患者を選び，ビデオと脳波で発作時の攻撃性を検討した。

6例の発作中の動きはてんかん発作中によく見られるもので攻撃的な性質はなかった。

7例は発作時に物や人物に対する攻撃性を示した。うち3例は精神遅滞，3例は学習障害あるいは器質性脳障害の兆候があった。7例中の5例にはてんかん発作と関係のない攻撃的行為の病歴があった。

攻撃性の中身として3例はカーテン，椅子，くずかご，ベッドなどの物を壊す行為を示した。2例は叫んで看護婦や検査技師を平手打ちした。1例は心理士の顔をひっかいた。1例は空手の姿勢とチョップの動作を示した。

すべて突発的で，計画性の証拠はなく，容易に拘束でき，1分以上は続かず平均29秒の持続であった。短く，型通りで，単純あるいは断片の寄せ集めであり，目的を指向した連続性を持たなかった。全例で健忘が認められた。

発作中に物や人物を対象にした攻撃性が出現することはきわめて稀であり，無秩序で一貫性のない自動症の最中に殺人（謀殺あるいは故殺）を犯すことは

ほとんど不可能 (near impossibility) である。

　てんかん発作中の攻撃的犯罪として過去に報告された事例には，目的を指向した一連の動作が必要であり，断片的で非持続的なてんかん自動症の性質に矛盾しており，疑問である。

　暴力犯罪がてんかん発作の結果か否かの判定基準として以下を提案する。
① てんかんの診断が，少なくとも1名の特にてんかんに詳しい神経科医によって確定されること。
② てんかん自動症の存在が，病歴，ビデオ監視と脳波の生物遠隔測定法で記録されていること。
③ てんかん自動症中の攻撃性の存在がビデオ記録とその間の脳波記録で確認されること。
④ 攻撃的あるいは暴力的行為が，患者の病歴から知られている通常の発作に特徴的なものであること。
⑤ その行為（被疑行為）が発作の一部である可能性の証明が神経科医によって臨床的に判断されること］（Treiman は共著者にこそ名を連ねていないがこの国際パネルの1員である）

b．Treiman によるてんかんと暴力性の総説 (1986)[26]

　発作時の暴力は稀であり，もし起こるとすれば発作が終わりかけてまだ意識が清明でない時に抑制しようとした際に生じる抵抗性の暴力であることが多い。発作初期の暴力はさらに極めて稀であり，型どおりで，合目的的行動の連鎖によって構成されることは決してない。

　てんかんが犯罪の弁護に用いられた75例のうち，56例は犯行以前にてんかんと診断されていたが，ほとんどはてんかん専門医によるものでも神経科医によるものですらもなかった。犯行前に脳波検査を受けていた者は9例であり，残りの66例のうち23例が検査を受け，8例が明瞭なてんかん性異常脳波を示した。他に6名も異常とされたが特異的なものではなかった。てんかんを根拠に無罪となったものは以下の1例のみである。

　警察官Tが感謝祭の日に，同僚と和やかに会議後，車に戻る途中，十代の

少年たちと出会い，一人から「アパートの7Dから来たの？」と尋ねられた。そうではなかったが"You're damn, right I did（畜生，その通りさ）"と答えて銃を抜き少年を射殺した。Tにてんかんの既往はなく脳波も正常であったが，精神運動発作の主張が為された。てんかんの可能性について鑑定人たちの意見が対立したにもかかわらず，精神異常とされ州立施設に収容された。しかしながら，5週間後監察医は，Tはてんかんの徴候を犯行の前にも後にも全く示さないとした。6ヶ月後医師団は，Tには精神病，精神病質，脳器質障害のどの証拠もないとした。その後，①犯行時に複雑部分発作であった証拠は何だったのか。②発作時の暴力犯罪を無罪とするのは妥当か。③こういう状況で精神障害抗弁が利用されるとすれば，発作時の一時的な精神異常で無罪とされた被告の最終処遇はどうすべきか。などの重大な議論を巻き起こした。

たとえ明瞭なてんかん発作の病歴を有していても，発作間欠期の暴力の弁護にてんかんが用いられるべきではない。てんかん患者に暴力頻度が高いとする研究は多いが，てんかんが直接の原因というよりはおそらく脳損傷あるいは社会的逆境に拠るものである。てんかんと暴力性が同一人物に存在し共通の病因を共有するかもしれないが，一方は必ずしも他方の原因とはならない。Delgado-Escuetaらの81年基準を満たすようなものでない限り，てんかんは犯罪弁護に用いられるべきではない]

90年代に入ってもTreiman[27)28)]は同様な論文を発表し，96年にBorumら[4)]が，複雑部分発作を有する患者が発作後攻撃性により重大な暴力犯罪に至った"明白な"事例を発表するとそれに応じるかのように，「神経学者はしばしば犯罪がてんかんの結果か否かの判断を求められる。いかなる基準が用いられるべきか啓発されねばならない」と挑戦的な口調で啓蒙を続けている。

症例Tは入院中のエピソードと鑑定時の脳波を総合して「てんかん，複雑部分発作（精神運動発作）」の診断は問題ないものと思われる。ではこの事件はてんかん発作中のできごとであったのだろうか。以下の諸点から考察する。

①平素のTに暴力性，反社会性が乏しかったか

暴力性，反社会性については病院カルテに山ほどの記載があり既述内容はご

く一部の引用である。お菓子の盗み食い，退院の要求，小遣いの要求，電話の要求，浴衣の要求，移室の要求などわがままな訴えが聞き入れられないと暴力を振るい備品を破損する。攻撃性，衝動性などは心理テストからも平時の性格として推測されるところである。精神運動発作エピソード中の行動とは明らかな違いがある。

② 犯行前のやりとりが T の幻覚であったか

T は類似した病態，つまり健忘を残さない（＝意識減損のない）幻覚症状を体験したことはない。精神運動発作中の行動から推測すれば幻覚を体験しているのかもしれないが，その際は記憶が残らず想起できない。本件は未明の出来事であることを考慮すればじゅうぶんな記憶を残している。また幻覚であれば何かしら現実体験との違和感を感じたはずであるが，目と耳は大丈夫だからそれぐらいはわかりますよ，と現実との移行はまったく感じられない。

いっぽう被害者が T に煙草を買いに行くように命じることはよくあり，叱り方は父親よりも迫力があって効くものであった，という。現実に T の言うようなやりとりがあったものと受け取る方が自然である。

③ 本件行為は精神運動発作の性質と矛盾しないか

T の入院記録を検査して挙がってきた精神運動発作による行動は，意味不明で雑多な訴え，ベッドから落ちる，物を摑む，物を拾う，水を撒く，うろうろする，ガラス窓にぶつかるなど無害な動作，徘徊，自傷である。平時にあれほどの暴力傾向を示す T であるが，精神運動発作中には人物対象の激しい暴力に成功していない。発作中に起こり得る，起こし得る事柄の，逸話ではない現実の限界がはっきり示されている。

本件は 3～4 回の平手打ち，突き倒し，足蹴り，放置後の再度の足蹴り，と母親を対象とした一貫性のある複数の暴行の連鎖から成り立っており，記憶もあり，検視所見とも矛盾しない。階下の住人によれば物音は 20 分ほど続いたという。精神運動発作中に起こり得る攻撃性は，短く，無秩序で，型どおりで，単純なあるいは断片の寄せ集めであり，目的を指向した連続性を持たず，健忘を残す。本件行為はこのような性質と矛盾する。

④ 脳波検査の意味するところ

当鑑定 2 回目計 8 回目の検査でようやくてんかんに特異的な異常である

spike を検出した。いっぽう精神的には検査時を含め鑑定留置全期間で T は終始穏やかであった。このことからも，人間が脳波のみに規定されない社会的存在であることがわかる。

本件は母の再三の買物要求に触発された暴行という経緯ある犯罪であり，動機不明，意味不明なものではない。したがっててんかん発作中の行為とは認められず，完全責任能力と鑑定し，T は起訴された。

T は軽度精神遅滞者であるが，カルテにも鑑定時の問診にも見られたように，数々の触法行為をてんかんという持病の故に免罪されてきた者ならではのつぼを心得た応答をする。C 院長の捜査機関への対応もそれに呼応するかのようであり，鑑定が行わなれければまたこれまで同様の loose な推論的便宜的処理が踏襲されたであろう。

Delgado-Escueta と Treiman の精力的な研究により，てんかん発作と暴力犯罪の問題には既に 1980 年代半ばに学問的決着がほぼ付き，迷信に過ぎないことがほとんど明らかにされている。Treiman の最近の文章には婉曲的ながら迷信狩りの使命感と怒りさえ感じられる。にもかかわらず一般臨床の場でしばしばありふれた暴力犯罪（本件発生は 99 年）がてんかん発作に帰着されている現状は，多くのてんかん患者にとっても不幸なものといわざるを得ない。

ことは地方の一民間病院の診療レベルの問題にとどまらない。てんかん性精神発作中の傷害と鑑定されて無罪判決が確定した学術報告事例[17]を以下に紹介する。

事件は 24 歳の男性Mが未明に路上で 23 歳女性の側頭部をコーラ瓶で殴打したものである。17 歳頃から夢であるような夢でない首を絞められるような現象に苦しめられた，さらに通勤中や野外にいるときに自分を呼ぶ女の声がする，それは天から呼ぶような感覚で聞こえる，従ってその女は姿無き首を絞める化物と同一人物ではないか，女が自分を監視しているのではないか……などの訴えを以って「単純部分発作，精神症状を伴うもの，認知的，夢幻状態（81 年国際分類）」であるとし，眼前を歩く女性を化物と判断して犯行におよんだもの，という。いっぽう計 3 回の脳波検査で高振幅徐波群発は認めたが厳密なてんかん性異常脳波は確認できなかったという。

V．てんかんと犯罪──発作およびてんかん性格との関連　249

てんかんでも脳波陰性の場合もあるとされるのでこれは置くとしても，この症状（申し立て）から果たしててんかん発作と言えるだろうか。国際分類の「単純部分発作，精神症状を伴うもの」の項には「これらは意識減損を伴わずに出現することは稀であり，普通は複雑部分発作として体験されることが多い」という但し書きがある。脳生理学の理論上は存在し得ても，精神症状を惹起しながら意識減損を起こさない発作は当然稀であろう。

　この項に該当する具体例について専門書から引用を試みると但し書きもうなづける。Ludersら[18]の成書では単純部分発作の中で「認知の変化を呈する発作」に10行程度を割かれているが「楽しい夢」「喜びの夢」「強制思想」「世界の外にいる感じ，非現実感，着手していることに傍観者となっている感じ」など主として古典的事例の短い説明にとどまり，「本質的に認知的，回顧的，あるいは錯覚的かはそれぞれの症例における定義の問題であろう」「多くはこの章で論じた他の分類と相互に関係している」など分類としての独立性に不安をうかがわせる記述となっている。秋元，山内の成書[1]ではさらに継子扱いであり，対応しそうな認知発作，精神知覚発作は複雑部分発作の下位分類として説明されている。意識減損を伴わず精神症状を伴う発作には否定的な立場のようであるが，いずれにしても稀な「短時間の例外状態」であろう。

　いっぽうMの犯行"発作"時の申し立ては以下の通りである。［心に残っている女性Y子と何となく似ていたので後をつけた。距離がだんだん縮まって，女の人が坂を上ってゆく時，「光弘，光弘」と呼ぶ声がした。女の人の脚が何となく人間の脚のように見えなかった。恋をした人ということもあり，マネキン人形の脚のように見えた。歩き方もぎこちなく，操り人形のようなマネキン人形が，人間的に歩いているような感じがした。彼女が坂の8割程度の所に来た。自転車をトラックに立てかけて，コーラの瓶を持ち，化物だと思って，人間としては違和感があり，駆けて行ってバチーンと殴ってしまった］

　夏の夜，坂道を上る若い女性を後ろからついて行き，脚に注視しながら恋した女性を思い起こすMの心情描写はたいへん生々しい。現実に即した感覚，思考，行動の一連の流れをこれだけ明細化できる状況がはたしててんかん発作と言えるだろうか。精神発作は意識減損がないから想起可能であるとしてもそれは例外状態として刻み込まれるはずである。Mの詳細な供述は3頁にわ

たって記載されているが，異常な現象は彼の日常生活の一部を為す事実として描写され，例外状態への移行，乗り換えは全く意識されていない。Mは強姦で懲役3年の刑を受け仮出獄3ヶ月後の事件である。強盗，強姦，Y子と誤認しての報復，化け物退治と動機を三転させているMに報告者らも「作話的傾向が無いとはいわれない」としているが，信憑性の吟味は十分だったのだろうか。ことの真偽は不可知として申し立てを受け入れるとしてもなお，精神医学的には幻覚妄想状態とする方が無難で妥当に思える。ホラー映画を見るような光景的な複合幻覚であること，前頭部徐波群発を認めること，反社会性を無視できない若者であること，などを総合すれば他の診断の可能性もあったのではないか。仮にDelgado-Escuetaらの81年国際パネルを適用すれば脳波所見を欠くのでまず認定外である。現実に前を歩いていた若い女性の脚の動きに触発されての行動もてんかんに矛盾するとされるだろう。彼らてんかん専門医が長年に渡って議論してきたのは複雑部分発作と強直間代発作後もうろう状態である。意識減損のない精神発作中の暴力犯罪の成立はてんかん専門医に思いもつかない国際的にも稀有な事例であり，議論すべき価値のある事例でありながら誌上討論などに発展した形跡の無いことが残念に思われる。

（2）てんかん性格と犯罪

てんかん患者に平素から見られる特異な性格傾向は古くから注目されてきた。これをてんかん性格という概念にまとめあげたクレペリン[16]の今なお滋味深い記載から引用すると以下の通りである。

「鈍化・鈍重―問いや印象の把握が非常にのろいが正しく理解し，精神的に加工して応答や行為に至るのに長時間かかる。会話の速やかないいまわしについて行けず，いくつかの物を同時に顧慮することができない。

迂遠―細かいことから主要点をつかむことが困難になり，観念の貯えをうまく整理して並べることができない。今の問題とあまり関係が認められないような資料を持ち出して，全くどうでもよい副次的な細目をたくさん積み上げるので，叙述はちっともはかどらないようにみえる。しかし決して関連を失わず最後には必ず目標に達するのだが，非常に曲がりくねった路を通って行く。同じ

話しがいつも同じいいまわしで同じ詳しさで述べられる。

我欲—観念の貯えが貧弱になるときに自己の自我の意義が非常に増す。自己感情，自負が増し，話しの内容は主として自己の人格を際立たせることとそれに関連することに限られる。特徴的なことは家族賛辞で，身内の優秀さを大げさにもったいぶって強調する。

宗教性—しばしば患者は，自分はいつも非常に心がけがよくて熱心に祈ったので，天国に特に緊密な関係を持つのだと信ずる。天なる父や悪魔のことをよく話す。（いっぽう）被害観念を述べることが稀ではない。不当な取り扱いを受けた，圧迫されたと感じる。

気分—打ち沈んで気落ちしている時もあり，あるいは不平が多く邪推深く怒りっぽいこともあり，あるいは満足して陽気なこともあり，鈍化が進むと無関心のことが多い。しばしば感情の刺激されやすさが持続的に高まっているようになる。感じやすくなり，気まぐれになり，かっとなりやすく，耐え難いぐらい粗野になり，時として些細なきっかけで激しい憤怒の爆発を起こして無鉄砲な暴行を働き，周囲の人をナイフで脅し，物を壊し，ひどくかっとなったあまり自殺企図までする。執念深く復讐心が強い。

もったいぶり—もったいぶった堂々とした礼儀正しさと形式ばったところを示す。言葉はしばしばぎこちなく，まわりくどく，内容が乏しい。適当な言葉を思いつかず，不器用な不完全な文章を作り，きまり文句や，陳腐な常套語や，聖書の文句や諺を好んでそればかり使う」

このようにしてクレペリンが爆発性およびこれと対極をなす粘着性を特徴とするてんかん性格の基礎概念をまとめあげたとほぼ同時期に，いっぽうではロンブローゾが生来性犯罪者の重要な素因としてことあるごとにてんかんを強調した。このため近代のある一時期てんかんは犯罪と深く関係した病態と考えられ，てんかん患者は不当な偏見に悩まされることとなった。クレペリンはさすがに周到であり「ここに述べた邪悪な性質は少数の患者にしか見られないものである。反対に多数の，精神医を煩わすことのずっと少ない患者がいて，協調的で喜んで力になってくれる。ロンブローゾの見解は大分極端すぎるものである」と慎重な但し書きを付しているのであるが。

たしかに多くのてんかん患者は長年にわたって発作が続いているにもかかわ

らず，人格障害を示さず，精神的には完全な能力を有したままである。障害が軽度であれば，礼儀正しく，節度があり，几帳面，丁寧，責任感が強く義理がたい面が肯定的に評価されて良好な社会適応をしめすことも多い。しかしながら，真性てんかん患者の10%弱程度は，治療にもかかわらず特異なてんかん性格を示し長じるにつけ悪化すると言われる。

　症例Ｆの会話に迂遠や鈍重な印象は少なかったが，自己評価に熱心で，家族を賛辞し，宗教家のように偉そうに振舞ういっぽう，被害的で，疑い深く，執念深い，など多くの部分でクレペリンの患者であったかと思わせるほどによく当てはまる。てんかん性格の古典的症例と言えるだろう。

　本件は些事にこだわる独善的な正義感から発したものと言える。それは相傷害事件としてけんか両成敗というべき経過をたどるが，Ｆのみいつまでも納得せず，電話や押し掛けで相手を悩ませる。自分の信念には無批判で，執拗で復讐心が強い。不快感はＮのみならず近所の人物らの言動にも拡大し，広範な被害感情を抱いて9ヵ月後に本件犯行に至った。猜疑的で些事に反応して激しい憎悪の感情を持ち，厭世感，自己嫌悪への耽溺と絡まってこれが長く保持され，相手が忘れたころに突然行動に移す。「死んで悪魔になって呪ってやる」というのも上すべりな衒学性の現れだろう。本件の動機には粘着性と爆発性を基盤とするてんかん性格が深く関与しているものと解される。些細な被害感情にいつまでも「粘着」し，9ヵ月を経てこれを「爆発」させたものである。

　てんかん性格と犯罪について，福島[9]は「てんかん者による殺人」の事例で「粘着性は動機の一部に寄与したことは否定できないが，判断，弁識能力に著しい影響を与えたとは考えられない」と評価し，判決もこれを受け入れたという。石田[13]は先々代のＡ教授の鑑定例としてやはりてんかん性格者の殺人を挙げ，「てんかん性格を有しこれにより異常な精神感動を発して激怒しかつ数月来神経衰弱状態であったから軽減せる責任能力者であった」というＡ教授の鑑定に対し「この判定には異論が出るかもしれない。性格異常の類型化を行なったシュナイダーが原則として責任能力を限定しないという主張であったことは重要である」という否定的ニュアンスの論評を加えている。

　てんかん性格の犯罪を司法精神医学の問題として考察するには成因の理解が

必要である。大高[20]の優れた総説によれば，発作の初発以前にすでに粘着性が認められることがある，てんかん患者の近縁者で発作をもたない者にもてんかん性格を認めることがあることなどから，てんかん性格はてんかん発作の起こりやすさとともに素因的に規定されたものである，とする考えは古くから有力であった。また，発作の頻発が脳に影響して人格変化を起こすのではないかという考え方に対して，今日では発作の重症度，発作の頻度および罹病期間はてんかん性性格障害と直接関連を持つものとはみなされていない，という。また近年では鈍重，迂遠などについて抗てんかん薬 phenobarbital, phenytoin などの長期連用の影響による可能性がいわれている[12]。服薬コンプライアンスの著しく低かった F は皮肉にも鈍重化を免れたのかもしれない。

　生物学的要因の他にも見逃せないものは，てんかん者が曝されている精神的負荷である。てんかん発作を観察することは大部分の人間にとって恐ろしい経験である。そのため，てんかん患者の教育，就労は危険に曝されている。発作のため家族および社会での地位は不安定になっている。ある時は甘やかされ，過保護にされ，あるいは恐れられ，遠ざけられる。成果のある愛情関係を見つけることは容易ではない。自信は傷つけられ，劣等感，被害感情をもちやすくなり，自己中心的に自分の中に引っ込んでしまいがちとなる。力動的な深入りはともかく環境因として受容できるものだろう。

　すなわち，うまれつき備わった素因があり，困難な社会環境がこれを様々に色づけするのであり，発作そのものが器質的に人格を侵襲することは考えがたい，と言えそうである。

　さらに90年代のいくつかの文献に触れるとまず Gromov ら[11]は，てんかん患者を経過3年以下と10年以上で比較し，初発から3年間は人格障害は心理学的診断技術を以ってするしか同定し得ない程度に僅かかあるいは認められない，と治療的可能性の視点からこれを述べている。大高が紙数を割いた側頭葉障害説に関連して Devinsky ら[8]は側頭葉てんかん患者の性格と行動の変化に触れ，脳病変，てんかん原性過程，局在，発作の頻発，遺伝負因などの生物学的要因，抗てんかん薬の影響，心理社会的要因などの相互作用と言えるにとどまり，それらの役割主従は患者ごとに異なり，また欠神，若年性ミオクロニー，前頭葉てんかん，強直間代発作など他のてんかん発作にも起こり得るこ

とから側頭葉特異性は疑問である，としている。他にはMendezら[19]が，てんかん患者を人格障害を合併する群とそうでない群で比較すると，人格障害群には前兆を伴うものが有意に多く，二次性全般化が少ないことから，前兆，特に二次性全般化でマスクされない前兆の体験が人格変化に寄与していることが示唆される，というユニークな視点を紹介している。

心理学関連領域でDebら[7]は，軽度ないし中等度精神遅滞者をてんかんを伴う群と伴わない群に分けて心理テストで異常人格スコアを比較したところ有意差は認められなかったという。Sikicら[24]は，10-14歳のてんかん患者60名にアイゼンクの人格インベントリーを実施して対象群と比較し，てんかん群は内向性尺度が高く臨床経験と矛盾し，神経質尺度に有意差はなく，虚偽尺度が有意に高かったという。Zhuら[29]は117名のてんかん患者を対象群と比較し，てんかん群は虚偽性，情緒易変性，内向性尺度が高かったが，行動様式は対象群と類似していた，という。

てんかん性格が概念だけのものでないことは今日でも支持されるところであるが，その成因の理解は未だに包括的なものであり，特定の要因に還元できるものではない。素因と過程と環境の相互作用，という表現は魅力的な結論とはいいがたいが，我々の到達しうる限界を素直に認めることも重要である。したがって責任能力についても種々の性格や人格障害を考える際と同じ理解が妥当であろう。人間はかのように生まれ育った自らの資質を，ある面は恵みとしてこれを伸ばし，ある面は負うべき課題としてこれの克服ないし抑制に努め，社会の一員として生きる義務があると言える。

Fは完全責任能力が認定されて起訴され，懲役3年執行猶予4年の判決を受けた。

おわりに

てんかん発作が暴力犯罪を惹起し得るか否かの論争から少し離れてPaulら[21]は，狂気の法的ルールをてんかん自動症に適用するのは不適切であり，彼らを精神病院隔離の脅威から救うためにも，狂気の法的範囲から除く法改正が必要である，と発言している。てんかんの疾病としての独特な位置づけからも考慮すべきものである。すなわち精神科医が共有するDSM-IVやICD-10（5

章）にもはやてんかんの項目はなく，一部の専門家を除いて一般に精神科医はてんかんにそれほど詳しくない実情を素直に認めるべきだろう．Treimannらが論文中で再三 epileptologist, neurologist という用語を使っているのも，暗に精神科医を標的とした警告のように思える．

　1．てんかん発作中の暴力犯罪を認定するには以下の基準が満たされるべきである．
① 平素，暴力性や反社会性に乏しいこと．
② てんかんが臨床観察と脳波（徐波群発を除く特異的異常）によって確認されること．
③ その人物のてんかん診断を特徴づける発作の形式が，被疑行為時にも反復されていること．
④ 犯行前の状況と完全な断絶があること．
⑤ 合理的動機が存在しない，あるいは推測を許さないほど不合理であること．
　2．てんかん性格が，てんかん発作によって器質的に障害されたものとはみなされず，素因と経過と環境の相乗作用に負うもの，つまりは人格障害一般と同じように理解されるものであれば，責任能力についても人格障害に準じて判定されるべきである．

初出：犯罪学雑誌66巻5号193-208頁，2000

文　献

1) 秋元波留夫, 山内俊雄：てんかん学, 岩崎学術出版社, 東京, 1984
2) Alström CH : A study of epilepsy in its clinical, social and genetic aspects. Acta Psychiat. Neurol., **63**：1-284, 1950
3) Bear DM, Fedio P : Quantitative analysis of interictal behavior in temporal lobe epilepsy, Arch. Neurol., **34**：454-67, 1977
4) Borum R, Appelbaum KL : Epilepsy, aggression and criminal responsibility, Psychitr. Serv., **47** (7)：762-3, 1996
5) 伊達　徹, 大原　貢：てんかん者の反社会的行為, 精神科MOOK 17巻「法と精神医療」134-140, 金原出版, 東京, 1987

6) Delgado-Escueta AV, Mattson RH, King L etc.: the nature of aggression during epileptic seizures, New Eng. J. Med. 305 (12): 711-716, 1981
7) Deb S, Hunter D: Psychopathology of people with mental handicap and epilepsy. III. Personality disorder, Br. J. Psychiatry 159: 830-4, 1991
8) Devinsky O, Najjar S: Evidence against the existence of a temporal lobe epilepsy personality syndrome: Neurology 53 (5 S 2): S 13-25, 1999
9) 福島　章：精神鑑定, 有斐閣, 東京, 1985
10) Goldstein M: Brain research and violent behavior; a summary and evaluation of the status of biomedical research in brain and aggressive behavior, Arch. Neurol., 30: 1-34, 1974
11) Gromov SA, Iakunina ON, Mashukova VE: The clinico-psychological diagnosis of tha personality changes in the initial period of epilepsy, Zh. Nevropatol. Psikhiatr. Im. S.S. Korsakova, 94 (1): 47-51, 1994
12) Hermann BP, Whitman S: Behavioral and personality correlates of epilepsy; A review. Methodological critique, and conceptual model: Psychol. Bull., 95 (3): 451-97, 1984
13) 石田　武：刑事精神鑑定事例集, 中央大学学術図書, 東京, 1991
14) King DW, Ajmone MC: Clinical features and ictal patterns in epileptic patients with EEG temporal lobe foci, Ann. Neurol., 2: 138-47, 1977
15) Knox SJ: Epileptic automatism and violence, Med. Sci. Law, 8: 96-104, 1968
16) Kraepelin E: Psychiarie　Bd III, Teil II, 1913（邦訳, 躁うつ病とてんかん, 西丸四方, 西丸甫夫, みすず書房, 東京, 1986）
17) 増田登志子, 柴田洋子：てんかん性精神発作（夢幻様状態）中に行われた傷害事件の鑑定例, 犯罪学雑誌, 52 (1): 1-12, 1986
18) Luders H and Lesser P: Epilepsy-Electroclinical Syndromes 1986（邦訳, てんかん症候群の脳波と臨床, 音成龍司, シュプリンガー・フェアラーク東京, 東京, 1989）
19) Mendez MF, Doss RC, Taylor JL etc.: Relationship of seizure variables to personality disorders in epilepsy, J. Neuropsychiatry Clin. Neurosci., 5 (3): 283-6, 1993
20) 大高　忠：てんかんと精神障害―性格障害, 精神科MOOK 7巻「てんかんの身体精神障害」107-120, 金原出版, 東京, 1984
21) Paul GM, Lange KW: Epilepsy and criminal law, Med. Sci. Law, 32 (2): 160-6, 1992

22) Pincus JH : Can violence be a manifestation of epilepsy?, Neurology, **30** : 304-6, 1980
23) Ramani V and Gumnit J. : Intensive monitoring of epileptic patients with a history of episodic aggression. Arch. Neurol., **38** : 570-571, 1981
24) Sikic N, Buljan-Flander G, Marcelja A etc. : Personality traits in school children with epilepsy, Acta Med. Croatica, **49** (3) : 121-6, 1995
25) 鈴木二郎：発作性精神障害, 臨床精神医学講座 19 巻「司法精神医学・精神鑑定」239-248 中山書店 東京 1998
26) Treiman DM : Epilepsy and Violence : medical and legal issues, Epilepsia, 27 S 2 : S 77-104, 1986
27) Treiman DM : Psychobiology of ictal aggression, Adv. Neurol., **55** : 341-356, 1991
28) Treiman DM : Violence and the epilepsy defense, Neurol. Clin., **17** (2) : 245-255, 1999
29) Zhu DT, Jin LJ, Xie GJ etc. : Quality of life and personality in adults with epilepsy, Epilepsia **39** (11) : 1208-12, 1998

VI. 器質性・症状性精神障害から考える責任能力

藤丸靖明, 古賀幸博, 林　幸司

はじめに

　器質性・症状性精神障害の守備範囲はきわめて広く，頭部外傷，脳血管障害，腫瘍，進行麻痺，痴呆，甲状腺疾患，SLE，覚せい剤など薬物による等々…挙げればきりがない。ひとつひとつの疾患に対してもその精神症状の発現形態は多様である。従って，それぞれの疾患に対する責任能力の基準を求めることは，事実上不可能であり，その個々（患者）の精神状態を個別具体的に判断するしかないことになる。そしてその過程の中で結局「責任能力とは何か」という本質的な問題を避けて通ることができなくなる[1]。そこで，本稿では症例を挙げ検討し，精神鑑定における器質性・症状性の意義について考察した。なお，症例1は古賀が，症例2は藤丸が行った鑑定である。診断基準は現在の精神鑑定で主に使われているICD-10を症例1に，DSM-IVを症例2にそれぞれ用いている。

1．症例1　強制わいせつ被疑事件（A, 33歳, 男性）

　犯罪概要：エレベーター内において女性（30歳）にわいせつの行為をしようと企て，後方から抱きつき，右手で両乳房を鷲摑みにして揉みしだき，さらに右手で陰部をなで回すなどした。

生活史：2人同胞の長男として出生した。小児期は3歳頃から小児喘息発作をしばしば起こしたため（喘息発作は中学生の頃まで続いた），過保護に養育されていたようである。

喘息が起こると別居中の父親を呼び戻せと駄々を捏ねたなど，素直さはあったが自分が中心的存在で一番でないと気が済まないところがあった。

中学卒業の頃から服装などが突っ張り風で目立つようになり，友人が変わり，身なり目つきも変わってきて，ボス的な傾向が徐々に現れてきたと家族が感じるようになった。

県立高校への受験を失敗して私立高校に入学した。高校でも悪童ぶりは変わらず，体力的にも強靭で腕力があったため，それをひけらかすところが見られ，校内外でいつしか番長的存在になっていた。

高校2年生時（16歳），走行中の列車で車両から車両へと乗り移って遊んでいたところ，連結部のデッキから転落して受傷した。脳幹出血の負傷をし，医師からは当初植物人間になりかねないといわれたほどの重体だったが，3日間の意識不明の後に意識は回復した。しかし，後遺症として運動機能（失調による歩行障害，右外斜視，複視）・言語機能障害を残した。父親によれば受傷後多少性格的特徴が強くなったとの印象を周囲に与えたという。

事故に遭う前はよくけんかをしていたが，復学してからは馬鹿にされたり報復されるようになったため，3年生になる頃には学校に行く気力をなくし退学した。Aによれば，「学校へ行くのが大変だった。当時は2m歩く毎にふらついた。惨めだった。けんかもできないし，仕返しされた」と悔しさをにじませて語る。退学願には，「体をもとの体に復元するため」，「前の運動神経以上のものをつかむため」，「男の意地です」と自ら退学理由を記している。

退学後，家の物を壊したり，両親への家庭内暴力や自傷行為が見られるようになってきた。22歳時，生活改善や将来の生活設計を目標として障害者自立施設へ入所したが，運営方針や給料の問題等で不信感を持ち，施設内で包丁を使って喉や左手を突いたり切ったりする自傷行為が見られて，施設側から対応困難という理由で退所させられた。

この頃，若い女性（知人）の声が聞こえてくるようになった。その後もさらに声は続き，＜あんたは最低の人間だ，あっちへ行け，こっちへ行け＞，＜こ

うすれば成功する＞といった呟き声が入ってくるようになったため，異常を感じて家族同伴で自ら精神科を受診し，Y病院に入院したが，職員とのトラブルで退院した。その後再び，不眠，歩行障害，2度の自殺企図のためH病院に入院，診断は心因反応。二度の入院で薬物療法を受けたが，服薬すると足がふらついてしまうという理由で服用しなかった。その後，障害者訓練校に行き，卒業後は，仕事に就いたが，対人関係上の問題，身体障害のための不適応もあり，職を転々とした。

28歳時，人妻と駆け落ち。よりを戻す戻さないといった痴話喧嘩から，駆け落ちした女性と別れ，A一人で蓄えた分で食いつないで生活するようになった。1ヶ月位したらまた帰ってくるだろうと思っていたが，戻ってこなかった。こんなものかなあと諦めつつも女性とセックスしたいと望み，自慰行為によって性欲を満たしていた。そのうちに強姦してでもセックスしたいと考えるようになり，強姦事件を引き起こした。なお，この頃は幻聴はなかったという。

この時は起訴前に簡易鑑定，裁判中に本鑑定が施行されている。いずれの鑑定結果でも，狭義の精神障害はなく人格障害圏内の問題であるとして結論づけられており，判決文でも精神障害には触れていない。

拘置されて1ヶ月位して女性の声で幻聴が始まり，それが裁判中も継続してイライラしていたという。刑務所に服役したが，すぐに興奮状態を呈して処遇困難となり，当所に移送され，満期出所日まで治療的処遇を受けることになった。当所での経過をまとめると，病名は頭部外傷後遺症，異常体験が増悪すれば衝動行為を引き起こすが，向精神薬の服用にはふらつくという自己中心的な理由で拒否を示して治療に協力的ではなかった。症状が再燃して衝動行為が出現すれば服薬を再開するという治療契約をしたため，衝動行為を自制し，独言は不変であるもののイライラは訴えることなく経過した。

出所後はKクリニックを受診していた。最近は幻聴が活発で誇大妄想的言動が出現していても向精神薬は服用せず，喘息発作時の吸入薬の投与を受けるだけだった。また，仕事をするわけでもなく，筋力トレーニングなどをして一日中ぶらぶらと過ごしていた。1年間くらいは父親との約束を守っていたが，その後は時折暴れたり，一日中何かに対して独言を続けることが多くなった。

33歳時，昼夜が逆転し，夜になると起き出して独言していた。団地のエレベーターに，『痴漢行為などのいたずらが発生しています』といった張り紙が貼られていたため，父親はAがやっているのではないかと危惧して本人に質したが，「自分ではない，していない」というため，父親はそれ以上追求することができず様子をうかがっていたところ今回の事件に至った。

（1）鑑定留置中の面接内容など

－犯罪動機は？
　　「試練の旅が昨年7月で終わるはずだったが，終わらないからイライラしていて，いい加減に迎えに来いと腹を立てていたから」
－7月で終わるはずだと考えていたのは？
　　「1999年7の月の恐怖の大王の話から。ノストラダムスは神様が創ったもので存在はしない。恐怖の大王というのは神様のこと。アンゴルモアの大王というのはフランスのフランソワ1世のこと。フランソワ1世というのはナポレオンの前の前。全部私が関連するシナリオで試練の旅は7月に終わると神様が言っていた」
－試練の旅の結果は？
　　「自分が試練の旅をやってきて神様が約束してくれたことがある。世の中から人殺し，性犯罪，盗み，やくざ，マフィアなどの外道をなくしてくれると約束してくれた」
－それと痴漢との関連は？
　　「うーん」と考え込み，「別につながりは何もないですけど」と。日を変えて，再び動機と痴漢のつながりを問うと「警察に捕まったら，色んな情報，プライドが動くと思った。それで痴漢をしようと思った」と答える。
－どうして痴漢を思いついたのか？
　　「これは私の持論だが，人は何回も生まれ変わる。紀元前から人間は地球に出てきて惑星に戻るわけだが，最近じゃ純愛を大事にする人間はいなくなった。女性は痴漢といった屈辱的な行為を受けたら警察に訴える

が，訴える権利を持っている人もいればそうじゃない人もいる。痴漢に
　　遭いたいと思っている女性は多いんですよ」
－被害者の女性はそういう人なのか？
　　「自分ははっきりとは考えないが，訴えられた時点でそうではなかった
　　と考えるのが妥当でしょう」
－痴漢を躊躇した理由は？
　　「女性は傷つきやすく嫌がるだろうと思ったから躊躇した」
－結局それでも触ったのは何故？
　　「神様と話をしていて……，あなた方からみて馬鹿にしてるんじゃない
　　ですか」
－痴漢ではなく盗みは考えなかったのか？
　　「自分は足が悪いから盗みは考えなかったですね」
－しかし捕まるのが目的ではなかったのか？
　　「説明するのが難しいけど，色々あるんですよ」問いつめると空想的に
　　なったり，怒りを表したり説明を拒否したりする。
－痴漢についてはどう思うか？
　　「もちろん悪いことだと思います」
－処罰されても仕方がないと思うか？
　　「したことについてはそうですけど，今回のことは違うんですよね。お
　　前は何を考えているのかと思われるかもしれないが，それを主張したい
　　んですよ」

　幻聴・妄想は自らの願望を充足させ行為を合理化させるような内容で，犯罪行為そのものを矮小化している。被害者にも落ち度があるという訴えは性犯罪者にしばしば見られる言動である。
　質問に対する返答はほぼ一定しているものの，日を追うごとに徐々に説明内容が追加補足され拡大されている。また返答に窮すれば公言できないとはぐらかしたり，返答せず逆に質問したり，興奮を示したりしている。命令形の幻聴も訴えているが，これは行為を正当化させるための抗弁であって詐病者に多く見られる特徴である。

独言は継続したが，ある程度は本人の制御下にあり，注意を受ければ小声になるといった状態であった。不眠のために睡眠薬の投与は希望したが，向精神薬での治療は頑なに拒否した。舎房の窓ガラスを殴る行為がしばしば見られ，負傷すればタオルを拳に巻いてでも繰り返したが，処遇部門の長期間の観察によれば菓子の差し入れの有無で機嫌が変わり，それに伴う行為であるとの報告だった。

言動からは十分に現実検討が可能であるところが推察され，イライラ感や易怒性は幻聴の影響を受けているところはあるが，一種の駆け引き的な威嚇行動であるとともに，極めて現実的な理由で衝動行為が左右される程度のものであるため，総じて病理性は低いと考えられる。

なお器質性に関する検査所見は以下の通りである。頭部X線写真：頭蓋底右側に骨折痕あり，脳波：前頭部に3Hzのδ波を認める，頭部MRI：右前頭葉から頭頂葉にかけて脳溝の拡大あり若干の脳萎縮を認める。

(2) 診　　断

a．知　　能

当鑑定で実施した2種の知能検査の結果はいずれも正常知能であり，知能に障害はない。事故前の学力から判断して頭部外傷および後遺症の影響は知能には及んでいないと考えられる。

b．性　　格

受傷前の性格傾向をまとめると，「独善的，集団にとけ込むことがない，自己顕示が強く見栄っ張り，軽率な行動が多い，人からあまり信頼されない」といった否定的な評価が多い。A自身も，「幼稚園からとにかく頭脳，力で世界No.1になりたかった」と陳述しているように，誇張された肉体的パワーを基盤として自尊的で顕示性が強く自己中心的な傾向は早くから目立っていたと考えられる。

反社会性については，「大げさに言えば番長。暴走族に入っていた」と語るように，自己中心的傾向と相まって受傷前からその傾向を有していたと思われ

る。性犯罪については23歳時に告訴されてはいないが強姦あるいは暴行未遂と思われる事件を起こしており、「何か挫折感を持ったときにそういったことを起こすようだ」と考えられている。また28歳時に強姦致傷事件を引き起こしているが、どちらも受傷から長期間が経過しており、受傷後の人格傾向も固定化された時期の事件である。供述でも示されるとおり異性との交際は活発であったため、受傷前後で女性に対する関心の持ち方に変化はないと言えるだろう。多方面で力を誇示していたAが頭部外傷によって一次的に肉体的・心理的挫折を受けたことや、後遺症によって二次的に自尊感情を低められたり、力による他者への支配能力を奪われたことは想像に難くない。したがってこうした心理的な要因が影響して性犯罪が引き起こされたと推察でき、Aの人格が頭部外傷後遺症によって受傷前と比較して全く異質なものへと変貌した結果で引き起こされたものではないと考えられる。

c. 幻覚妄想の程度

これは頭部外傷前には確認されておらず、受傷後数年経過して初めて出現してきている。Aの場合の幻覚は幻聴であるが、「神様の声」として表現されており、Aの行為を批判したりしているが、これに反発して大声で独言することもあり、客体化はできているものの混乱し強く影響を受ける場合があると考えられる。またAの願望を充足し、行動を支持し、行為を正当化するものとしてA自身が積極的に利用しているところも推測される。

妄想は神とプライドをテーマとした誇大な内容のものが主体となっており、障害を背負って社会との軋轢に精一杯立ち向かわざるをえないという環境的要因と元来の自己中心的でパワー追求的な性格傾向とが相互に反映したものといえる。またAの行為を合理化する内容のものも多く、面接中にしばしば認められた歯ぎしりや恫喝しようとする言動とも関連があると考えられ、これも同時に性格傾向や鑑定目的の留置という状況を反映しており、考え方によっては疾病逃避的な要素も含まれるものとして理解されるだろう。また幻聴を神様の声であると定義づけたことも人格と環境との相互作用によって生じたものとして理解され、精神分裂病に特徴的な心理学的にそれ以上さかのぼりえない、現象学的に究極的なものとされる一次妄想（真正妄想）とはニュアンスが異なる

と言える。

d．最終診断

ここでは原則として診断基準を世界保健機関のICD-10（国際疾患分類第10版）に求める。既述のように16歳時の頭部外傷がその後のAの半生に大きな影を落としていることは言うまでもない。ここから派生した精神障害を説明するとき最も的確な診断名は器質性精神障害といえるだろう。ICD-10で被疑者に該当する精神障害を検索して下位分類をたどれば，以下の診断に到達する。

【F 06.2　器質性妄想性（分裂病様）障害

持続性あるいは反復性の妄想が臨床像を支配する障害。妄想は幻覚を伴っていることもある。奇妙な妄想，幻覚あるいは思考障害など，精神分裂病を示唆するような症状が認められることもある。

診断ガイドライン

F 06の序論に定めるような器質性原因を推定する一般基準を満たさなければならない。さらに妄想が存在しなければならない。幻覚，思考障害，あるいは孤立した緊張病性現象が出現することもある。意識と記憶の障害はあってはならない。この診断は器質性の原因を推定させる証拠が非特異的であったり，脳室拡大（CTにより認められた）や「ソフト」な神経学的徴候などに限られているときは下すべきではない。

＜含＞器質性の妄想状態と幻覚妄想状態　てんかんにおける分裂病様精神病】

器質性妄想性分裂病様障害はその妄想の特徴から，色情型，誇大型，嫉妬型，被害型，身体型に分類されるが，Aの場合は妄想が神や有名人につながり肥大した価値観や権力を表すため，誇大型に属すると考えられる。

Aの誇大な訴えは取調中から日を追うに従って拡大し，空想的な発展を見せており，この妄想の形成には脳器質的脆弱性をベースにして人格傾向と環境要因の相互が関与していると考えられる。

さらにAの人格傾向を説明する精神障害を検索すれば以下の診断となる。

【F 07.0　器質性人格障害

　この障害は習慣的な病前の行動パターンの変化に特徴づけられる。情動，欲求，衝動の表出がとくに侵される。いわゆる前頭葉症候群に認められるように，起こりそうな個人的および社会的結果を計画し予想するような領域において認知機能が障害されることがある。現在，この症候群は前頭葉の限局した領域の病変でも生じることが知られている。

　診断ガイドライン

　確定診断には，確認された既往あるいは脳疾患，脳損傷あるいは脳機能不全の他の証拠に加えて，次の特徴のうち2つあるいはそれ以上がなければならない。
(a) 目標を目指した，とくに長い時間を要し，満足を先に延ばさなければならない活動を我慢して行う能力の持続的な減弱。
(b) 情動の易変性，浅薄で動機のない陽気さ（多幸，不適切な冗談），易刺激性あるいは短時間の怒りと攻撃性の爆発へと変わりやすいことで特徴づけられる情動的行動の変化，無感情がより支配的な症状である症例もある。
(c) 欲求と衝動の表出がその結果や，社会的慣習を無視して起こりやすい（患者は，たとえば窃盗，不適切な性的接近，貪食というような非社会的行動にふけったり，自らの衛生にかまわない）。
(d) 猜疑あるいは妄想様観念化，および/または単一で，通常は抽象的な主題（たとえば宗教，「正」と「悪」）への過剰な没頭の形式をとる認知障害。
(e) 言語表出の速さと流れの著しい変化がみられ，迂遠，詳細すぎること，粘着性，具体的すぎることという特徴がある。
(f) 性行動の変化（性欲減退あるいは性的好みの変化）】

　この診断基準を見れば，器質性妄想性（分裂病様）障害あるいは精神分裂病の概念を持ち出さなくても A の状態を十分に説明できることがわかる。病前の行動パターンが質的に大きく変化したというわけではないが量的に誇張されており，(c) に示されるように犯罪傾向が高まったといえるだろう。特に前頭-眼窩脳の損傷は犯罪性と関係深いといわれており，頭部 X 線写真で認められ

た眼窩の骨折痕や脳波，頭部 MRI の所見はこれを支持している。上記の基準のうち (a) から (e) まではそのまま該当し，A の没頭する神に関する妄想も宗教的な妄想様観念として理解することもできよう。(f) に関しては明確ではないが，本件のような脱抑制的行為が出現していることは認められる。

まとめれば，A は 16 歳時の頭部外傷により器質性精神障害を引き起こしたが，その結果として現れた器質性人格障害は全く元来の人格に異質というわけではなく，その性格傾向がさらに強調され先鋭化された状態（その人本来の性格特徴がより強くなった状態）であると言える。さらに器質性妄想性（分裂病様）障害によって幻聴，妄想などの精神症状が出現したが，これは精神分裂病による症状と類似しているものの，その発生は置かれた状況や性格傾向の影響を受けているため，精神分裂病と異なり人格のすべてが侵されたものではない。また現在時はさらに拘禁反応としての種々の要素が加味されていると考えられる。

e. 責任能力

A は痴漢行為を犯罪だと認識した上で数ある違法行為の中からそれを任意に選択し，公衆の面前ではなく犯行場所をエレベーター内に限定した。犯行は 1 階から乗る人をエレベーターの動きで確認した後に計画的に 2 階から乗り込んだもので，同乗者が男性の場合にはすぐに下降して再び 2 階で待機している。A の供述からもその行為はスムーズで奇異さは感じ取られていない。

A の病名は頭部外傷による器質性精神障害であるが，なかでも器質性人格障害がベースとなっている。この人格障害から器質性妄想性（分裂病様）障害を惹起しやすい状態にあったといえるが，犯行時に精神症状が存在したかどうかは推測困難である。合理的な態様から判断してそれ自体の病理性は低いため，器質性妄想性障害が影響を及ぼした可能性はほとんどないと考えられよう。

A の場合は，器質性人格障害によって自己中心的な人格傾向が先鋭化された状態を引き起こしたわけで，反社会性傾向の亢進は元来の人格傾向に親和的であって異質なものであるとはいえない。犯行内容は狭義の精神障害者によるものであると推察されず，動機等は A の置かれた心理的状況を反映したものとして理解できるため，これも人格異質ではない。前科の強姦事件でも同じで

あるが，Aは頭部外傷を受傷して10年以上が経過している。器質性人格障害が人格障害者の一類型として長期間経過した状態にあれば，現在の状態を責任能力の上から，生来性の人格障害と区別する十分な理由がないと考えられる。

　以上のように鑑定は完全責任能力を示唆し，裁判でもこの鑑定結果が支持された。ただし判決文の中では触れられていない。その後医療刑務所に服役となったが，鑑定時に頻回に起こした衝動行動はほとんど影をひそめ，時に独言は認めるものの受刑に対しては正当なものと考えている様子で課された作業はきちんと行っていた。

2．症例2　傷害，銃砲刀剣類所持等取締法違反被疑事件（B，30歳，男性）

犯罪概要：路上において，所携のペティナイフで，男性Xの大腿部等を突き刺し，さらに男性Yの右腕を切り付け傷害を負わせた。

家族歴：父は家出をして，その後は行方不明。理由は不明。O市の公園のトイレで首を吊っていた（自殺とのこと）のを発見された。精神病に罹っていたとは，生前には認められなかった。また，父の伯父が精神病に罹って，部屋に閉じ込められていたとのことである。

生活歴：生まれたときに，右耳介の奇形，及び右耳外耳口の閉塞。右手指の多指症（出産時に右手母指付近から小さな指が生えていたが，生後すぐに手術にて除去）があった。左利きであるが，文字や絵は右で書く。特に知恵遅れはなかった。

　中学校に進学後は不良グループに入り，窃盗，万引き，喫煙など非行にはしっていた。高校受験に失敗し，中学卒業後は，定時制に通いながら，ペンキ屋で働いた。定時制高校も，入学後1年程で辞めた。この頃から暴力団に顔を出していた。

　19歳のときに正式に暴力団に入った。数ヶ月して「殺されそうな気がして」組から逃げた。すぐにその不安はなくなり，このときは自分で指を詰めて組に

戻った。電話番や買い物など，使い走りの仕事をしていた。

　この前後は交通違反（無免許など）を繰り返し何回も捕まった。結局，少年院に入った。この時にバセドウ病との指摘を受け医療少年院に転院し治療を受けた。出所後もすぐに暴力団に戻った。この頃は覚せい剤の売買をしていた。

　23歳，『暴力団から追われている』と血相を変えて家に戻った。しかし，暴力団らしき人は追ってこないし電話などはなかった。

　しばらく家にいたが状態は変わらず，家に隠れるように閉じこもっているばかりでなので，A県の叔父の経営する会社に働きに出た。そこで，家の電話線を切ったり，突然殴りかかったりしていた。数ヶ月後叔父の家を飛び出し，職を転々とした。その後，実家に帰ったが，『バセドウ病になったのはお袋のせいだ』と言って，物を投げたり，壁をぶち抜いたり暴れたりしたため，家族が警察に電話したが本人は逃げた，こういうことが数回あった。24歳時，話をしていて急に父親を刺した。背中に3cmくらい刺さり，警察も来たが身内だからと事件にはならなかった。その後も，興奮して家の壁という壁を拳骨で殴りつけて穴をあけたり，窓を叩き割ったりすることもしばしばであった。また，誰もいないのに独り言をブツブツと延々話すようになり，家族が保健所に相談し，K病院に入院となった。入院後の検査にて，バセドウ病の再発が判明し，甲状腺治療薬，向精神薬の投与により症状は改善した。

　退院後，果物屋に侵入し無断で店の商品を食べているところを発見され，警察に捕まった。取調室で本人に話しかけると急に暴れだし机を叩いたり蹴ったりしたため，弟と母が迎えに来て，入院させるということで釈放となり，N病院に入院（任意入院）となった。

　この後も家族に対する暴力行為がしばしばあり，K病院等複数の病院に入退院を繰り返したが，はっきりした精神症状は無かった。また，バセドウ病の再燃もなかった。しかし，拒薬傾向は続き，スタッフの説得でやっと飲むという状態だった。本人は否定するが外出して病棟に酒を持ち込むなど，ルールを逸脱した行動もあった。他患者とのトラブルも頻回であった。その中には，顔を変形するまで殴りつけたこともあった。主治医は入院の状態を，精神症状というよりも本人の反社会的な人格の問題が大きいと判断している。

　入院の理由の中には，「毎日酒ばかり飲んできつい。仕事もできず入院した

ほうがいい。」「病院は安らぎの場所ですね。周りに人がいると心が安らぐ。」と自ら入院を希望することもあった。

　29歳時，車を壊し，「女を出せ」と大声を出し，近所の家のドアを叩いているところを警察に保護され医療保護入院となった。入院当初は興奮激しく，病識は全くなく治療を拒否しスタッフを威嚇するため保護室に隔離となった。一人の時には独言（当時本人はお祈りと説明している）が激しく幻聴があるような発言も見られた。入院後次第に粗暴な言動も少なくなり落ち着いて退院となった。

　Bはこの入院時の様子を「隣の隣に自分の女が住んでいると思ってしまった。僕を追いかけて近くに住んでいると思っていた。惚れられていると思っていた。僕の勘違いだった。それと，別の家で，娘が親父に犯されているとも思ってしまった。それも勘違いだった。車を壊したのは，S学会の誰かが昔付き合っていた女を犯したんじゃないかと思った。妄想だった。暴力団に追われたのも妄想だった。」と今回の鑑定で語っている。

　退院後は不定期に通院していた（Bの話では「通院しないと障害年金を受けられなくなるので通院していた」）が，薬は肝臓の薬しか飲んでなかった。

　なお，Bは「覚せい剤は売買したことはあるが，自らは射ったことはない。マリファナは19歳のとき1，2回。それきりしていない」と，覚せい剤の使用を否定した。

（1）鑑定人に語った事件の概要

　事件の2，3日前，赤の軽自動車を旦那さんが運転していて嫁さんが後ろに乗っていた。そのとき，旦那さんが奥さんに自分に乗れと命令したように思えた。声は聞こえなかったけど確信はある。そのときに自分に女性が勝手に乗ってきて，自分の子供を産んでいることがわかった。それも8歳の頃から乗っていて，自分より8歳より下の日本中の人間は自分の子供かもしれないと思った。実際に女性が乗ってきたのを見ることはできないし，その女性の声を聞くこともできない。自分に断りもなく乗ってくるので，乗るなら乗るで，説明してほしかった。とにかく勝手に乗ってくることが許されなかった。

こんな状態を許すことができなくて，イライラしていた。赤い車を見た後も眠れてはいた。お酒は飲んでいなかった。事件当日，テレビの台を足で壊して，ガラスを割ったりした。それはそれですっきりしたけど，やはりモヤモヤが消えなかった。

これはけじめをつけなければならないと思った。それでナイフを持って出て行った。家を出る前に入院の予約をした。入院をしようと思ったのは，病院は自分にとっては安らぎの場所で入院すればこの状態から解放されると思ったから。

独身の女の人は刺そうとは思わなかったけど，独身かどうかは見分けがつかない。それで，身ごもっているか，子連れの女を狙った。家を出ると男がいて，その姿を見ると，見せしめに刺さなくてはいけないと思った。見せしめで刺せば，女性もわかるかと思った。その男を刺したときに抵抗しなかったので，もしかしてその男は自分が刺すことを初めからわかっていたのかもしれない。そのあと，2人くらいの女性とすれ違ったが，子供連れでもないし，身ごもってもいなかったから何もしなかった。スーパーの前で，後ろの席に子供連れの女が乗っている車を見つけたので，止めてドアを開けたら開いた。それで「これは見せしめやな」と思って，運転席の男性をそのまま刺した。乗っていた女性を刺さなかったのは，後部座席に乗っていたし男を刺して見せしめにしてもいいと思ったから。その場を離れてまたけじめをつけようと歩いていたら，警官がやってきて捕まった。捕まる前に，身ごもっているか子連れの女と出会っていたら当然刺していた。

（2）現在症

眼球突出，甲状腺腫等認められず，臨床検査からもバセドウ病を疑わせる所見はなかった。その他，脳・神経系に関する検査所見も正常であった。

（3）鑑定留置中の面接内容

鑑定留置後に「女を部屋の中に入れて，自分に乗せようとしている。」と拒食

し，ときに興奮し暴れたため，ハロペリドールのデポ剤を注射した。一週間後，落ち着き食事を始めた。その後は本人なりに丁寧な礼節を保った対応で興奮することもなく，しっかり言葉を選びながら答えた。
－食事を摂らなかったのは？
「女性が僕の上に黙って乗るという妄想が起きてたんですよね。今は起きていないです。乗られるくらいなら食事を断ってでも通そうと思った。自分が食事を摂らなかったらまわりの人たちが女性が乗らないようにしてくれると思った。ある意味での反抗だった。」
－妄想だと思ったのは？
「食事を摂れるようになって乗られていないことが確信できた。きっかけはわからない。急に妄想だとわかった。」
－妄想が起きたときは？
「ここの生活ではありえないことだったから異常だと思った。」
「留置場に陰毛が落ちていた。留置場には女もいるから女が乗ったとわかった。ここでも陰毛を見つけたので女性がいて自分の上に乗ったと思った。女性が上に乗るのは自分の種を利用して娘や息子をいいようにする。自分の種は神がかりだとまわりが認めている。しかし，自分はそれは勘違いだと思う。乗られること自体は神がかりだと思う。自分の種が神がかりだと認めているのは，平成の時代の人みんな。金色の精子なら神がかりだが，自分の精子は普通の精子です。周りから神がかりだと思われているので，また乗られるのではないかと心配です。」
－そこまで神がかり的だと神の声は聞こえるの？
「それはないです。仏様も神様もこの世では見れないと思っている。」
－宗教家とか霊感が高いと神の声が聞こえてくると言うけど，あなたは？
「ないです。」
－なぜ事件を起こしたの？
「事件の日に急に頭にきた。これは男としてなめられていると思いました。」
－殺すしか解決方法がなかったの？例えばはりたおすとか説得するとか。
「僕としてはけじめつけるしかなかったですね。乗られるときに気づけ

ば，そりゃ止めさせることができるけど，種が入ってしまったらですね，けじめつけるしかないと。」
ー嫌々乗ってくる女の人を殺すのかわいそうじゃない？
　「いやそのときはそう思わないですね。」
ー今はどう思う？
　「殺すには忍びないから，自分が乗られている時に，目を覚まして止めさせるしかないですね。」
ー今まで目を覚ましたことは？
　「ないですね，わからないですね。」
ー女の人を刺そうと思ったのに実際は男を刺しているが？
　「家出たときに男の人に会って，最初は見せしめからしようと思って。」
ー誰に対する見せしめ？
　「女たちです。」
ーその人は女の人と関係あるの？その男には罪はなかったのでは？
　「回りの人間はみんな悪いと思ったから。」
ーその後に子連れあるいは妊娠した女の人に会ったら？
　「刺してましたね。絶対。」
ー次に刺した人の車には後ろに子連れの女の人が乗っていたのでは？
　「はい，でも後ろに乗っていたから。これも見せしめで前の男を刺そうと思って。」
ーその車を止めたのは？
　「女と子供が乗っていたから。これは乗ったやつだなーと思って。」
ーそうするとその子供はあなたの子供？
　「そうです。僕の子供になりますね。」
ー事件の反省は？
　「いや間違ったことじゃなかったから，ないですね。子供の将来を不幸にするから。子供が兄弟とセックスいないといけなくなるからですね。」
　（自分より8歳より下の日本中の人間は自分の子供かもしれない，つまり皆兄弟かもしれないという疑念に関連した表現）
ーこの事件で状況は改善した？

「いえ，外に出れば乗ってきますね。」
－また殺そうと思う？
「うーん，最初はがんばってみます。何もなかったかのように。でもわからない。」
－人を刺したことに対して刑務所に入って仕方ないと思う？
「はい。罪は罪だと思います。それで，検事さんを恨んだり，警察を恨んだりはしない。」
－弁護士はつけるの？
「いえ，自分のやったこと，言ったことに対して自信がありますので，弁護士はつけません」
－事件当日，自分から入院しようとしたのは？
「何もなければ，つまり，子連れの女とかはらんだ女に会わなければそのまま入院しようと思った。入院すれば女に乗られんようになると思ったから。だから先生に無事にそっちまで行ったら入院さしてもらうと言った。けど，そうじゃなければ警察に入る。警察に捕まることは先生には言っていない。」
－警察を不審に思っているのでは？
「平成の世の中では警察も乗らせてるといったけど，他には不信感はない。」
－以前隣の家に怒鳴り込んでいって強制入院になったことがあるけど，今回の事件と関係ある？
「隣の隣に自分の女が住んでいると思ってしまった。僕を追いかけて近くに住んでいると思っていた。惚れられていると思っていた。K病院のOTの先生。ほんの2，3会話交わしただけだったけど。結局全然違っていた。僕の勘違いだった。それと，別の家で，娘が親父に犯されているとも思ってしまった。それも勘違いだった。車を壊したのは，S学会の誰かが昔付き合っていた女を犯したんじゃないかと思った。妄想だった。暴力団に追われたのも妄想だった。」
－妄想とは病気のことだけど？
「はい病気でした。そのときはわからないけど。」

―女が乗ってくるのは？

　「これは妄想じゃないです。女は乗ってきますね。」

（4）診　　断

　精神分裂病，バセドウ病，あるいは覚せい剤精神病が疑われる難しい鑑定例である。

　「狙われている」といった被害妄想はBの属するサブカルチャーからしていかにもありがちな事柄であり，分裂病特有の奇異な妄想ではない。19歳時に出現した被害妄想は数ヶ月で自然治癒し，その後さまざまな妄想が出現するが，病院に入院すればすぐに良くなる。しかも，拒薬を続けた入院でも勝手に治っていたのである。自らの体験を生き生きと語り，質問の内容をきちんと理解し，発問者の意図を読み取って的確な応対ができるBに，連合弛緩は感じ取れない。

　暴力的な行動様式はBに馴染みの深いものであり，意味不明の解体した行動は見られない。事件前は家に引きこもりがちであったというものの，ジョギングや肉体的トレーニングをしたり，CDを聞いたりと，本人の好む部分は積極的に動いており，分裂病的な自閉ではない。このように精神分裂病と診断するには，今ひとつ決め手がない。

　バセドウ病による精神症状としては『落ち着きがなく注意集中困難で，思考も早く流れる。不安定で笑い転げたり，喧噪で華やかな元気さがある一方，泣くこともまれではない。対人態度も変わりやすく，機嫌よくやたらに好意的に接近するかと思うと，ちょっとしたことで不機嫌になり怒りっぽく攻撃的になったり，あるいは悲哀抑うつ的となり啼泣するなど自己統制が困難である。さらに症状が進むと躁病様の興奮状態，あるいは抑うつ苦悶状態に移行する。これがさらにヒステリー性症状を伴ったり，誇大妄想，被害妄想，罪業妄想をもったりすることもある。身体症状が悪化し，特にクリーゼの状態には急性外因反応型の病像が展開する。この場合，思考が散乱し，同時に幻覚や錯乱が活発に現れ著明な精神運動興奮や昏迷状態に陥ることもある。このように精神症状として典型像は躁うつ病様状態であるとするものが多い。』[2]とされている

が，必ずしも躁うつ病様状態が圧倒的に多いわけではない。精神分裂病類似の症状をもつ症例もある程度の割合で存在する[3]。

　Bの場合，バセドウ病をはじめて指摘されたのが，少年院時代であり，この少年院入院時には，妄想の存在は確認されていない。この時期Bは暴力団に属し反社会的な活動を行い，また，交通違反を繰り返している。これらの行動をバセドウ病の精神症状と捉え，軽い躁状態でこわいもの知らずで易怒的で自己統制が困難だったとする説明を，否定はできない。また父親を刺した2ヶ月後にK病院入院となったがこのときは甲状腺機能検査でバセドウ病が再燃していることを指摘されている。つまり，この時期の妄想もバセドウ病による症状性精神病と捉えることも可能ではある。

　しかし，以後，各病院で入院の度ごとに施行された検査や身体所見ではバセドウ病の再燃を示唆させる所見はない。つまり臨床上寛解したと考えられる。さらに今回の鑑定においての検査結果も正常である。

　バセドウ病の精神症状の経過を見ると，他の症状性精神病と同じく，ほぼ甲状腺機能の改善に伴って治まっていくことが多いが，中にはかなり遅れて精神症状が消退することもまれではない。これらは精神分裂病などの内因性精神病の合併したものという可能性も高い。しかし，実際のところ二者を厳密に鑑別できる技術や基準を現在の精神医学は持ち合わせていない。

　甲状腺機能と臨床症状の推移がうまく同調していれば症状性精神病（バセドウ病による精神症状）を積極的に支持できるが，そうでなければ控えめに慎重にならざるを得ない，というのが実状である。本事件では他の要因も濃厚であり，バセドウ病の位置付けはさらに補足的・背景的なものとなるであろう。

　それではBの過去の妄想をどのように評価すべきか。もっとも説明しやすいのは薬物，特に覚せい剤精神病である。一見したところ分裂病くささ（プレコックス感）はない，にもかかわらず活発な妄想を呈する場合，精神科医であれば誰でもまず薬物中毒性精神病，特に覚せい剤精神病を疑う。しかし，Bの頑強な使用の否定に加え捜査証拠もなく，残念ながら除外して話を進めざるをえない。

　結局，消去法で最後にたどり着いたものは「特定不能の精神病性障害」であった。しかしこれはBの状態を的確に示すことにはならない言わばごみ箱

診断であり，その基準は省略する。最も採り上げたかった診断名をいくつかの壁によって断念せざるを得なかった苦哀の表現である。

（5）責任能力

　Bの妄想については非日常的・非現実的であることなどから，責任能力の判定という意味では精神分裂病性の妄想に準じて考察することが適当であると思われる。

　妄想は「女が上に乗るのは自分の種を利用して娘や息子をいいようにする。自分の種は神がかりだとまわりが認めている。」といったある程度の体系化が見られていた。留置中の面接においてもなおこの妄想に関してだけは継続している。

　完成された妄想はすでに正常心理から遠く隔たったものであることに異論はないであろう。そして犯行の動機は妄想に直接動機づけられているので，動機の点からのみ考慮すると，犯行自体が了解不能ということになる。

　しかし，犯行の動機に妄想の関与があって，妄想の拡大発展そのものが病的であるとしても，妄想またはその発展の直接的影響以外に，機能の障害は著しくはなく，行動や他の思考内容には奇妙さが見られない。

　動機づけは妄想に基づくもので異常であっても，刺傷という行為そのものに妄想が直接影響を及ぼしたとは言えない。刺傷という行為に移行する際に，選択の余地は十分にあったと考えられるからである。

　B自身，事件当日自ら病院に電話をかけ，入院の予約をして，その準備までして家を出かけている。Bはこのことについて「何もなければ，つまり，子連れの女とかはらんだ女に会わなければそのまま入院しようと思った。入院すれば女に乗られんようになると思ったから。だから先生に無事にそっちまで行ったら入院させてもらうと言った。」と説明している。つまり他の選択をB自身が模索していたのである。

　妄想に対する本事件での解決方法をBの話からまとめると

　「事件の日に急に頭にきた。これは男としてなめられていると思いました。理不尽なことに対しては相手を殺しても仕方がない。もうこれは性格ですね。

やられたらやり返すということです。」である。つまり，選択したのはB自身にとっては正当な行為，Bの言葉を使えば「性格」であり「生き方」なのである。

少年期から反社会的行為を繰り返し，それが青年期以降も継続した生活史については，反社会性人格障害という診断概念で説明できる。その内容は本書第2部Ⅲ.−(4)最終診断の項を参照されたい。

中学生時代より非行を繰り返し，暴力団という反社会的組織に属し，易怒的で，相手を威嚇し，気に入らないことがあると簡単に暴力に訴える。病院内での放火事件では自らの犯行を否定し，空腹になれば勝手に店の商品を食べ，「店の人にはバナナ一本で許してもらった」と得意げに話す。さらに，今回の事件で自らの行為を正当化するBの姿はこの診断概念をじゅうぶんこなしている。

今一度まとめれば，本件犯行は妄想に動機づけられているが，その基礎疾患は精神分裂病に限定されるものではない。妄想に動機づけられながらも，なおその後の行動には選択の余地を残しており，最終的に自らの性分に馴染み深い様式での対応をB自身が選んだものである。

以上のように鑑定は責任無能力を否定した形で限定責任能力を示唆したが，検察官は心神喪失による不起訴と裁定して行政に通報し，Bは措置入院となった。検察官の責任能力に対する構えが，起訴前は寛容，公判では一転厳格，という傾向にあることは既にしばしば指摘されていることである。本稿の二つの事例を比較すれば，法律家の責任能力感が精神障害の程度よりも事件内容の受け入れやすさの度合いに大きく依存しているという実情が見て取れる。

3．裁判における責任能力

責任能力の判定は，終局的には裁判所が行うものであるから，この裁判所の判断の現状を知らなければ，鑑定は独善的なものとなってしまう。裁判所が考える責任について考える上で，覚せい剤犯を例にあげることが最もわかりやす

いと思われるのでここで紹介する。

　責任とは，構成要件に該当する違法な行為をしたことについて，その行為者を道義的に非難しうること，すなわち非難可能性をいう。この非難可能性は，現在では国民の規範意識の中にその本質を認めるとの考えが通説判例である。そして，その行為者を非難するには，行為者が有責に行為する能力（責任能力）が必要とされる。

　実際の刑事裁判における責任能力の定義は大審院昭和6年（1931）12月3日判決（「心神喪失と心神耗弱とは，孰れも精神障礙の態様に属するものなりと雖，其の程度を異にするものにして，即ち，前者は精神の障礙に因り事物の理非善悪を弁識するの能力なく，又は此の弁識に従って行動する能力なき状態を指称し，後者は精神の障礙未だ上叙の能力を欠如する程度に達せざるも其の能力著しく減退せる状態を指称するものなりとす」）をリーディングケースとして現在まで受け継がれている。

　この大審院判決に規定された責任能力の判定方法は，混合的方法と呼ばれている。すなわち，精神医学的要素を基礎として判定する生物学的方法と，自由な意思決定の能力とその意思に従って行為する能力を基礎として判定する心理学的方法とを合わせて判定する方法である。ここでいう自由意志とは，人間は遺伝的素質と社会的環境とによって決定されながら，理性をそなえた存在として限られた範囲内で素質と環境に働きかけ，主体的に自己を決定するという相対的自由意志論を示すと一般に考えられている。

　しかし，この大審院昭和6年（1931）12月3日判決の概念を素朴に適用するだけでは，現在社会に蔓延する覚せい剤使用によって惹起された精神障害による犯罪をうまく解決できなくなってきている。つまりこれでは責任の本質である非難可能性があると思われる覚せい剤関連犯罪の事例においても，犯罪者を罰することは出来なくなるのである。

　裁判所は国民の規範意識を無視して判決を出すことはできないため，何らかの方策が必要であった。このため，裁判所は二つの方向性を示したと思われる。

　一つは原因において自由な行為の理論の採用である。この理論に関しては様々な学説[5,6]があり分類することすら困難であるが，実行（犯行）の着手時

期に注目して分類すると大きく二つに分けられる。

①原因行為時に実行の着手を認めるとするもので，自己の心神喪失状態を道具として利用する場合が原因において自由な行為であるとし，原因行為に実行行為としての犯罪を実現させる現実的危険性が含まれている場合にはその結果について完全な責任を問いうるとする説（間接正犯の準用）。

②結果行為に実行の着手を認めるとするもので，原因行為と結果行為との間に因果連関・責任連関を認めうる限り，原因において自由な行為を認めうるとする説。

②は，精神鑑定の判定結果よりも責任能力の存在をより広く認定しようとする流れである。この点に関しては前田がその著書[5]の中で詳しく論じているので以下に抜粋，要約して引用する。

『昭和50年代に，覚せい剤の薬理作用により責任能力に疑いのある事実についての多くの判例が登場してくる。そこでこれらの判例をまとめてみると，一つの大変注目すべき事実を見出すことができる。それは鑑定に比し，責任能力の存在を広く認めようとする傾向である。すなわち，判例は，結論として責任無能力と評価すべきであろうとの趣旨の鑑定に対しては限定責任能力を認め，心身耗弱だとする趣旨の鑑定に対しては完全な責任能力を認めている。精神鑑定と判例の関係を詳細に検討された研究を見ても，精神分裂病やうつ病，そしてその他の類型についてこの様な傾向は見られない。

もっとも，精神医学界にも覚せい剤中毒の場合には人格の核心が侵されておらず，幻覚・妄想が存在しても刑事責任能力は十分に，あるいはある程度残されているという立場が登場してきている。そしてこの立場が，法律家にも大きな影響を与えつつあるのである。

東京高判昭和59年11月27日（判時1158号249頁）は，精神医学会の学説を,「（覚せい剤による）幻覚妄想が精神分裂病による幻覚妄想と病態の類似するところから，これを人格全体が核心から障害され，全人格が病的変化の力に支配される精神分裂病の場合と同列に扱い，原則的に責任能力はないと考える立場と，これと異なり覚せい剤中毒の場合には，人格の核心が冒されることがないため，全人格が病的変化の力に支配されず，対人接触や疎通性もよく保た

れ，幻覚妄想があってもそれに対応すべき意志・理性・感情などの人格的能力が残存するから，幻覚妄想に動機づけられた犯行を直ちにこれに支配された犯行として責任能力を否定するのは正当でないとする立場とがある」と明確に整理した上で後者の立場を採用したのである。』

　上記の裁判所の変化に影響を及ぼしたのは，福島[7]の不安状況反応の概念の提唱である。援用されることが多いのは事実であるが，東京高判（昭和59年11月27日）に見られるように，精神分裂病と覚せい剤による精神病をきっちりと二分化してしまったところを見ると，覚せい剤の精神症状の多様性が法律家によって真に理解されているのかどうか疑わしい。かつて精神分裂病＝心身喪失という窮屈なドグマがあったように，覚せい剤について，逆にこれが便利な落としどころとして乱用される状況になることに危惧の念を感じるのである。

4．器質性・症状性の責任能力

　前節で述べた責任能力の考えを基に器質性・症状性の責任能力について考える。
　そもそも器質性や症状性というのは何を指しているのかが問題になるが，今までの概念で言えば，器質性は脳の一次性の病変によって惹起された精神障害であり，症状性は脳の直接の病変によらない，他の身体疾患によって惹起された精神障害と考えられている。また，この器質性と症状性の概念を併せ持つ広義の意味で器質性という言葉が使われる場合もある。いずれの場合も精神分裂病や躁うつ病，神経症といったいわゆる機能性精神障害と対比する意味で使われてきた。したがって，器質性は機能性精神障害を除いたとても広い精神障害をカバーすることとなる。しかし，この概念も近年は，かなり曖昧になってきている。もともと，器質性という言葉は脳の損傷という解剖学的に検知できる証拠がある場合に使われたもので，簡単に言うと，目に見えるものであり，逆

に目に見えないものを機能性と呼んでいた。しかしながら検査技術や神経科学の発展により、さらには、遺伝子解析、分子生物学の寄与により、目に見えるものの範囲が急速に拡大していくなかでは、やがてすべてが器質性精神障害となるかもしれない。

たとえば、福島[8]によるMiBOCCS（微細脳器質性性格変化症候群）の概念である。これは、臨床的には脳器質性精神障害の明らかな症状を示さないにもかかわらず、脳の精密な検査によって微細な脳の形態学的・脳波学的異常が発見され、重大殺人を犯す者の中でその割合が高いことから導かれたものである。MiBOCCSと診断された人に共通する性格や、人格障害の類型はなく、その犯罪と平素の性格や人格は、一見すると疎遠であり、犯罪を発想し行動するその瞬間において性格変化が顕在化し、さらに、このような場合、その性格変化を犯罪者になる前に知ることはできないとしている。微細脳器質性の所見を示す人が犯罪を有意に高い確率で犯すデータもない。この概念を用いた鑑定が行われ、心神耗弱を示唆したものまで出ているが、当然、この概念の援用に異議を唱える立場もあり、判例も現在のところ心身喪失や心神耗弱を認めていない。

では、このように概念が広がっていく器質性精神障害についてはどのように考えるべきであるか、器質性人格障害を例に考察する。

過去、器質性人格障害は元来の人格障害とは別扱いされてきた。そして、その責任能力の判定についてはさまざまな立場があり、中田の研究[9]に詳しく紹介されている。大きく分ければ、同程度の障害であれば元来の人格障害に比べて責任能力の減免を認める立場と、生起因によらずそのときの精神状態によって判断する立場に分かれている。また、いずれの立場にたっても、障害（性格変化）の度合いの判定に質的変化と量的変化の区別を考慮に入れるか入れないかという問題がある。たとえば、もともと温厚できちんとした生活を送っていた人が器質性人格変化を起こして犯罪傾向が出現した場合、ならず者と同列に裁くのはあまりにもかわいそうだという心情が働くのは普通であろう。質的変化と量的変化の区別を重視する立場に立てば、これを質的変化と捉えて免責し、逆にもともと衝動性が高くそれが先鋭化されて犯罪に至った場合は量的変化として有責とすることになろう。

そもそも，このような問題が起こってくるのは，責任能力に二つの意味があるからと思われる。すなわち，精神医学的な責任能力と司法的な責任能力である。この司法的な責任能力は前節で述べたように非難可能性と密接に関係している。現在の鑑定は鑑定医の好むと好まざるとにかかわらず，この司法的な責任能力の判断まで請け負わされているのである。結局，鑑定医も本来法律家が担当すべき非難可能性やさらに場合によっては情状までをも考慮に入れざるを得ない。

そこで著者らは現状においては，脳器質性疾患の責任能力について妥当な結論を導くために，以下の3点を考慮して判断を行うこととしている。症例1の責任能力の検討においてはこの基準を使って判定をしている。

① 犯行内容および態様が人格親和的であるのかどうか
② 脳器質性障害の結果としての人格傾向が元来の人格傾向と比較して異質なものであるのかどうか
③ 障害後の人格傾向の持続期間，つまり，器質性人格障害が固定したものなのかどうか

① そもそも人格親和的でなければ，器質性人格障害の検討の前に精神病あるいはその類似疾等の疾患を検討しなくてはならないことになる。
② では，障害の結果人格傾向が異なるベクトル（質的変化）に向かった場合や，同方向のベクトル（量的変化）であっても元来の人格からは説明できない程度に大きな変化があれば責任能力の判定において重要な要素とする。
③ 後天的な異常人格状態は元来の人格が偶然の障害を契機として何の準備もなく変化するわけであるから，このような人格変化が起こってから間もない時期では同程度の生来性人格障害と比較して社会適応性に欠けるところが多いと推察される。そのため犯行が受傷後早期に初めて出現すれば，その責任能力は相当の参酌を加えて判断されるべきである。いっぽう，器質性人格障害が人格障害者の一類型として長期間経過した固定状態にあれば，現在の状態を責任能力の上から生来性の人格障害と区別する十分な理由がないと考えられる。

上記の責任能力判定基準は，現状での裁判所の動向を知った上である意味恣

意的に立てた基準である。しかし，これがたとえば有機溶剤の長期の乱用によって器質的に障害を受け，①，②，③の判定基準の結果責任無能力になったとしたときに，この結論が社会的規範意識から考えるとしたら妥当なものかどうかは問題があろう。結局，結論の妥当性を求めていくとさらに恣意的基準が必要となり精神医学からは段々と離れていくことになってしまう。これは，どこかで司法と精神医学のきっちりとした役割分担が必要であることを示している。

5．新たなるルールの必要性

　刑法39条でいう心神喪失，心神耗弱は条文上ではその内容は定義されていない。前に記した大審院昭和6年（1931）12月3日判決が判例として現在まで受け継がれている。この判例に従えば，＜是非弁別能力無しあるいはその是非弁別に従って行動する能力無し＞→＜心神喪失＞→＜無罪＞という流れになる。つまり，責任無能力と鑑定医が判断し裁判所がその鑑定を認めれば，そのことはすなわち無罪を意味する。たとえば覚せい剤精神病による犯罪において，社会的規範意識からみて無罪にはしたくない場合においても同様の結果となる。この結果は，被害者，一般国民だけでなく裁判官さらには鑑定医までも本当は納得できないものであろう。裁判官としても昭和58（1983）年9月13日の最高裁決定（「被告人の精神状態が刑法39条にいう心神喪失又は心神耗弱に該当するかどうかは法律判断であって専ら裁判所に委ねられるべき問題であることはもとより，その前提となる生物学的，心理学的要素についても，右法律判断との関係で究極的には裁判所の評価に委ねられるべき問題である」）から判るように，妥当な結論を導くために自らの守備範囲の中で懸命に努力していることが窺える。ただし，実際はこの最高裁決定にもかかわらず，裁判所は"専ら裁判所に委ねられるべき問題"も多くの場合，その答えを鑑定医に求めてくるのが現状である。

　この矛盾した現状から脱却するには，大審院昭和6年（1931）12月3日判

決の定義を変更し，新たなる判例を定立する必要があるのではないかと提案したい。つまり，医学的な責任無能力＝法的な心神喪失とは限らないことを周知徹底する。それができれば，刑法39条が適用されるのはそもそも非難可能性の問題であるのだから，司法は一般国民の規範意識を考慮に入れた見地に立って判断することができ，鑑定医は39条の呪縛から離れて科学的な判断を行うことができるのである。

著者らは，精神医学はできうる限り冷静に科学的な立場に立つべきものと考える。責任能力の（鑑定医としての）判定は最終的には，質的変化や量的変化あるいは覚せい剤等の違法薬物使用の有無にかかわらず，原則として定点的に判定すべきである。もちろん，その把握のためには，生活史，病歴，犯行内容，動機等の過去から現在までの十分な調査が必要なのは言うまでもない。さらに，その背景や原因を詳細な資料として提供し，裁判官の司法的な責任能力の判定の重要な基礎を築かなければならない。

文 献

1) 原田憲一：器質性精神障害と責任能力－責任能力一般にもふれて－，臨床精神医学 12（9）：1113-1120, 1983
2) 高橋三郎：内分泌性精神病，原田憲一（編）「症状精神病」197-252, 国際医書出版, 1978
3) Bursten, B.：Psychosis associated with thyrotoxicosis, Arch. Gen. Psychiatry 4：267, 1961
4) 大谷　實：新版刑法講義総論 347-354 成文堂, 2000
5) 前田雅英：刑法総論講義第3版 272-279 東京大学出版会, 1998
6) 前田雅英：現代社会と実質的犯罪論 167-172 東京大学出版会, 1992
7) 福島　章：覚醒剤乱用について「犯罪心理学研究Ⅰ」9-27, 金剛出版, 1997
8) 福島　章：犯罪者の脳所見について　－微細脳器質性格変化症候群（MiBOCCS）精神医学レビューNo 19「精神鑑定」28-34, ライフサイエンス, 1996
9) 中田　修：責任能力の判定に関する実際的諸問題, 懸田克躬ほか（偏）現代精神医学大系 24巻「司法精神医学」46-62 中山書店, 1976

編著者あとがき

　医師の職場にもいろいろあるが，最新の機器を取り揃えた第一線の病院で専門の腕を振るいたいというのが一般的なところだろう。どうしても環境整備が遅れがちな矯正施設に魅力を感じる者は少なく，刑務所は医師の確保に苦労し，地元大学からの綱渡りな派遣に頼っているのが現状だ。しかしこと精神科に限れば医療機器にさほどの執着はないし，司法あるいは犯罪精神医学を志す者には格好のライフワークを提供するはずである。

　たぶんに偶然も重なったが，99年11月から2001年2月にかけてこの分野の各種学会で4回連続してシンポジストを務める栄誉が我々に与えられた。日ごろ御著書でしか知ることのできない大家らと同じ雛壇に上がり，恐れ多くも，そんなに差はないのではないか，領域によっては先行しているのではないか，我々にも大きな仕事ができるのではないか，という魔が差した。これが本書執筆の契機と動機である。

　この分野の出版，発言には治療という視点が欠けている。レアケースの精神鑑定が劇的で好奇心を刺激しやすいことは否めないが，精神障害犯罪問題を真摯に考える立場に立てば，治療と鑑定は両輪のはずである。そこに常々不満を覚えていたが，シンポジウムを連戦してはたと気づいた。大学の研究者は鑑定こそできるが懲役囚の主治医にはなれない。精神障害犯罪者の治療論が読みたければ，4人で延べ34年の（こんな足し算の仕方もないが）矯正医官歴を持つ我々が自分で書くしかないのである。

　もちろん無名の我々に出版の壁は厚かった。素人考えで打ち上げた最初の企

画が大きすぎて一冊にまとめられる代物でなかったことも敬遠された理由である。言い換えれば，既に我々は一冊におさまり切れないほどのものを溜め込んでしまっていたのである。そこで企画を二つに分けた．とりあえず無名を脱皮するために一般受けしやすい鑑定マニュアル本を世に出し，次こそ真の企画であるところの本書すなわち"治療論を軸に据えた新しい司法精神医学書"を上梓しようという戦略である．虫の良すぎる夢のような話であったが，鑑定本は予想以上に売れ，本書も思い残すことのない内容に仕上がった．本願成就，これもひとえにご協力いただいた多くの方々の支援の賜物である．

　誰よりもまず先に，我々の臨床実践を支えてくれた医療スタッフに深謝いたします．梶谷俊和看護士，倉澤邦彦看護士，白石信祐看護士，高山俊一看護士，田中勝秀看護士，田中博隆看護士，棚田智和看護士，田辺和生薬剤師，任補隆司臨床検査技師，橋口俊明看護士，藤田成人放射線技師，松本喜代高看護士，松本眞一看護士，村上修一看護士，柳川博之看護士，貴殿方こそが真の臨床家であり，著者らはある意味で広報官に過ぎません．
　我々の治療実践をバックアップし常にさらに一歩先へと押し出してくださった佐藤誠所長に衷心より感謝いたします．生涯変わらぬ司法精神医学の師であり本書執筆に際しても数々のご助言をいただいた糸井孝吉前所長（現：回生病院）に感謝いたします．
　本書のような商業ペースに乗りにくい企画に理解を示され，秀麗な成書に仕上げていただいた服部治夫様をはじめとする新興医学出版社の皆様に心より感謝いたします．営業的に冷静な他社の反応に，望みを失いかけていた秋冷の日にいただいた受諾の喜びはおそらく終生忘れることはないでしょう．

　当所は半世紀に渡って城野医療刑務所の名称で運営され，著者らにもその名こそが限りない愛着を感じる研鑽の舞台であった．外観や名称が変貌を遂げようとも，我々の追い求めるものに変わりはない．本書に示された数々の試みが矯正医療と精神鑑定の新しい潮流となって受け継がれ，発展し続けることを願ってやまない．

著　者

林　　幸司　　北九州医療刑務所医療部長
古賀　幸博　　同　医療一課長
松野　敏行　　同　医療二課長
藤丸　靖明　　同　保健課長（現国立病院九州医療センター）

© 2001

第1版発行　2001年6月17日

司法精神医学研究
－精神鑑定と矯正医療－

定価（本体 3,800 円＋税）

|検印省略|

編著者　林　　幸　司

発行者　服　部　秀　夫
発行所　株式会社新興医学出版社
〒 113-0033 東京都文京区本郷 6-26-8
電　話　(03)(3816) 2 8 5 3

印刷　株式会社春恒社

郵便振替　00120-8-191625

ISBN 4-88002-436-8